爆炸伤救治手册

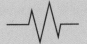

主　编　张连阳　赵玉峰　张　戎

人民卫生出版社
·北京·

图书在版编目（CIP）数据

爆炸伤救治手册 / 张连阳，赵玉峰，张戎主编. —
北京：人民卫生出版社，2021.8
ISBN 978-7-117-31897-6

Ⅰ．①爆⋯ Ⅱ．①张⋯ ②赵⋯ ③张⋯ Ⅲ．①爆炸－
创伤－治疗－手册 Ⅳ．①R642-62

中国版本图书馆 CIP 数据核字（2021）第 164037 号

人卫智网	**www.ipmph.com**	医学教育、学术、考试、健康， 购书智慧智能综合服务平台
人卫官网	**www.pmph.com**	人卫官方资讯发布平台

爆炸伤救治手册
Baozhashang Jiuzhi Shouce

主　　编：	张连阳　赵玉峰　张　戎
出版发行：	人民卫生出版社（中继线 010-59780011）
地　　址：	北京市朝阳区潘家园南里 19 号
邮　　编：	100021
E - mail：	pmph @ pmph.com
购书热线：	010-59787592　010-59787584　010-65264830
印　　刷：	北京顶佳世纪印刷有限公司
经　　销：	新华书店
开　　本：	710×1000　1/16　印张：17
字　　数：	295 千字
版　　次：	2021 年 8 月第 1 版
印　　次：	2021 年 9 月第 1 次印刷
标准书号：	ISBN 978-7-117-31897-6
定　　价：	98.00 元

打击盗版举报电话：**010-59787491**　**E-mail：WQ @ pmph.com**
质量问题联系电话：**010-59787234**　**E-mail：zhiliang @ pmph.com**

编 者

（以姓氏汉语拼音为序）

艾山木　陆军特色医学中心重症医学科

郭庆山　陆军特色医学中心战创伤医学科

胡　杰　陆军特色医学中心战伤救治勤务研究室

赖西南　陆军特色医学中心武器杀伤生物效应评估研究室

李　阳　陆军特色医学中心战创伤医学科

刘　辉　陆军军医大学士官学校战术卫勤系

孙士锦　陆军特色医学中心战创伤医学科

谭　浩　陆军特色医学中心战创伤医学科

谭嘉鑫　陆军特色医学中心战创伤医学科

唐　颖　陆军特色医学中心急诊医学科

王春辉　陆军军医大学士官学校战救医疗系

王宏宇　陆军军医大学士官学校战救医疗系

王耀丽　陆军特色医学中心重症医学科

王昭英　陆军军医大学士官学校战术卫勤系

许　川　陆军特色医学中心战伤救治勤务研究室

张　戎　陆军特色医学中心战伤救治勤务研究室

张海东　陆军特色医学中心战伤救治勤务研究室

张连阳　陆军特色医学中心战创伤医学科

张岫竹　陆军特色医学中心战创伤医学科

赵玉峰　陆军特色医学中心外科学与野战外科学教研室

主编简介

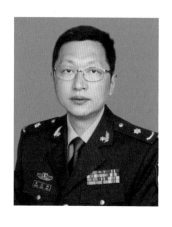

张连阳，陆军特色医学中心战创伤医学科主任，教授，主任医师，博士生导师。

学术任职：中国医师协会创伤外科医师分会第二届委员会会长，中华医学会灾难医学分会副主任委员，全军灾难医学专业委员会主任委员。《中华创伤杂志》总编辑，《创伤外科杂志》主编，《中华创伤杂志（英文版）》《解放军医学杂志》等副总编或副主编，《中华消化外科》《中华实验外科杂志》《灾害医学与救援（电子版）》等10余种杂志常务编辑委员或编辑委员。

专业特长：长期从事创伤外科及普通外科的医疗、教学、科研工作，擅长多发伤的紧急救治和损害控制外科技术、腹部战创伤及其并发症救治等。主要研究方向为严重多发伤救治中损害控制策略和关键技术，以及创伤、休克及手术后腹腔间隙综合征防治研究。

学术成就：近年来承担国家科技惠民计划等课题10余项，总经费2 000余万元。以第一作者发表论文200余篇，其中SCI收录30篇。主编或主译专著11部，副主编、参编专著28部。获国家科技进步奖二等奖、重庆市科技进步奖一等奖、重庆市自然科学奖一等奖等科研成果11项。

个人荣誉：2006年第十届"重庆青年五四奖章"，2007年总后勤部优秀教师，2008年中国人民解放军院校育才奖银奖，2010年裘法祖普通外科医学青年奖，2015年王正国创伤医学突出贡献奖，2018年重庆市医学领军人才，2019年重庆市学术技术带头人、第三届国之名医盛典"国之名医·优秀风范"称号。

赵玉峰，陆军特色医学中心外科学与野战外科学教研室副主任，战创伤医学科副教授、副主任医师。

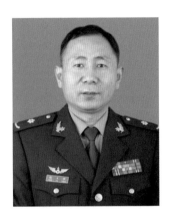

学术任职：中国人民解放军骨科专业委员会创伤学组委员，《中华创伤杂志》编委。

专业特长：长期从事创伤外科及创伤骨科医疗、教学、科研工作，擅长严重多发伤的紧急救治和损害控制外科技术，脊柱、骨盆、四肢战创伤及其并发症救治等。主要研究方向为骨盆、四肢严重创伤救治。

学术成就：近年来承担军队、重庆市科技攻关3项，以第一作者发表论文20余篇，其中SCI收录2篇。主编专著1部，副主编、参编专著10余部。获重庆市科技进步奖二等奖1项。

个人荣誉：2003年、2008年两次荣立个人三等功。

主编简介

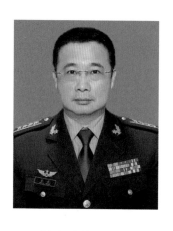

张戎，陆军特色医学中心战伤救治勤务研究室，主任、教授。

专业特长：长期从事战伤救治勤务训练与科研工作，擅长战场急救技术和战术卫勤教学训练等。主要研究方向为战术卫生勤务与战伤救治勤务研究、卫勤分队训练策略与验证研究。担任全军《卫生装备器材标准》、陆军《卫生专业训练大纲》修订专家组副组长，联勤保障部队卫生专业《卫生专业训练大纲》会审指导专家组长和立法审查专家组长。

学术成就：近年来承担全军后勤科研计划重点项目、全军"十三五"重点课题等军队课题子课题2项，总经费200余万元。以第一作者共发表论文30余篇。主编军队基础类教材2部，副主编、参编专著7部。获军队（省部）级科技进步奖三等奖以上科研成果6项。曾为陆军首届"精武杯"军事比武竞赛战场救护项目裁判长、陆军首届医院专业人员比武总裁判长。

个人荣誉：2012年中国人民解放军院校育才奖银奖，2014年全军优秀教师，2017年全军军事训练先进个人。

炸药、炸弹（含核弹、燃料空气炸弹）、地雷、水雷、锅炉等爆炸时可产生不同强度的冲击波。在冲击波作用下，机体所发生的各种损伤均称为冲击伤（即爆震伤）。进入21世纪以来，世界范围内的社会矛盾和局部冲突远未消弭，各种爆炸事件呈现增多趋势，特别是国内近年来，各种生产作业爆炸、恐怖爆炸及其他意外爆炸事故频发，对冲击伤基础研究和临床诊治提出了新的要求。经验表明，典型的冲击伤主要累及内脏和听觉器官，特别是含气组织（肺脏、胃肠道），而

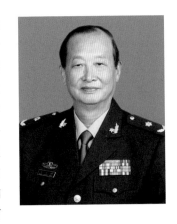

伤员体表常完好无损，表现为伤情复杂、外轻内重、发展迅速。受伤早期的一段时间内，由于机体的代偿功能，伤员主要生命体征尚可平稳，但不久以后，伤情可急转直下。此外，冲击伤常合并其他类型损伤（烧伤、破片伤及其他机械损伤等），或表现为多部位伤，只有及时精准诊断并科学救治，才可能赢得抢救时机，避免致死性结局。

近年来，我国普遍建设创伤中心，军队医疗机构也面向未来实施了编制体制改革，这些都为爆炸伤救援奠定了坚实的基础。但面对多维致伤机制的爆炸伤，以及爆炸常导致的大规模伤亡事件，不论是战争时期，还是和平时期，应急救援仍然面临严峻挑战。这本《爆炸伤救治手册》针对战争、训练和工程事故等所致爆炸伤，简洁明了地介绍了爆炸伤现场急救、早期救治、损害控制手术和损害控制性复苏等，并提供了手榴弹爆炸伤员救治、危化品爆炸救援和简易爆炸装置爆炸救援等3个典型案例，语言简练，注重实用。特别是各章总结的"知识点"和"常见错误"，形式新颖，重点突出。本书篇幅不长，但具有三个显著的特点：一是在张连阳、赵玉峰和张戎等教授的带领下，聚集了陆军特色医学中心、陆军军医大学士官学校的20位中青年专家，他们长期工作在临床、教学和卫勤一线，对严重战创伤救治和卫勤保障等有深刻认识，教学经验丰富，且朝气蓬勃。二是这本书是针对爆炸伤的实

用技术手册，内容精炼，着重介绍爆炸伤救治关键的复苏、生命支持和损害控制性外科的基础理论、基本知识和基本技能；三是每章除了正文外，还列出了"知识点"和"常见错误"等，便于读者理解和记忆。

回顾冲击伤研究的百年历史，可以发现，战争冲突、意外伤害是冲击伤发生的主要原因。对于冲击伤伤类的认识、伤情的诊断、伤势的控制之所以不断取得进步，关键在于坚持以"实践 - 认识 - 实践"为基础的科学认识论。本书作为中国医师协会创伤救治培训的系列教材，可供从事战伤救治的军队卫勤人员和医护人员，以及各地方医院参与创伤救治的医护人员参考借鉴，是一部值得推荐的手册。希望该书的出版对于我国、我军爆炸伤救治水平的提高起到积极的推动作用。

中国工程院院士

陆军军医大学教授、博士生导师

中国医师协会创伤外科医师分会名誉会长

2021 年 7 月

前　言

随着现代武器发展，战争中爆炸伤的发生率呈现递增态势，已经成为现代战伤的典型代表。据美国战区创伤登记系统的资料显示，2003 年 3 月至 2006 年 10 月，在阿富汗战争和伊拉克战争中负伤的 6 687 名军人中，4 765 人负伤由爆炸引起，约占全部负伤人数的 71%。在战场之外，爆炸伤也是暴恐事件中的常见伤类，2014 年全球共发生 13 463 起恐怖袭击，造成 32 700 人死亡，其中 42% 由爆炸事件所致；在我国，爆炸伤主要见于各种安全生产事故。据统计，2000—2015 年，国内共发生 174 起爆炸事故，导致 2 749 人死亡、4 313 人受伤，平均伤亡 40.59 人 / 起。可见爆炸伤并没有随经济的发展而减少，也没有因和平环境而罕见。特有的多维致伤机制导致爆炸伤伤情复杂、危重，常出现批量伤员，救治难度大，医护人员常缺乏救治经验，从而导致救治不规范、效果不佳等。有鉴于此，陆军特色医学中心组织本单位及陆军军医大学士官学校的 20 位对爆炸伤救治有丰富经验的专家和中青年骨干，编写本手册。

本书主要针对战争和训练中爆炸伤的阶梯救治，包括现场急救、附近医疗机构或保障医疗队紧急救治和区域性医疗中心的早期救治，以及各级阶梯之间的转运等，并增加了危险化学品爆炸、暴恐袭击等和平时期爆炸事件救援，以期提高各级卫生勤务人员、军医和各级医院创伤急救人员对此类损伤特点和救治策略的理解，提升爆炸伤的救治能力，并有助于规划、构建我军军事训练爆炸伤救治体系和区域性爆炸伤等灾难救治体系。本手册各章凝练了"知识点"和"常见错误"。附录为国家军用标准《舱室爆炸伤救治规范》及解读。全书内容紧凑，既具有系统性和完整性，又避免了内容重复和资料堆砌。形式新颖，重点突出，语言简练，注重实用。

在编写过程中，得到陆军特色医学中心领导、专家和同事的大力支持。我国冲击伤、创伤弹道学、交通医学研究的主要创始人，国家重点学科野战外科学学术带头人，中国工程院院士，陆军军医大学王正国教授为本书撰写了序。

本手册得到"十三五"军队重点学科专业建设项目和国家军用标准项目

（BWS19B021）的支持。

　　在编写过程中，我们力求准确、圆满，但由于作者水平有限，加之编写时间仓促，本书缺点和错误在所难免，敬请各位专家、同仁批评指正。

2021 年 6 月

本书针对战争、训练和工程事故等所致的爆炸伤，介绍了爆炸伤流行病学、爆炸物、爆炸伤分类及爆炸伤救治组织和实施原则，并系统阐述了爆炸伤现场急救、附近医疗机构或保障医疗队紧急救治、区域性医疗中心早期救治、损害控制手术和损害控制性复苏，以及伤员后送及和平时期爆炸事件救治，特别列举了手榴弹爆炸伤员救治、危化品爆炸救援和简易爆炸装置爆炸救援等3个典型案例，各章凝练了"知识点"和"常见错误"。附录为国家军用标准《舱室爆炸伤救治规范》及解读。全书内容紧凑，既具有系统性和完整性，又避免了内容重复和资料堆砌。全书共8章，形式新颖，重点突出，语言简练，注重实用。本书作为中国医师协会创伤救治培训的系列教材，可供从事战伤救治的军队卫勤人员和医护人员，以及各地方医院参与创伤救治的临床医师、医科院校高年级本科生、研究生及相关人员参考。

目 录

第一章　爆炸伤总论

知识点

- 现代战争中，爆炸伤是最主要的致伤、致死原因。
- 近年来，世界范围内和平时期恐怖袭击、工业事故等所致爆炸伤呈逐渐增多趋势。
- 爆炸物可分为低爆速炸药和高爆速炸药两种类型，低爆速炸药很少会造成冲击伤，高爆速炸药可造成严重的冲击伤，特别是在近距离或密闭环境中。
- 爆炸伤分为一型（原发冲击伤）、二型（投射物伤）、三型（钝性伤等）、四型（烧伤、中毒或感染等）和五型（核化生损伤）爆炸伤。
- 原发冲击伤（一型爆炸伤）是爆炸伤的特征性损伤，主要累及耳、肺和肠道等脏器。
- 鼓膜破裂是爆炸后常见的损伤，但有鼓膜破裂不一定是严重爆炸伤。
- 爆炸冲击波可引起各种胸内损伤，包括肺挫伤、气胸、纵隔气肿、空气栓塞、血胸和皮下气肿等。
- 爆炸导致的挤压综合征或创伤性横纹肌溶解综合征，往往伴随着建筑物等结构倒塌后长时间压迫。

　　爆炸伤（explosive injury）是一种和平时期、战争时期均可发生的特殊类型创伤。战争中具有多因素、多途径、多处杀伤效应的爆炸性武器的应用越来越广泛，和平时期生产生活中爆炸性事故、使用爆炸性武器的恐怖主义事件也时有发生，这使得战争时期和和平时期爆炸伤的发生率呈现明显增加的趋势。

第一节　爆炸伤流行病学

　　爆炸伤流行病学是描述爆炸伤的发生强度及其分布特征，分析其发生规律、原因和危险因素，阐明爆炸伤严重性、危害性，提出爆炸伤的控制

笔记

1

策略与预防措施，并对防治效果进行评价的一门流行病学学科分支。

一、战争中爆炸伤流行病学

爆炸是战争期间人员伤亡的最主要原因。国际红十字会的统计资料显示，第一次世界大战中由炮弹、炸弹和手榴弹及反坦克炸弹等爆炸性武器造成的"破片伤"的比例是 61%；第二次世界大战"破片伤"的比例是 85%；朝鲜战争中"破片伤"的比例达到 92%[1]。

近 40 年来发生的苏联阿富汗战争（1979 年）、海湾战争（1991 年）、波黑战争（1992 年）、科索沃战争（1999 年）、阿富汗战争（2001 年）和伊拉克战争（2003 年）中，敌对双方均使用了各种类型的高速高能爆炸性武器，造成巨大的人员伤亡。美国战区创伤登记系统（Joint Theater Trauma Registry）的资料显示，在阿富汗战争和伊拉克战争中，从 2003 年 3 月至 2006 年 10 月，有 6 687 名军事人员在战斗中受伤。在这些幸存者中，爆炸伤占 71%（4 765 人）[2]。在伊拉克战争时期，爆炸伤约占美军伤亡总数的 60%。自 2008 年 12 月起，美军有 33 674 名士兵受伤，其中 4 835 人死亡，而同期有约 100 000 名伊拉克人伤亡，其伤亡的原因基本都与爆炸有关。在海湾战争、波黑战争和科索沃战争期间，爆炸伤的发生率超过 80%[3]。

二、和平时期爆炸伤流行病学

简易爆炸装置（improvised explosive device，IED）因为制作简单，成本低廉，同时爆炸威力巨大，可造成毁灭性的破坏和大量人员伤亡，被各国的反政府组织和恐怖分子越来越多地用于恐怖袭击。美国国务院的数据显示，恐怖袭击事件从 1996 年开始有明显上升趋势，"9·11"事件后，恐怖袭击事件呈指数上升。2007 年全世界共报道 14 499 起恐怖袭击，共造成 44 310 人受伤和 22 685 人死亡，较 2006 年增加 20%～30%，其中 70% 是平民。2014 年，全世界共有 13 463 次恐怖袭击，导致 32 700 人死亡和 34 700 人受伤，其中炸弹袭击约占 42%。60%的恐怖袭击主要集中在伊拉克、巴基斯坦、阿富汗、印度和尼日利亚国家或地区[4]。多数国家少有恐怖袭击。在我国，枪支弹药和各类爆炸物严格管控，由炸弹引爆导致的恐怖袭击事件很少发生，最近的一起可以追溯到 2014 年 5 月 22 日，地点是乌鲁木齐市沙依巴克区公园北街早市，该次爆炸造成 31 人死亡、90 余人受伤。

在和平时期的爆炸事件中，最多的还是生产生活中发生的各种爆炸事故，从小规模的烟花爆炸事故等到造成大规模基础设施破坏和人员伤亡的工业灾害等。1987—1997 年，美国联邦调查局报告了 18 283 起"引爆爆炸或燃烧装置"事件，造成 448 人死亡、4 170 人受伤。所报告的大多数事件涉及粗制滥造装置中的低阶爆炸物，这些爆炸物可能造成 10 : 1 的较高的伤亡率。严重的工业爆炸事故，如发生在 2013 年 4 月 17 日的美国得克萨斯州西肥公司工业爆炸事故，这次爆炸事故造成 15 人死亡、160 人受伤，数十所房屋和一所小学被毁。

在我国，每年因烟花爆竹、油气、危险化学品等易燃易爆物发生爆炸的事故报道层出不穷，重大或特大工业爆炸事故更是屡见报端。据中国救援装备网的不完全统计，2019 年我国发生重大以上爆炸事故 27 起，共造成 153 人死亡，984 人受伤，其中中华人民共和国应急管理部会同国务院安全生产委员会办公室、国家减灾委员会办公室公布的 2019 年十大生产安全事故，有 4 个爆炸事故在列：①2019 年 12 月 4 日，湖南省浏阳市碧溪烟花制造有限公司石下工区发生爆炸事故，造成 13 人死亡、13 人受伤住院治疗；②2019 年 11 月 18 日，位于山西省晋中市平遥县的峰岩煤焦集团二亩沟煤矿发生重大瓦斯爆炸事故，造成 15 人死亡、9 人受伤；③2019 年 7 月 19 日，河南省三门峡市河南煤气集团义马气化厂 C 套空分离装置发生重大爆炸事故，共造成 15 人死亡、16 人重伤，爆炸产生冲击波导致周围群众 175 人轻伤；④2019 年 3 月 21 日，位于江苏省盐城市响水县生态化工园区的天嘉宜化工有限公司发生特别重大爆炸事故，造成 78 人死亡、76 人重伤、640 人住院治疗。这些频发的工业爆炸事故是应急管理部门和医疗救援单位面临的严峻挑战。

第二节 爆炸物简介

爆炸是液体或固体物质化学转化为气体并产生能量的结果。爆炸物泛指能够引起爆炸现象的物质，如炸药、雷管、黑火药等，以及可在特定条件下引起爆炸的物质，如粉尘、可燃气体、燃油、锯末等。

一、炸药分类

爆炸火焰或其化学反应在药柱内传递速度称为爆速，根据炸药爆速可将爆炸物分为低爆速炸药（low-order explosives，LE）和高爆速炸药（high-order explosives，HE）两种类型，两者可以造成不同的损伤类型，了解这种区别有助于理解所采取的救治策略和技术。

（一）低爆速炸药

低爆速炸药包括黑火药、无烟火药等，自制的燃烧弹是常见的低爆速炸药。当低爆速炸药被引爆时，会较为缓慢地从固态变为气态，整个过程的特点更像是快速燃烧（爆燃）而非爆炸。低爆速炸药的爆速通常低于1 000m/s，一般不会造成一型爆炸伤，典型的损伤包括碎片伤和烧伤。

（二）高爆速炸药

高爆速炸药可以是单一化合物成分炸药，也可以是复合炸药。单一化合物的高爆速炸药包括硝酸铵、硝酸甘油、2，4，6-三硝基甲苯（2，4，6-trinitrotoluene，TNT）、季戊四醇四硝酸酯（pentaerithrityl tetranitrate，PETN）、环三甲烯三硝胺（cyclotrimethylene trinitramine，RDX，黑索金）、环四亚甲基四硝胺（cyclotetramethylene tetranitramine）和硝酸纤维素等。这些单一化合物可以混合形成复合爆炸物，如C4、硝酸铵/燃料油（表1-1）[2]。

表 1-1　常用的高爆速炸药

简称	化学名	简介
TNT	2，4，6-三硝基甲苯	常规炸药，受热、接触明火，或受到摩擦、震动、撞击时可发生爆炸
AN	硝酸铵	在高温、高压和有可被氧化的物质（还原剂）存在及电火花下会发生爆炸
硝酸甘油	硝酸甘油	黄色油状透明液体，可因震动而爆炸，属化学危险品
RDX（黑索金）	环三甲烯三硝胺	为无色结晶，遇明火、高温、震动、撞击、摩擦能引起燃烧爆炸。爆炸力极强，比TNT猛烈1.58倍
PETN	季戊四醇四硝酸酯	受热、接触明火，或摩擦、震动、撞击时可发生爆炸
HMX	环四亚甲基四硝胺	爆速、热稳定性和化学稳定性都超过黑索金，在单质猛（性）炸药中爆炸性能最强，用于少数导弹战斗部装药、反坦克装药、火箭推进剂的添加剂和作为引爆核武器的爆破药柱等
TATP	三过氧化三丙酮	极为敏感，轻微摩擦或温度稍高即会爆炸
EGDN	乙二醇二硝酸酯	无色液体，高热、震动、撞击、摩擦时可发生爆炸，燃烧产生有毒氮氧化物烟雾
C4	—	将易爆化学物与塑料黏合剂材料结合起来，黏合剂可包裹爆炸材料并降低其对冲击和热的敏感程度
塞姆汀炸药	含黑索金和季戊四醇四硝酸酯	捷克Explosia公司制造的工业及军事塑胶炸药，是一种通用的塑胶炸药

高爆速炸药引爆后从固态转变为气态的过程几乎是瞬间的，在引爆点引爆后，释放的动能通过周围的介质（通常是空气或水）向外扩散，可迅速对周围空气产生巨大压力，从而形成超音速的爆炸冲击波（3 000 ～ 8 000m/s）。

二、爆炸类武器

根据制造工艺的不同，爆炸武器可以分为军用制式（manufactured）爆炸武器和简易（improvised）爆炸装置两大类。"制式"指的是由军方发行、大规模生产并经过质量测试的标准武器，常见的有手持发射炸弹（如手榴弹、火箭筒等）、固定装置发射炸弹（如炮弹、火箭弹等）、航空炸弹（如导弹、航弹等）、地雷（如静态地雷、反坦克地雷等）等。"简易"指的是小批量生产或使用超出其预期用途的爆炸装置，如将商用飞行器（小型无人机）加装爆炸物改装成导弹。制式（军用）爆炸武器一般以 HE 为制造基础，而恐怖分子会使用一切可用的爆炸物制造武器或简易爆炸装置（IED），这些装置内的炸药可由 HE、LE 或两者混合而成。

根据致伤机制不同，爆炸武器可以分为破片武器和爆炸性武器；根据针对的目标不同，可以分为杀伤人员为主的武器和破坏装备为主的反装甲 / 攻坚武器等。

（一）破片武器

最常见的是手榴弹，包括钢珠弹、子母弹等。爆炸后释放大量预置的小破片（珠），主要通过高速小破片造成对机体的杀伤。为提高致伤效应，破片质量趋于小型化，各种杀伤手榴弹破片质量大都在0.15～0.2g。破片数量明显增多，有效破片的数量，决定单位面积内的破片密度，直接影响着命中概率。破片形状趋于多棱角形（方形、三角形、六角形、菱形等），与球形破片相比，多棱角形破片在组织内速度衰减快、能量传递率高，致伤程度更重。破片也可来自爆炸中心附近环境中的物体，如小的石子等。这类武器的致伤特点是伤口小而多，非贯通伤多，近爆点人员伤情相当严重，但在开放性环境中爆炸造成的冲击伤少见。

（二）反装甲 / 攻坚武器

如穿甲弹、破甲弹、爆炸成形弹、钻地弹等，以摧毁装甲战斗车辆、工事、装备为主。主要杀伤因素是爆炸冲击波、破片和建筑物等的倒塌，有的武器（如穿甲弹）还有一定的高热作用。这类武器可导致伤员发生各种类型的爆炸伤，一型爆炸伤的发生率比较高，并伴有不同程度的破片伤、挤压伤、烧伤等，伤情重而发展迅速。

（三）反步兵地雷

1. 静止型地雷 被埋的地雷（100～200g 爆炸物）在被踩时被引爆，主要造成两个部位的损伤：①部分或完全创伤性截肢，最常见的是在小腿中下段；②碎片等沿筋膜向上，造成软组织剥脱。

2. 弹跳型地雷 小型爆炸装置推进到离地面 1～2m 高后爆炸，将数百个碎片射向各个方向，最远达数百米，其所造成的躯干、上肢、颈部或头部等的损伤程度高于静止型地雷，是地雷中致死率最高的一类。

3. 定向型地雷 爆炸后向一个方向推进碎片，既可以是静止型，也可以是弹跳型，主要造成碎片伤。

（四）增强爆炸武器

如燃料空气炸弹（fuel air explosive，FAE），又被称为"温压弹""云爆弹"等。这类爆炸武器主要是通过增加爆炸波的持续时间来增加杀伤效应；还能使一定空间范围内形成真空，导致人员窒息；另外可产生大量的热输出，并含有毒物质。当在封闭的空间引爆时，这种武器的效果会被放大。此类武器大小不一，可使用小型榴弹发射器，或者远程、多管的火箭发射器。

（五）简易爆炸装置

是世界范围内的反政府武装和恐怖分子常使用的爆炸装置。2006—2009 年，美军在伊拉克战争中 40%～60% 的军事伤亡与简易爆炸装置有关[2]。简易爆炸装置的范围比较复杂，从简单的管式炸弹到包含有数千千克的 TNT 当量的汽车炸弹。简易爆炸装置的引爆方式多样，包括电气、定时、拉发线、手机、铜线等。为了实现伤害最大化，简易爆炸装置除了化学炸药外，往往还添加了多种物质，如钉子、滚珠、螺栓、石块、玻璃等。有些为了增加继发性感染的概率甚至加入了人体排泄物。

第三节　爆炸伤分类

1941 年，Zuckerman[5] 首次提出爆炸伤的分类系统，将爆炸导致的损伤分为四种类型，即一型、二型、三型、四型，至今仍被广泛使用。"五型爆炸伤"是基于近年来爆炸物成分及添加物的日益复杂而为指导救治所提出的新概念[2, 4, 6]。

由于既往翻译问题或延续传统，国内文献均将由上述爆炸导致的各类损伤称为"级"。根据字面意义，分级（grading）是按大小、规模、程度等进行的分类。如按照分级来定义爆炸伤分类，其反映的是伤员病理变化和伤情严重度等的参数，各参数会随致伤能量不同而存在差异，且随伤情进展，低级别的爆炸伤可能进阶为高级别的爆炸伤。分型（classification）则是根据受伤的性质和特点进行分类，致伤机制是爆炸伤分型的依据，不存在进阶升级，不同的分型之间不会相互转变。本书采用"型"代替"级"。以下简述根据致伤机制而分的5种爆炸伤分型。

一、一型爆炸伤

一型爆炸伤（primary explosive injury）即原发冲击伤（primary blast injury），或爆震伤，是爆炸瞬间产生的高压气体或冲击波作用于不同密度组织的交界面，通过内爆（implosion）、剥落（spalling）、惯性（inertia）、负压（underpressure）等效应导致组织器官损伤[6]，是高爆速炸药所致的特征性损伤。有外轻里重的特点，普通防弹衣不能避免一型爆炸伤。听觉器官、肺脏、胃肠等充气空腔脏器易受伤，鼓膜是对压差最敏感的结构，鼓膜破裂是冲击伤的特征之一，肺冲击伤是现场死亡的主要原因，胃肠道冲击伤则可导致延迟性胃肠道坏死穿孔，严重者还可伤及脑、眼和肢体等。

（一）听觉器官冲击伤

除一型爆炸伤外，其他各类致伤机制也可导致耳损伤。鼓膜对压差最敏感，研究显示，鼓膜压力增加到 $0.35kgf/cm^2$ 时可能导致耳膜破裂，$1.05kgf/cm^2$ 有50%的可能性导致鼓膜破裂，$2.11\sim2.81kgf/cm^2$ 几乎肯定会导致鼓膜破裂。鼓膜往往是第一个遭受冲击波损伤的器官。鼓膜穿孔风险与爆炸强度、与爆炸中心距离、头部位置与冲击波传播的方向等有关，发生在封闭空间的爆炸所致鼓膜穿孔率显著高于发生于开放空间的爆炸。当冲击波的超压超过耳内组织结构的承受极限，就会导致鼓膜破裂（图1-1）。除鼓膜破裂外，爆炸还会引起其他结构损伤，如听小骨骨折或听骨链脱落。虽然这些通常与鼓膜穿孔一起发生，但它们也可以独立发生。还可能发生内耳损伤，如前庭窗中的外淋巴瘘和内耳迷路中的球囊、基底膜的破裂等。阿富汗和伊拉克战争中，美军爆炸伤伤员大约有 $15\%\sim16\%$ 的鼓膜破裂发生率[2]。有一项针对3 981名爆炸幸存者的研究显示，1 223人（30.7%）出现听力损害，319人（8.0%）有鼓膜破裂。

暴露于爆炸后，患者可出现耳鸣、听觉过敏、听力丧失、耳痛或眩晕，其中耳鸣发生率达19.3%。感觉神经性听力丧失可与毛细胞完整性的丧失有关。也可能发生前庭器官的损伤，并表现为眩晕。约30%患者最终会出现永久性听力丧失。

一方面，鼓膜破裂并不总伴随其他脏器冲击伤，即不能提示一定是严重的爆炸伤。另一方面，没有发现鼓膜破裂，也不能完全排除其他组织器官的冲击伤，更不能排除可能发生其他类型爆炸伤。根据鼓膜破裂与否来预测发生迟发性肺或胃肠道损伤可能性的准确率仅50%[4, 7]，故不推荐用鼓膜穿孔作为严重爆炸伤的预测指标。也有研究发现鼓膜破裂者失去意识的相对风险是未破裂者的三倍[8]。

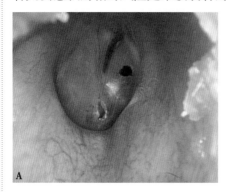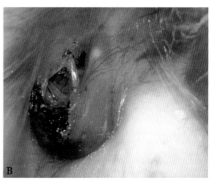

图 1-1　耳镜下观察爆炸冲击波导致的鼓膜破裂

A. 右耳鼓膜；B. 左耳鼓膜

（二）肺冲击伤

肺冲击伤（blast lung）指发生在爆炸12小时内的急性肺损伤[9]，爆炸现场发生率为0.6%～8.4%。在480kPa压差时，发生率将上升到50%。爆炸冲击波可造成各种胸部创伤，包括肺挫伤、气胸、纵隔气肿、空气栓塞、血胸和皮下气肿。通常情况下，作用在胸壁上的外力可能会"缓慢地"压缩肺部，使肺泡中的空气通过气管排出。然而，当一个巨大的爆炸冲击波冲击胸壁时，几乎没有时间进行压力平衡。在不同密度组织之间的界面产生的压力差异会撕裂肺泡壁、破坏肺泡-毛细血管界面，从而造成肺的原发性冲击伤。研究显示，压力为$2.11～2.81kgf/cm^2$时，可能导致肺损伤；压力为$5.62kgf/cm^2$时，肺损伤的可能性为50%；$7.03～14.06kgf/cm^2$的压力可能是致命的，当压力超过$14.06～17.58kgf/cm^2$时，死亡几乎是肯定的[2]。

肺冲击伤后胸部的病理生理变化取决于爆炸冲击波的压力大小，轻者表现为胸膜和胸膜下的瘀斑，重者可发生血气胸或空气栓塞等。肺冲击伤的X线片典型表现是双侧肺的中央浸润（蝴蝶征）（图1-2）[10]，浸润发生在双肺的中心位置，有助于与通常发生在周边区域的肺挫伤相鉴别。

密闭空间内的爆炸对双侧肺造成的损伤几乎对等，而露天环境的爆炸则对靠近爆炸源一侧的肺造成更大的伤害。

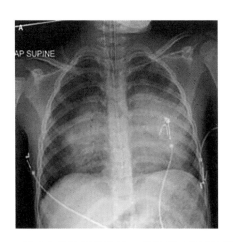

图 1-2　肺冲击伤伤员的胸部 X 线片显示典型的蝴蝶征

（三）腹腔脏器冲击伤

胃肠道一型爆炸伤并不常见，0.3% ～ 0.6% 的幸存者可能发生。多种机制可导致胃肠道黏膜下或浆膜下出血、穿孔，或延迟性坏死。爆炸冲击波会导致充满气体的空腔脏器中空气的快速压缩和膨胀，常导致肠管的挫伤、穿孔或壁内出血。肠管延迟破裂可继发于肠系膜血管损伤所致的缺血和坏死。虽然胃肠道容易受到原发性爆炸损伤，但在伊拉克和阿富汗战争中很少遇到。

肝脏、脾脏和肾脏等实质性脏器具有相对均匀的密度，受到爆炸冲击波波及时很少发生压缩，因而严重损伤的发生率极低。然而，爆炸冲击波导致的剪切力可以作用于器官附着点或器官表面，从而可能撕裂其附着点或导致包膜下挫伤、裂伤或破裂。

因损伤部位和伤情不同，伤员可能出现各种腹部体征和症状，包括疼痛、恶心、呕吐、呕血、便血和腹膜刺激征等。

（四）心脏冲击伤及急性空气栓塞

爆炸后心血管功能障碍可见于数秒内，或发生于数小时后。爆炸伤常导致钝性心脏损伤，严重者可引起壁撕裂或破裂、心脏压塞、冠状动脉损伤、乳头肌断裂、主动脉瓣或二尖瓣反流和心律失常等，甚至可能出现无出血的严重休克；无症状的心包积血可在数月后发展为缩窄性心包炎。

爆炸伤可因冲击波剥落机制或肺组织破裂等导致空气进入循环系统而发生急性空气栓塞，在受伤后 24 小时内出现空气栓塞的风险最大，但如果患者接受正压通气则这种风险会增加。栓子可到达冠状动脉、脑、眼和脊髓，冠状动脉空气栓塞表现为心电图改变和心律失常等，脑空气栓塞表现为运动功能障碍、意识丧失或昏迷。通过检眼镜检查、查体和心电图等可发现视网膜动脉气泡、局灶性神经功能缺损或心肌缺血等变化。治疗包括高流量吸氧和高压氧等，取左侧卧位或头低脚高位可减少气泡进入体循环的机会。

（五）脑冲击伤

现代战争中，创伤性颅脑损伤（traumatic brain injury，TBI）发生率明显升高。在爆炸袭击中，TBI是导致死亡的一个主要原因，占早期死亡的71%和后期死亡的52%。2003—2005年，在美军的沃尔特里德陆军医疗中心（Walter Reed Army Medical Center）收治的爆炸伤伤员中，59%发现有TBI相关的症状。但即使在未发生二型爆炸伤时，也很难确定这些TBI症状是否单独由爆炸冲击伤引起。爆炸冲击波导致TBI的机制尚不完全清楚，但爆炸冲击波的动能可导致脑组织剪切，从而引起局灶性和弥漫性轴索损伤、空气栓塞和伴随窦腔受累的颅骨骨折等。

爆炸导致的TBI伤员可表现出从头痛到昏迷的多种症状和体征。临床表现可能包括疲劳、头痛、背部或全身疼痛、眩晕、瘫痪（短暂或持续）和精神状态改变，后者包括亢奋、非理性、健忘、冷漠、嗜睡、注意力不集中、失眠、精神运动性兴奋、抑郁或焦虑等。

（六）眼冲击伤

眼部表面积仅占体表面积的0.1%，但在爆炸幸存者中8%～21%可出现眼损伤，常由投射物所致二型爆炸伤导致，也可能是三型、一型或急性空气栓塞等导致。由于眼球的密度均匀，爆炸导致的眼原发冲击伤比较少见，但它偶尔可导致球体破裂、视网膜炎和眼前房积血等。眼冲击伤最常见的体征是结膜下出血。

（七）肢体冲击伤

爆炸伤伤员中约1%～3%的患者出现创伤性截肢，其可能是多种致伤机制联合作用的结果，即冲击波使骨骼断裂，三型损伤撕裂周围软组织，导致全肢体撕脱[7]。创伤性截肢常伴随很高的大出血风险，通常可致命。软组织撕脱主要沿长骨轴，在死亡或濒死人员最常见。传统认为爆炸致创伤性截肢伤员死亡率可高达75%～97%，特别是上肢截肢者几乎难有存活，因为后者常提示肺、脑和心等重要脏器也承受类似高能量损伤。但回顾性分析2003—2014年英军在伊拉克和阿富汗战争中的977例下肢创伤性截肢病例发现，其死亡率为30.5%（298例），近端截肢、相关骨盆骨折和腹部损伤与死亡率增加相关[11]。肢体冲击伤所致的创伤性截肢很少能够再植。

二、二型爆炸伤

二型爆炸伤（secondary explosive injury）是指由爆炸所推动的原发和/或继发投射物或碎片击中机体所造成的组织器官损伤。在常规军事武器装置爆炸时，原发投射物或碎片包括军事弹药的外壳碎片和内置投射物（如钢珠等）。在使用简易爆炸装置时，原发投射物或碎片包括外壳碎片、预置的铁钉和螺帽等物体。继发投射物或碎片也可来源于爆炸中心周围环境，包括人工制造物（如车辆、建筑物、家具等）的碎片和自然环境中的沙石等。

因为碎片和投射物是分散的，有不规则的形状，并且速度各异，因此由爆炸所推动的原发或继发碎片或投射物造成伤口与枪伤有很大不同。炸弹引爆后，碎片受空气阻力的影响，可能以高速或低速击中机体。弹药的原发碎片初始速度可高达 1 800m/s，但低速碎片击中机体后可能翻滚从而压碎大面积组织，同样可造成严重组织器官损伤。另外，继发碎片常伴有伤口严重污染。

爆炸推动的原发或继发碎片的杀伤半径远大于冲击波超压致伤半径。如美军 155mm 榴弹爆炸时，冲击波超压的致伤半径仅在距爆心 15m 范围内，但爆炸弹片致伤半径可达 549m。因此，在一个开放环境中，二型爆炸伤的致伤和致死率远远超过一型爆炸伤。

二型爆炸伤可导致身体多个部位的多处穿透性碎片或投射物损伤。如果穿着防弹衣，由于其保护作用，躯干受伤概率减少，但头颈部、颌面、四肢、躯干与肢体交界区受伤的发生率则增加，多达 10% 的爆炸伤幸存者有眼损伤，包括疼痛、刺激、异物感觉、视力改变、肿胀和挫伤等症状。

三、三型爆炸伤

三型爆炸伤（tertiary explosive injury）是指机体被爆风（blast wind）抛掷并撞击静止物体、建筑结构垮塌或大的物体位移造成的机体损伤，损伤部位及其严重程度取决于抛掷轨迹、跌落撞击速度、撞击部位、角度和相撞表面特性，常见的有骨折、创伤性截肢、挤压伤、骨筋膜隔室综合征、内脏器官损伤和颅脑损伤等。

如果车辆受到简易爆炸装置的袭击，车内人员可发生三型爆炸伤。如果炸弹在车下爆炸，伤员常发生下肢损伤；如果是路边炸弹爆炸，车内人员会发生严重的颅脑和侧胸部撞击伤。

爆炸伤所致创伤性截肢多发生在长骨骨干，而非关节周围。此类伤员伤情危重，多在爆炸现场死亡，仅有 1% ～ 2% 伤员能幸存接受医疗救治。

挤压综合征，或称创伤性横纹肌溶解综合征，常由建筑物垮塌挤压机体所导致。长时间、严重的肌肉损伤所致缺血坏死会导致肌红蛋白、尿酸盐和钾的释放。严重的横纹肌溶解综合征可引起低血容量、代谢性酸中毒、高钾血症、低钙血症和凝血功能障碍。

四、四型爆炸伤

四型爆炸伤（quaternary explosive injury）包括但不限于烧伤、吸入性伤害和窒息性爆炸后遗症。

TNT 爆炸反应后的初始温度可达 22 000℃/s，但 0.1 秒后就降为 0。燃料空气弹药燃烧形成的火球直径、持续时间是 TNT 等高爆速炸药的数倍至几十倍。高温火球可造成火球区内人员致命性烧伤。吸入高温烟雾，人员可在短时间内发生严重的鼻、口和喉部吸入性损伤，严重者发生气管、支气管水肿和坏死，以及气道阻塞，伤员可迅速死于窒息。部分伤员可发生肺水肿，因呼吸衰竭死亡。爆炸导致的车辆或建筑物起火造成的被困人员烧伤较爆炸火球烧伤更为常见。

爆炸后的急性应激反应可表现为颤抖、过度换气、出汗、意识和听力下降，严重时可造成抑郁、焦虑、愤怒和持续内疚情绪等，有报道显示 20% 的死亡与创伤后心理应激相关。

五、五型爆炸伤

五型爆炸伤（quinary explosive injury）是由细菌、病毒、化学制剂或辐射等特定添加物造成的损伤，如核辐射、化学制剂或生物制剂所致的损伤。2007 年，在以色列特拉维夫的一次造成 3 死、27 伤的恐怖袭击爆炸事件中，KLUGER 等发现 4 名伤员均表现出一种独特的高炎症状态。这种炎症状态表现为高热、出汗、中心静脉压低和体液正向平衡。患者的高炎症状态与他们受伤的复杂性和严重程度无关，后来发现爆炸物中的季戊四醇四硝酸酯具有强的扩张血管功能，其可导致迟发的过度炎症反应及感染。五型爆炸伤是特殊的医疗救援挑战，叠加了额外的问题，特别是对伤员和救援人员的人身安全的影响，如是否存在污染和/或照射等。

（一）化学制剂损伤和污染

化学制剂主要分为神经毒剂、水疱/发疱剂和窒息剂三类，可通过口鼻吸入或皮肤吸收，早期的症状可能为咳嗽、瘙痒、皮肤和眼部炎症等。然而，由于可能无色无味、可能没有明显症状，早期很难判断是否有化学物质释放。

笔记

救援时需考虑救援人员和伤员的个人防护，并提供可以运输和治疗伤员的设施；净化需要专门的洗消设备和人员。

（二）生物制剂损伤和污染

在生物条件下，对流行病的控制是至关重要的。要考虑到预防和治疗的有效性，以及良好的野外战场卫生的重要性。限制活动可以应用于预防传染病。

自杀性爆炸袭击产生的人体组织碎片，如骨骼、牙齿等，可传播乙型肝炎病毒、人类免疫缺陷病毒，是一种特殊类型的五型爆炸伤。

（三）放射性损伤或核污染

除非是已知放射源、明显的核事故或核弹爆炸，多数爆炸伤现场无法确定是否存在放射性损伤或核污染。在伤员检伤分类时，不可能预测哪些热损伤或爆炸伤伤员会出现放射物，也无法确定伤员受到照射的剂量。发生放射性损伤伤员即使已经接受了大剂量辐射，但出现临床表现前可能有一段潜伏期。应根据伤情，进行烧伤、骨折、休克等爆炸伤治疗。危及生命的情况处置优先于净化。

第四节　爆炸伤伤情特点及其影响因素

爆炸是一种极为迅速的物理或化学的能量释放过程，通过冲击波、投射物、热力、有毒气体等直接或间接作用于人体，可造成冲击伤、投射物伤、撞击伤、烧伤/吸入伤、挤压伤等多维创伤，故与交通事故伤、枪伤等不同，爆炸伤具有独特的伤情特点。

一、爆炸伤伤情特点

爆炸过程中，冲击波、高速弹丸或破片、热能、化学毒素，以及伴随的建筑物垮塌等多种因素共同作用于爆炸范围内的人员，导致伤员伤情严重并且复杂。

（一）致伤机制复杂多样

假设一辆装甲车受到炸弹袭击，车辆在爆炸后失去控制，可能会冲向路边的沟渠或阻挡物等，在此过程中，位于车内的人员首先会受到来自车辆自身装置的撞击，其次爆炸产生的高压冲击波可对人体造成损伤，此外机体还受到来自爆炸物的直接或间接的高速弹片或破片的损伤等，如果车辆在爆炸后起火，车内人员还可能会受到烧伤。

由于爆炸产生多种致伤因素，可导致机体发生钝性伤、冲击伤、穿透伤、烧伤等，还可因爆炸导致的建筑物倒塌造成机体挤压伤等。多种

13

致伤因素和复杂多样的致伤机制作用于机体，导致爆炸伤伤因复杂、伤情严重。

（二）多部位伤/多发伤和复合伤常见

爆炸是一种极高能量释放过程。爆炸产生的巨大冲击波会导致机体含气器官如肺、耳、胃肠道等出现冲击伤；爆炸性武器爆炸后会产生大量弹片或破片，会导致机体多部位弹片伤；爆炸导致的建筑物倒塌也可累及身体多个部位，导致机体多部位钝性或挤压伤等；爆炸导致的高温会灼伤机体多个部位等。因此，爆炸伤常常表现为身体多个部位损伤，以多发伤见。当上述两种或两种以上致伤因素同时作用于机体时，则导致复合伤。

（三）伤情重、发展迅速且致死率高

爆炸致伤因素和致伤机制复杂多样，常常导致颅脑损伤、肺冲击伤、腹腔脏器钝性伤或穿透伤、创伤性肢体离断或肢体开放性损伤，损伤部位多且伴大量失血，如不及时救治，伤员早期即可因大量失血或脏器毁损而死亡。另外，重度以上的冲击伤伤员，伤后短时间内可出现一个相对稳定的代偿期，此时生命体征尚可维持，但不久会因失代偿而全身情况急剧恶化，尤其是严重颅脑损伤、两肺广泛出血、水肿、内脏破裂或空气栓塞的伤员，伤情发展更快，如不及时救治，伤员可迅速死亡[3]。

二、伤情严重度影响因素

爆炸的致命性和爆炸伤的严重程度取决于诸多因素，如炸弹的爆炸当量、伤员距爆炸中心的距离、发生在开放或封闭环境，以及可能造成额外伤害的其他结构或物体的存在。

现代武器常采用多种策略来增加其杀伤能力，包括：①增加爆炸物的体积和装药量；②增加破片或投射物的数量和类型；③添加有害物质，如化学品、动物粪便或细菌污染物等；④添加燃烧物质，如石油产品。

在无遮挡的开放空间（露天）发生炸弹爆炸时，产生的气体的部分能量使弹药外壳破裂，给产生的碎片带来了很高的动能，它们的初始速度可高达2 000m/s。另一部分以火球的形式产生热量、声音、光和烟雾。剩余的能量使气体迅速膨胀，压缩周围的空气产生冲击波从爆炸原点向各个方向扩散。典型的露天爆炸冲击波如图1-3所示。压力在环境中几乎瞬间上升，然后指数衰减[1]。

当爆炸发生在一个相对密闭的空间里（如建筑物、汽车、舱室等），冲击波受到阻挡反弹，反弹波互相加强，造成局部空间内的高压力，并且持续的时间更长，能显著增加冲击波的破坏潜力（图1-4）[2]，

这对死亡率和内部人员受伤的严重程度有着重要的影响。此外，发生在建筑物中的爆炸，增加了建筑物倒塌的可能性，幸存下来的伤员发生三型爆炸伤的可能性显著增加，增加了伤员伤情的复杂程度和严重程度。

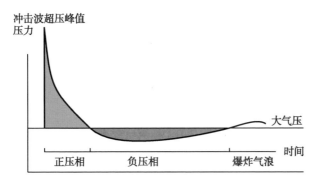

图 1-3 完全开放环境（露天）炸弹爆炸产生的冲击波

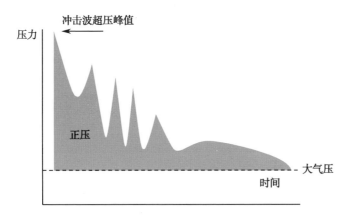

图 1-4 密闭环境中炸弹爆炸产生的冲击波

【常见错误】

- 认为爆炸伤伤员就是冲击波所致的爆震伤。
- 开放环境不会造成冲击伤。
- 伤员检查时，由未发现鼓膜破裂而排除其他脏器冲击伤。
- 简易爆炸装置（IED）爆炸可能造成一型至四型爆炸伤，但不会导致五型爆炸伤。
- 肺冲击伤伤员伤后早期症状轻微，肺功能可以很快恢复，不需要密切观察和特殊处理。

（赵玉峰 张连阳）

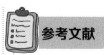 参考文献

[1] GIANNOU C, BALDAN M, MOLDE A. War surgery: Volume 2 [M]. International Committee of the Red Cross, 2010.

[2] LENHART M K, SAVITSKY E, EASTRIDGE B. Combat casualty care: lessons learned from OEF and OIF [M]. Borden Institute, US Army Medical Department, 2012.

[3] 姚咏明,刘良明,梁华平. 中华战创伤学:第1卷[M]. 郑州:郑州大学出版社, 2016.

[4] WILKERSON G R, LEMON C, FALCONE R E. Blast injuries [J]. Trauma Reports, 2016, 17(3):1–19.

[5] The Problem of Blast Injuries:(Sections of Surgery and Pathology) [J]. Proc R Soc Med, 1941, 34(3):171–192.

[6] MATHEWS Z R, KOYFMAN A. Blast injuries [J]. J Emerg Med, 2015, 49(4): 573–587.

[7] HARRISON C D, BEBARTA V S, GRANT G A. Tympanic membrane perforation after combat blast exposure in Iraq:a poor biomarker of primary blast injury [J]. J Trauma, 2009, 67(1):210–211.

[8] XYDAKIS M S, BEBARTA V S, HARRISON C D, et al. Tympanic-membrane perforation as a marker of concussive brain injury in Iraq [J]. N Engl J Med, 2007, 357(8):830–831.

[9] ZHENG X F, ZHU F, FANG H, et al. Management of combined massive burn and blast injury:a 20–year experience [J]. Burns, 2020, 46(1):75–82.

[10] CUBANO M A, LENHART M K. Emergency war surgery:Fourth United States revision [M]. Borden Institute, US Army Medical Department Center and School, Fort Sam Houston, Texas, 2013.

[11] WEBSTER C E, CLASPER J, STINNER D J, et al. Characterization of lower extremity blast injury [J]. Mil Med, 2018, 183(9–10):e448–e453.

 笔记

第二章 爆炸伤救治组织与实施原则

知识点

- 爆炸伤分级救治是医疗条件与伤员救治要求互相矛盾的产物。
- 现代战伤对救治时效要求越来越高，在分级救治的基础上，尽量减少伤员救治机构的层级，以使伤员尽快到达救治能力相适宜的救治机构，获得最完善、最彻底的治疗。
- 战争时期爆炸伤救治采取建制保障、联勤保障和军民融合保障相结合的保障体制，遵循分级救治、时效救治、治送结合的基本原则。
- 搜救人员可以选用的搜寻方法与手段有：传统搜寻方法（跟、看、问、听、找）、搜救犬、无人机、热像仪、生命探测仪等。
- 伤员集中点是伤员临时集中和隐蔽的地点，应根据实际情况灵活设置。
- 伤员后送工作应当遵循前接与后转相结合、逐级后送与越级后送相结合、专用运力与其他运力相结合，以及安全、及时、准确的原则，综合运用陆地、海上、空中运输工具组织实施。
- 爆炸伤往往伤情严重，应在"白金10分钟、黄金1小时"内迅速采取救急保命措施，最大限度地挽救伤员生命，降低伤死率和伤残率。
- 前方机构的救治以挽救生命、稳定伤情、争取救治与后送时机为重点，后方救治是前方救治的补充和完善，从而达到最佳救治效果。
- 检伤分类活动是整个伤员救治的基础环节，检伤分类工作必须简化程序、突出重点，一定要分出轻重缓急，让危重伤伤员得到优先救治，该留治的留治，该后送的后送。

第一节 爆炸伤救治卫勤组织

爆炸伤是战斗或恐怖袭击中较为常见的损伤。武器弹药或爆炸装置通过多重致伤机制对人体造成伤害，伤员伤势严重、伤情复杂，特别是批量伤员发生时，救治难度明显增大。

一、爆炸伤卫勤救治链

爆炸伤实行分级救治和阶梯治疗，即按统一规定，救治上实行分级分工，前后继承，保持救治措施的连续性，技术由简单到复杂，以相互衔接逐步完善的组织形式进行（图2-1）。

爆炸伤分级救治是医疗条件与伤员救治要求互相矛盾的产物。爆炸伤伤员数量多，伤情复杂严重，迫切需要进行确定性治疗。但是医疗条件有限，设备完善的救治机构不便于靠近负伤现场，大量伤员也不可能在现场附近长时间停留接受治疗。因此伤员不可能像和平时期那样，自始至终由一个医疗救治机构来完成，而必须把一个完整的治疗过程，从时间、地点上分开，由多个救治机构分工负责，共同完成。

现代战伤对救治时效要求越来越高，在分级救治的基础上，应尽量减少救治伤员机构的层级，使伤员尽快到达救治能力相适宜的救治机构，获得最完善、最彻底的治疗。因此，未来爆炸伤分级救治的组织形式不会发生根本改变，但缩短医疗后送时间、减少阶梯层次，使伤员迅速到达最佳救治机构，尽快得到所需要的确定性治疗是救治链条的发展方向。

战争时期爆炸伤救治采取建制保障、联勤保障和军民融合保障相结合的保障体制，遵循分级救治、时效救治、治送结合的基本原则。各级救治机构的救治职能分为现场急救、早期救治、专科救治和康复治疗四个基本阶梯。军以下各级建制部队卫勤分队主要担负战术区爆炸伤伤员救治，包括营连（或相当机构）抢救组和师、旅、团（或相当机构）救护所。连抢救组主要担负现场急救职能，包括寻找负伤人员、对爆炸伤伤员实施火线抢救、集中隐蔽伤员、联系伤员后送。营救护站负责前接火线伤员、补充和纠正急救措施、实施高级急救、填写战伤登记簿或伤票，以及做好后送准备工作。伤情严重的爆炸伤伤员，应快速后送至上级救治机构。经加强的师、旅、团救护所担负早期救治任务，包括紧急救治和外科复苏、留治三天内可治愈归队和暂时不宜后送伤员、做好后送伤员准备、适时组织后送。机动部署的野战医院、联勤保障旅卫生营、医院船医疗所履行早期救治和部分专科治疗职能，重点对危重伤伤员进行后续救治，进一步补充和完善诊疗措施。担负伤员收治任务的队属医院、中心医院、总医院、特色医学中心、军医大学附属医院履行专科治疗职能。战略后方区域的中心医院、总医院、特色医学中心、军医大学附属医院、疗养院和指定的地方医院组成各种后方医院，负责对伤员进行系统性康复治疗[1-2]。

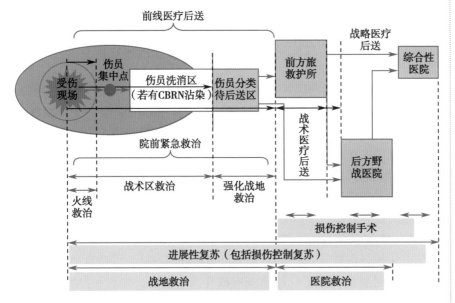

图 2-1 爆炸伤卫勤救治链

二、爆炸伤现场伤员搜救

爆炸伤现场伤员搜救行动涉及范围广，位置确定难，技术要求高，搜救力量多元，指挥协同复杂，且事发突然，受地理、环境、气候等条件影响大，对搜救中的卫勤组织工作提出了极高要求[3]。

（一）划分搜救任务

为提高搜救效率，必须理顺指挥体系，明确搜救指挥权限、各参战军兵种和卫勤支援保障力量职责、搜救指挥程序。作战指挥人员应充分发挥指挥职能，建立起反应灵敏、要素齐全、链条完整、指挥顺畅的联合搜救组织指挥体系。根据不同作战样式、不同作战任务遇险人员的空间、时间分布和伤情特点，结合搜救的卫勤需求，合理编组搜救力量，理清"搜"与"救"的衔接关系，明确区分搜救卫勤任务；根据战场搜救任务，将搜救兵力编组为巡逻警戒、搜索引导、战场急救和伤员后送等，并将相应的搜救兵力分别部署在不同的搜救任务区[3]。

（二）畅通指挥信息渠道

应依托一体化指挥信息系统、北斗卫星导航定位等先进设备，着力拓展战争时期卫勤组织指挥辅助决策系统的搜救功能。针对不同的作战任务，快速明确搜救卫勤保障需求、快速生成搜救卫勤保障方案，保证搜救卫勤信息的快速分发与传递。综合利用各种搜救兵力和手段，组成无缝衔接的立体搜救网络。此外，要规范战斗员救生呼救装置与各类搜救卫勤平台的通信标准，实现遇险人员与有关搜救卫勤平台的信息互联互通，使搜救卫勤力量能够实时感知伤员生命体征动态变化和医疗救治需求，精确保障实施时效。

（三）合理运用搜寻方法与手段

爆炸伤发生地点不受人为控制，但受自然环境影响，既可以在平原、高原，也可以在山岳丛林地带；既可以在湿热地带，也可以在高寒地带；既可以在空旷的广场，也可以在舱室、洞道等。

当确认周围环境安全后，伤员可以采用主动求救的方法，联系救援人员，如采用音响信号、指示信号、烟火信号和光信号等。搜救人员可以选用的搜寻方法与手段有：

1. **传统搜寻方法**　战（现）场可采用"跟、看、问、听、找"等传统方法搜寻伤员。"跟"：救护人员紧跟作战分队，保持合适距离，发现伤员及时救治；"看"：注意观察战斗人员动态，如有不自然地倒下、枪支离手、久停不动等异常动作，可能是负伤；"问"：询问指挥员、轻伤伤员及通讯、运输人员等，了解爆炸伤员数量和所处位置等；"听"：悉听音响联络信号，伤员的呻吟声、呼救声或爬动声响，根据声音来判定伤员所处的方向和距离，以便寻找伤员；"找"：战斗结束后，应跟随连抢救组，在本连战斗地域严密寻找，以防遗漏伤员。

2. **搜救犬**　犬对气味的辨别能力比人高出百万倍，听力是人的 18 倍，视野广阔，有在光线微弱条件下视物的能力，在国际上普遍被用于搜救。条件允许的情况下使用犬搜索是最为行之有效的方法之一。

3. **无人机**　目前，高清摄像、低空悬停、远程操作、远程传输等技术的巨大进步可以满足高原搜索伤员要求。无人机搜索效率高、成本低。此外，如果救援人员在短时间内无法到达伤员所在位置，可应用无人机投放食物、淡水和医疗设备，以提高伤员生存率。

4. **热像仪**　通过对瞄准的物体红外辐射探测，并加以信号处理、光电转换等，将其分布温度分布的图像转换成可视的红外热像图。

5. **红外生命探测仪**　红外生命探测仪能经受救援现场的恶劣条件，可在复杂环境中搜寻生命。红外生命探测仪探测出遇难者身体的热量，光学系统将接收到的人体热辐射能量聚焦在红外传感器上后转变成电信号，处理后经监视器显示红外热像图，从而帮助救援人员确定伤员的位置。

（四）规范搜救流程

作战样式、作战任务和作战规模不同，负伤人员的空间、时间分布和伤情特点也可能不同，搜救保障或搜救作业流程也会不同[4]，但基本搜救流程包括以下 4 个环节（图 2-2）：

1. **产生负伤信号** 伤情发生后，负伤者多通过呼喊、无线电、灯光等方式现场情况发出，指挥人员可通过现场情况确认爆炸发生，救援人员确认负伤信息后按程序做出搜救应急反应。

2. **搜索定位** 从军事或民用设备、信息系统确定负伤人员位置信息，进行身份识别、伤情预判，并按规定上报。

3. **自救互救** 爆炸发生后，在搜救力量尚未抵达前，应立即组织自救和互救，特别是对危及生命的伤情需要进行积极的紧急处置。

4. **急救与后送** 组织搜救兵力对负伤人员进行战（现）场急救，同时应视情况配备方舱式野战机动医疗平台、装甲救护车、救护直升机、医院船、卫生救护艇等伤员快速输送工具，确保被救人员得到及时的紧急救治与后送。

对于爆炸伤伤员救治来说，搜寻与救治是融为一体、不可分割、相辅相成的。伤员搜寻是搜救行动的前提和条件，而救治伤员是搜救行动的重要目标和保证[5]。

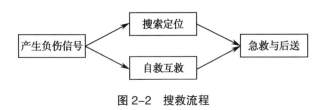

图 2-2　搜救流程

三、爆炸伤现场伤员集中点设置

伤员集中点是伤员临时集中和隐蔽的地点，爆炸伤通常事发突然，可在各种地理、环境、气候等条件下发生，不同作战样式、不同作战规模和不同作战任务负伤人员的空间、时间分布和伤情特点也可能不同。因此，集中点应根据实际情况灵活设置。

伤员集中点的设置应充分考虑伤员数量、地形情况、安全条件等诸多因素。集中点应尽可能靠近前接后转道路，车辆等后送工具能够到达或靠近，便于快速前接或后转伤员。集中点应具备足够大的展开地域，以满足批量伤员的集中收治。伤员集中点应设有明显标志，并设立警戒哨，做好安全警戒工作。遭化学武器、核武器袭击时，伤员集中点应设在染毒区或沾染区的上风方向。

四、爆炸伤伤员后送

爆炸伤伤员数量多、发生时间集中、伤情复杂、伤势严重，加之战争时期不可控因素多，致使后送要求迫切、任务艰巨。伤员后送工作应当遵循前接与后转相结合、逐级后送与越级后送相结合、专用运力与其他运力相结合，以及安全、及时、准确的原则，综合运用陆地、海上、空中运输工具组织实施。野战医院（含）以下救治机构以前接伤员为主，基地医院、后方医院以前接和后转相结合方式接收和后送伤员。各级救治机构应当做好伤员后送前的各项准备工作和伤员交接工作。应当积极开展伤员空运后送工作。

如何将伤员快速、安全、有效地从负伤地点送达最佳救治机构，直接关系到救治工作的效率、关系到伤员救治效果。爆炸伤伤员后送工作通常需要作战与后勤、军队与地方各部门之间的紧密配合和密切协同，共同完成，为达到将伤员安全、迅速地从受伤地点后送至上一级救治机构的目的，在后送救治过程中，应遵循以下几点要求：

（一）确保伤员后送安全

主要措施包括：①严格掌握后送指征。爆炸伤导致批量伤员时，应仔细检查伤员身体情况，根据后送指征确定后送优先顺序，做好后送前各项医疗准备，对确定后送的伤员要补充进行某些救治处置和预防性的措施，准备好途中急救和护理的药材与设备。②选择快速安全的后送工具，保持合适后送体位，重伤伤员一般应使用救护车或直升机尽快后送。③做好途中伤员观察救护。爆炸伤伤员后送通常指派医护人员后送，医护人员要随时观察伤员情况，特别注意有无大出血、窒息和休克的发生，发现情况应及时予以急救。

（二）合理调配后送运力

指挥部门应掌握充足的运力，要根据爆炸发生情况及时预计减员情况，根据掌握运力情况进行统筹计划和周密安排。伤员后送过程中，要及时跟进了解伤员发生及后送情况，根据需要及时派出和适时调整运力以便争取时间运回伤员。加强对后送工具的信息管理，便于及时对后送伤员和后送工具进行调控。根据现场情况，灵活组织伤员后送，消除影响伤员后送的不利因素，尽量减少后送时间。有条件和必要时采取越级后送方式。

（三）治送结合、以送为主

伤员的后送与救治是两项既独立又相互联系的工作。对伤员提供良好的救治是最终目的，但救治成功与否还要看后送系统能否迅速有效地把伤员送到医疗救治机构。从伤员需要讲，医疗救护是主导，后送是辅助。为了使伤员成功获得救治，必须实施积极的治疗，尤其是对需要紧急处置的伤员，不采取有效医疗措施挽救生命，后送就失去了意义。但在伤员获得确定性治疗前，救治目的主要还是为了保证能安全后送，使伤员尽快到达上一级救治机构。因此，在伤员获得更好救治条件前，迅速后送是主要目的。

（四）加强组织指挥协同

伤员医疗后送是作战部门、卫勤部门或相关机构联合完成的综合保障，其组织指挥必定是联合指挥，必须在统一计划安排、统一指挥控制下组织实施。各部门、机构必须服从和认真落实指挥部门的计划安排，并加强与指挥部门的沟通与协调，派遣协调员协助指挥部门编制伤员后送计划。一旦伤员后送计划因战况、气象等原因改变时，协调员和指挥部门必须及时通知伤员前接与后送的救治机构，及时调整伤员起运和接运时间、地点[6]。

第二节　爆炸伤救治实施原则

一、分级救治原则

分级救治是各级救治机构对伤员进行分工救治的总称，它是根据相应条件和救治要求实行分级分工。战术区各级救治机构的救治都是通过性救治，除了留治少量轻伤伤员和能够短期治愈归队的伤员以外，其他伤员原则上后送，以使重度、中度伤尽快到达后方专科救治机构，尽早得到全面、彻底的治疗。

（一）加强救治时效性

爆炸伤往往伤情严重，应在"白金10分钟、黄金1小时"内迅速采取救急保命措施，最大限度地挽救伤员生命，降低伤死率和伤残率。广大官兵和卫生战士应迅速开展自救互救，对伤员可能伴有的大出血、呼吸困难甚至窒息等致命伤情，应进行急救处置，维持伤员生命体征稳定。连卫生员实施现场初级急救，纠正自救互救，立即对气胸等严重伤情进行处置，给予镇痛和早期抗休克。营救护站实施现场高级急救，大出血伤员可采用药物止血和钳夹（结扎）止血；呼吸困难伤员视情况采用环甲膜穿刺、环甲膜切开术和气管插管等；气胸伤员行穿刺减压术或封闭包扎。同时向上级救治机构申请伤员后送，做好后送准备。

笔记

（二）突出后送高效性

爆炸伤伤员多部位、多器官损伤发生率高，外伤易掩盖冲击波导致的内脏损伤，容易误诊漏诊而贻误救治时机。重度以上伤员，伤后短时间内可出现一个相对稳定的代偿期，但不久会因失代偿和伤势加重而使全身情况急剧恶化。因此，快速将伤员后送至确定性救治机构、得到必要的手术治疗尤为重要。应尽快组织伤员利用医院船、救护直升机、卫生列车等后送平台，实施高效后送。各部门和各机构之间应相互衔接、密切协作，形成联合、协作、协同和高效运转的系统。以时效救治为主导，遵循就近后送、快速后送、能级后送的基本原则，强调伤员实施救治水平升级的后送，同一技术能级救治机构之间原则上不转送伤员，尽量减少不必要的、同一水平层次上的重复处置，在后送过程中实现救治水平从低向高的能级提升。

（三）确保救治连续性

各类救治机构战争时期履行本级救治职责的能力和要求，根据作战任务和卫勤保障需求，合理部署战伤救治力量和确定战伤救治任务。在战争时期力量部署和任务安排时，应当充分结合战场环境和救治需求，在各类救治机构基本救治职能的基础上，灵活组配救治力量，合理调整救治职能任务。将伤员的整个救治过程，由战争时期纵深梯次配置的各级救治机构，按照各自的救治范围分工完成。其目的是充分利用有限资源，及时救治危重者，使绝大多数伤员获益，降低伤死率，提高救治效果。前方机构的救治以挽救生命、稳定伤情、争取救治与后送时机为重点，在伤员后送途中开展医疗监护和继承性治疗，妥善交接伤员。前方救治为后方救治奠定基础、创造条件、争取时机，后方救治是前方救治的补充和完善，从而达到最佳救治效果。

二、检伤分类原则

检伤分类是根据伤情需要及医疗后送的可能性，将伤员分为不同处置类型的活动，是救治大批量爆炸伤伤员所必须采取的工作程序之一，是做好伤员现场急救、收容救治和后送工作的前提与基础。

（一）检伤分类应区分层次

检伤分类活动是整个伤员救治的基础环节，而且在伤员救治的各个阶段都有检伤分类，会多次重复进行，必须区分层次，以免过多占用救治时间。初级急救时，主要检查致命性伤情，包括体表大出血判定、气道梗阻判定、心肺复苏指征和死亡判定、疼痛和体温过低判定等；高级急救时，应评估伤员伤势、明确伤员急救和后送分类、判定爆震伤等特殊伤类等；

早期救治时，应明确伤员收容、救治和后送分类，是否伴有战斗应激、核化武器伤和复合伤等；专科治疗时，实施全面检查和确定性诊断。此外，还可区分单个伤员与批量伤员两个层次进行检伤分类（图2-3，表2-1）。

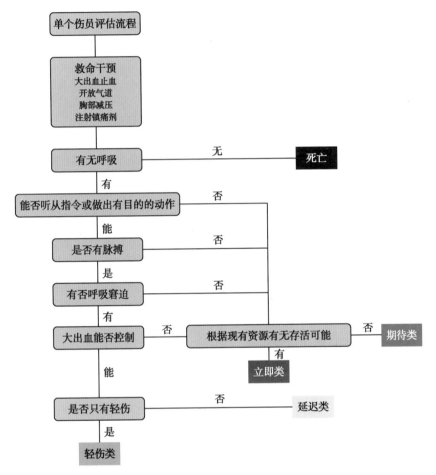

图2-3 单个伤员检伤评估流程

表2-1 爆炸所致大规模伤亡事件检伤分类

组别	标示颜色	说明
第一优先组，也称紧急治疗组	红色	非常严重的创伤，需要紧急救治和/或实施挽救生命的手术，如及时实施有效急救可转换成第二优先组。
第二优先组，也称延迟治疗组	黄色	不需要立即采取救命措施，可以延缓、推迟，或需要外科手术或其他医疗救治，全身状况允许延迟手术或其他处置而不会过度危及生命。

续表

组别	标示颜色	说明
第三优先组，也称最小治疗组	绿色	自行走动及没有严重创伤，其损伤可延迟处置，大部分在现场处理而不需后送医院治疗，伤员对医学治疗要求很少甚至不需要。
期待治疗组	黑色	致命伤、已死亡者或无可救治的伤员，或严重多发伤伤员。一种情况是无论资源和可用能力如何都无法挽救者，另一种情况是救治耗时且复杂、生存机会很小，而这些消耗的资源可以更好地用于救治其他较轻的伤员。

（二）检伤分类应突出重点

批量爆炸伤伤员发生时，为争取救治工作时效，检伤分类工作必须简化程序、突出重点，一定要分出轻重缓急，让危重伤伤员得到优先救治，该留治的留治，该后送的后送。重点是把需要紧急救命手术的伤员区分出来，把有重要脏器损伤和需要保留肢体的伤员区分出来，把严重休克伤员区分出来，其他伤员经简易检查即可按照救治需求快速分流。检伤分类工作伤员登记和补充填写伤票等工作可以后续补充完成，不可因此延误时机。为了尽早明确分类和救治重点，伤员检伤分类工作可以在前接伤员的运输途中提前进行初步确定。

（三）检伤分类应快捷高效

爆炸伤伤员检伤分类，要求快速、准确、果断，不可在分类环节不必要地延误救治时间。特别是批量伤员的分类工作复杂而繁重，比如伤员下载和上乘、交接与搬运，现场秩序的维护，以及人员分工、工作流程等，组织不力将明显影响救治效率。必须明确的是，检伤分类只是建立起一种群体伤员救治的工作秩序，对伤员的伤情改变不起根本性作用。因此，检伤分类过程必须简单、明确、快速、敏捷、高效，力求在最短的时间内，区分出伤员轻重缓急和后续救治需求，不可因为检伤分类耗时过多，延误后续救治的时机[7]。

【常见错误】
- 大量伤员在现场附近长时间地停留接受治疗。
- 指挥体系未理顺，权限不明确，传达不顺畅。
- 自救互救组织效果差，特别是对危及生命的伤情未进行及时有效处置。
- 单纯强调搜寻或救治，搜与救未融为一体；未处理好后送与救治的关系。

笔记

- 检伤分类程序混乱、重点不突出、效率低下，未让危重伤伤员得到优先救治。

（刘　辉　王宏宇　王昭英）

 参考文献

[1] 张宏,李培富,丁玉萍,等.战时成批烧伤特点与分级救治[J].实用医药杂志,2007,24(12):1499-1500.

[2] 夏红,齐晓林,黄奕江,等.地方应急医学救援组织在战时伤员时效救治中的作用[J].人民军医,2015,58(12):715-716.

[3] 王庆阳,彭博,贺祯,等.战场联合搜救卫勤组织指挥研究[J].解放军卫勤杂志,2017,19(3):125-126.

[4] 牛栩,赵宝山.军地海上联合搜救体系[J].指挥信息系统与技术,2017,8(5):49-55.

[5] 贺祯,潘书权,董罡.战场联合搜救卫勤建设存在问题与建议[J].解放军卫勤杂志,2017,19(2):63-69.

[6] 张鹭鹭,郭树森,江雷.军队卫生勤务学[M].上海:第二军医大学出版社,2017.

[7] 关小宏,潘广新,王琦.等.做好检伤分类工作提高卫勤保障能力[J].空军总医院学报,2005,21(3):142-144.

第三章 爆炸伤现场急救

知识点

- 爆炸伤伤员救治最关键的时间是最初的10分钟。
- 在火线的恶劣环境中，只对威胁生命的外出血进行抢救。危及生命的大出血表现为：①手臂或者腿部肢体截断；②伤口出现搏动性或持续性出血；③地上已经流了一大滩血；④衣服已被血液浸透。
- 伤员集中点救治应根据伤员伤情评估，区分出紧急、优先、常规、期待救治顺序，并注意重视战斗应激反应。
- START法称为简单（simple）检伤分类（triage）与（and）快速（rapid）治疗法（treatment），具体可概括为"30-2-can-do"法则。

目前，随着地区局部战争的不断爆发及战争样式和作战武器的变化，爆炸伤在战伤中的比例不断提高。据最新的统计显示，伊拉克和阿富汗战争中78%的伤员为爆炸伤所致[1]。为降低爆炸伤人员的伤死率和伤残率，必须快速有效地在爆炸现场实施现场急救。爆炸伤现场急救是指在爆炸现场对伤员实施搜寻、急救、搬运、集中隐蔽和快速后送的一系列救治活动，是战争时期爆炸伤伤员救治工作的起点和战术战伤救治的首要环节，对爆炸伤后续救治效果起到重要作用[2]。

第一节 爆炸现场（火线）急救

相对于每名伤员的救治，爆炸伤院前救治应更关注爆炸场景。首先是环境安全的评估，须考虑到可能对救援人员造成伤害的次生危险，如延迟爆炸、建筑结构倒塌等；须考虑到环境中可能存在的污染物、对救援人员和伤员的影响，包括化学的、生物的或放射性的；须为救援人员提供保护，并采取适当措施洗消伤员。其次是评估伤亡人数，爆炸常导致大规模伤亡事件，所需救援资源一旦超过当时当地医疗资源应对事件的能力，则成为灾难，需要动员更多资源、启动相应级别的响应机制。

一、爆炸伤火线急救基本策略

爆炸现场，伤员死亡率与急救时间存在明显的正相关关系，尤其是在 10 分钟内死亡率变化最为明显[3]。美军《2010 年联合卫勤保障构想》中也强调指出，救治伤员最关键的时间是最初的 10 分钟。在伤员负伤后的最初 10 分钟内，卫生人员可能无法接近伤员，现场自救互救是最直接、最有效的救治手段。卫生员到达后再转由卫生员救治。

（一）火线风险评估

火线下伤员和施救人员都处在敌方火力威胁下，随时可能遭到致命打击。现场救治人员需对敌方火力、周围环境进行风险评估，确定并排除潜在的危险隐患后方可到达爆炸现场，这是很重要的一步。

火线救治安全风险评估的主要方面：

1. 敌方火力覆盖范围 爆炸现场位于敌方直瞄武器打击范围外时，需在救治前评估敌方远程火力的覆盖范围。充分利用弹坑、障碍物等，在敌远程炮火延伸、炮兵阵地转移、敌航空兵轰炸波次、武装直升机转弯、坦克炮塔转动、装填炮弹等明显火力减弱或中断的间隙，隐蔽接近伤员负伤位置。

爆炸现场位于敌方直瞄武器打击范围时，需在救治前评估敌方火力封锁的区域。采用摧毁敌火力点、压制敌方火力、转移敌方火力等方法，利用地形、烟幕弹、伪装等方式隐蔽接近伤员负伤位置。

2. 爆炸现场地理环境 山地爆炸现场周围地理环境不稳定，可能发生易爆武器二次爆炸、周围山体坍塌等次生危险，爆炸伤现场自救应遵循"先救自己再救伤员"的原则，现场存在潜在危险时应遵循"先抢后救，抢中有救，尽快脱离爆炸现场"的原则，确保救治人员安全是第一位的。

对密闭舱室内爆炸，需在进入前了解舱室爆炸类型、舱室结构与人员分布，评估舱室毁伤程度和安全性，以确定进入舱室搜救的时机、方法。进入密闭舱室后除需注意避免发生二次爆炸外，还需做好个人防护，预防有害气体中毒，并将伤员尽快脱离密闭舱室。

3. 爆炸现场人文环境 城市将成为 21 世纪的主要战场，巷战会是城市要地夺控、清剿坚守残敌、维护城市稳定的重要作战行动。交战后敌我双方在街巷之间逐街区、逐房屋进行争夺战。巷战除战场地理环境

笔记

更为复杂外，军民混杂的突出特点导致我方爆炸伤员救治时，现场救治将考虑更多的人文因素。

现场救护开展前，应组织人员优先建立对外警戒，警戒爆炸地点外的敌方人员及伪装成平民的敌特人员，人员身份无法识别时不能让其靠近防御圈。救护人员进入爆炸现场后，由于爆炸的场面极为血腥，这些场景将对爆炸现场的平民和作战人员的心理形成极大的冲击。现场救护人员实施抢救工作中，应注意轻伤或无伤的平民、身边战友的心理及情绪，对精神明显异常人员进行解除武装、有效防范隔离等措施保证救护现场的安全。

4. 爆炸现场核化风险　高技术局部战争条件下，杀伤性武器更为多样化，敌军甚至会变相使用核武器、化学武器，使战争环境变得更为险恶，极大影响战地救治。如 1991 年的海湾战争中，美军使用了贫铀炸弹；1999 年的科索沃战争，北约轰炸了南联盟的氮肥厂和炼油厂，使得大量的有毒、有害物质泄漏，使空气、土壤和水源受到严重污染。

疑似核、化爆炸发生后，现场人员应优先立足于自救互救，尽快脱离现场。救护人员在进入爆炸地点前，应在做好个人防护的基础上，采用轮番作业的方式减少暴露时间，第一时间将伤员转移出污染区域后再做后续处理。对疑似化学武器爆炸中毒的伤员，一定要在确定毒剂种类的基础上再使用急救药物。

（二）伤员火线救治

火线救治时，伤员及救治人员都处于敌方火力之下，救治人员必须使用有限的医疗资源（仅限于伤员或救助者急救包中携带的药品和器械）对爆炸伤伤员进行救治。同时，压制敌方火力将是有效预防现有伤员进一步受伤及产生新的伤员的手段。在压制敌方火力的前提下，要尽量地将伤员撤离到敌杀伤范围之外。在火线的恶劣环境中，冒险进行抢救的只有一种伤情——威胁生命的外出血。火线伤员急救基本救治方案为：

1. 还击并掩护　在伤员负伤倒下后，救护人员及伤员身边的作战人员，必须立即拿起武器进行还击并寻找掩体进行隐蔽，以预防新的伤员产生。时刻铭记一点：战场上所有人员都是战斗人员，必须以完成战术任务为首要目标。伤员产生后，若战术指挥员要求继续完成战术任务，所有人员都必须拿起武器进行还击。保持战术优势并完成整体战术任务永远是第一位的，而不是进行伤员救治。

2. 指导伤员还击并自救　伤员负伤后若有意识并具备部分行动能力，身边人员应提醒伤员进行还击并自行边还击边寻找隐蔽地点。此阶段注意，任何能够提高火力压制的人员都必须拿起武器进行火力压制。在伤员能够自行转移到相对安全的区域，此时应指导有自主行动能力的伤员进行自救。伤员自救时应忽略轻微出血及骨折等伤情，只进行大动脉出血的止血带止血。

3. **伤员避险**　对于昏迷、无行动能力的伤员，在敌火力被压制、我方取得暂时战术优势时采取有效战术动作接近伤员。此阶段的首要任务是避免伤员的进一步受伤，应当将伤员从燃烧的车辆或建筑物中救出，若伤员身上有明火，则应采取任何措施阻止燃烧的持续（对无法扑灭的火焰，可采用有创的灭火方式，如割下燃烧的肌肉组织等）。将伤员转移到相对安全的地方后再进行后继的通气、包扎、固定等救治。

4. **阻止危及生命的外部大出血**　在受敌火力直接威胁的火线下，如果我们只能为伤员做一件事，那就是阻止他们流血致死。因此，若伤员能够自救的，指导伤员自救自行止血。若伤员无法自救，待战术环境安全后，由第一接触者协助伤员止血。止血后立即将伤员转移至相对安全的区域。注意，火线下未转移到相对安全的战术区前，伤员唯一需要处理的只有致命性大出血，其他如气道管理、呼吸管理等，待转移至相对安全的战术区再进行处理。

危及生命的大出血可通过以下特征判断：①手臂或者腿部肢体截断；②伤口出现搏动性或持续性出血；③未见伤口，但地上已经流了一大滩血；④未见伤口，触摸衣服已经被血液浸透。

一经判断有致命性大出血，火线下不考虑加压包扎止血和指压止血，直接进行止血带止血。

若能够判断出血位置，将止血带垂直绑扎在出血位置的近心端5～10cm处（注意：若出血位置明确，不要将止血带扎的位置离伤口太远）。在火线下为伤员扎止血带时直接垂直于衣服将止血带捆扎上，不要移动伤员的衣服，以便于战术区救治时判断出血位置。

若出血部位不明确，采用"高且紧"的止血带应用方案，在受伤肢体的尽可能达到的近心端捆扎止血带，若一条止血带无法达到满意的止血效果，可以在第一条止血带的上方2～3cm处应用第二个止血带。注意止血带应避开膝盖或肘部等关节位置，另外不要把止血带直接扎在皮套或装着大件物品的衣服口袋上。

5. **火线下伤员分类策略**　火线下，所有的人员都应以战术任务为主要目标。在火线下完成基本救治后，所有人员包括伤员都必须继续完成战术任务。所以，火线下伤员分类应按照以下策略进行（图3-1）。

笔记

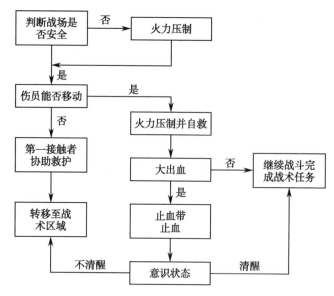

图 3-1 火线下伤员分类示意图

二、爆炸伤火线急救基本技术

爆炸伤的院前救治策略遵循基本创伤救治理念和原则。所有参加救治的医护人员应理解并掌握创伤救治的基本技能和知识，能对爆炸伤伤员进行评估，并以合理的顺序提供恰当的救治措施，包括初次评估及同时复苏，二次评估、诊断评价和确定性治疗；掌握创伤救治基本流程，在伤员院前救治和转运、院内紧急救治中需避免不安全、不规范和导致时效性下降的操作。鉴于潜在的可预防性死亡的常见原因是致命性大出血，故现场应尽快控制外出血并行限制性液体复苏，对此类重伤伤员应尽快转运到有手术能力的医疗机构。

爆炸伤火线救治是爆炸现场救治人员在仍处于敌方有效火力威胁下时对伤员进行现场救治。在火力威胁下，救治人员只处置伤员危及生命的大出血并采取适宜的搬运措施将伤员转移至相对安全的战术区。因此，在火线下只需掌握止血带止血技术及火线搬运技术。

（一）止血技术

1. **指压止血法** 火线下指压止血法并不是首先考虑的，只作为大动脉出血止血带止血前的辅助，不能作为主要的止血手段。

（1）肱动脉压迫止血法：通常应用于一侧上臂的下 1/3 出血。技术流程：①动作一，用拇指（或其他四指）置于上臂内侧中点、肌间沟处

笔记

的动脉搏动点上；②动作二，拇指（或其他四指）用力将肱动脉向外压在肱骨上（图3-2）。

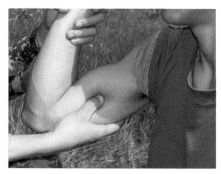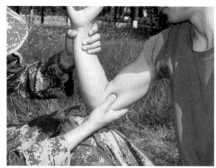

图3-2　肱动脉压迫止血法　　　　图3-3　肱动脉末端压迫止血法

（2）肱动脉末端压迫止血法：通常应用于一侧前臂和手部出血。技术流程：①动作一，用拇指置于肘窝上方肱二头肌腱内侧；②动作二，拇指用力将肱动脉末端向后外侧压在肱骨上（图3-3）。

（3）尺动脉、桡动脉压迫止血法：通常应用于手部出血。技术流程：①动作一，用两手拇指同时置于伤员腕部尺动脉、桡动脉上（自救时用健手的拇指、示指从伤侧手背以抓握的方式置于腕部尺动脉、桡动脉上）（图3-4）；②动作二：用力将尺动脉、桡动脉向后压在尺骨、桡骨上（图3-5）。

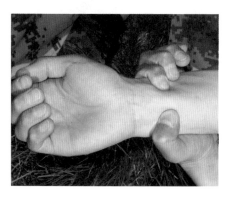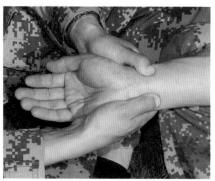

图3-4　尺动脉、桡动脉压迫止血法　　图3-5　尺动脉、桡动脉压迫止血法
（自救）　　　　　　　　　　　　　　（互救）

（4）股动脉压迫止血法：是对下肢出血在紧急情况下所采取的一种方法。技术流程：①动作一，双手拇指在大腿上端腹股沟中点稍内下方找到大动脉搏动点（图3-6）；②动作二，用双手拇指重叠用力将股动

脉向股骨上压迫。单人急救时可以用肘尖压迫，以利于腾出一只手准备急救器材。

2. **旋压式止血带止血法** 技术流程（图3-7）：①动作一，取出旋压式止血带置于大腿根部，使绞棒置于大腿外侧，止血带扣于大腿上部（图3-7A）；②动作二，将魔术贴带头穿过止血带扣卡迅速反向拉紧魔术

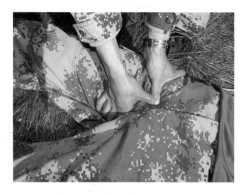

图3-6　股动脉压迫止血法

贴环绕大腿（图3-7B、C）；③动作三，提起、转动绞棒，直至出血停止（触摸远端动脉无搏动）（图3-7D）；④动作四，将多余魔术贴环绕大腿粘紧；⑤动作五，注明止血时间并悬挂红色伤标。伤标时间应采用24小时制，精确到分钟数，格式为××时××分。

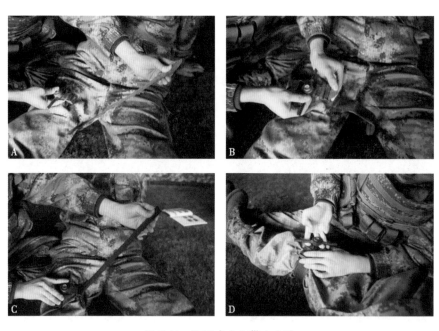

图3-7　旋压式止血带止血法

3. **自由扣式止血带止血法** 技术流程（图3-8）：①动作一，取出自由扣止血带置于大腿根部，使绞棒于大腿外侧，止血带扣于大腿上部；②动作二，将魔术贴带头穿过自由扣卡迅速反向拉紧魔术贴环绕大腿；③动作三，提起、转动绞棒，直至出血停止（触摸远端动脉无搏

动）（图 3-8A）；④动作四，将多余魔术贴环绕大腿粘紧（图 3-8B）；⑤动作五，按下计时扣止血带计时器，注明止血时间并悬挂红色伤标（图 3-8C、D）。伤标时间应采用 24 小时制，精确到分钟数，格式为 ×× 时 ×× 分。

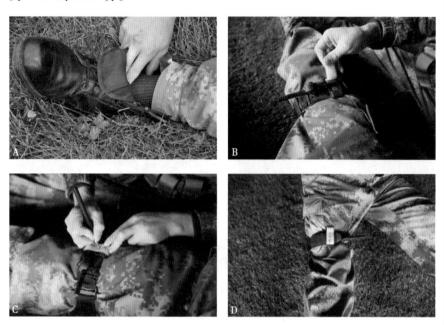

图 3-8　自由扣式止血带止血法

4. 橡皮止血带止血法　技术流程（图 3-9）：①动作一，取出三角巾折成四指宽条带，在伤员伤处近心端环绕大腿一圈并拉紧，两底角别于条带上下缘内侧（图 3-9A）。②动作二，用一手拇指、示指、中指夹持橡皮止血带一端置于条带上，止血带短头端朝向掌心、指向小指尖，长头端朝向大腿内侧（图 3-9B）。将长头端拽紧，保持力度不变绕肢体两圈，两圈要紧贴，每次均压住止血带短头端（图 3-9C）。③动作三：用示指、中指夹住长头端，掌心翻转向下，示指勾住止血带长头端从环绕的止血带下拉出（图 3-9D、E）。在伤员左胸前挂红色伤标并注明时间。

注意在橡皮止血带止血过程中，动作要轻柔迅速，三角巾加垫与扎止血带的过程要体现出无菌观念和爱伤观念，要注意止血带在环绕过程中不能扎于三角巾范围外，两圈绕行要平行，尽量不要交叉。在伤员左胸前挂红色伤标并注明时间。伤标时间应采用 24 小时制，精确到分钟数，格式为 ×× 时 ×× 分。

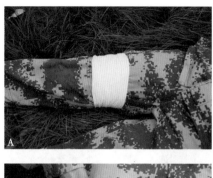
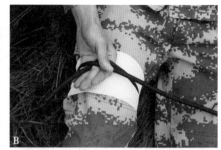
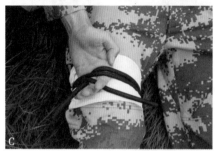
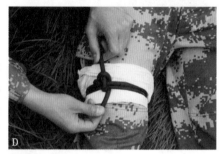
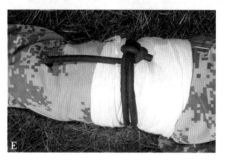

图 3-9　橡皮止血带止血法

5. **绞棒止血法**　技术流程（图 3-10）：①动作一，将三角巾折为四指宽条带后，在伤口近心端绕肢体一圈后，两端提起拉紧后在上臂外侧（即动脉走行的背侧）打一活结，结下留有适当空隙，约可插入两指；②动作二，将绞棒插入活结的下方偏外侧提起（图 3-10A），并逆时针绞紧，直至伤口不出血为止（图 3-10B）；③动作三，用活结环套住绞棒一端并拉紧，防止绞棒回转，使绞棒有效固定，将多余带头按三角巾环绕上臂的走向别于其内侧（图 3-10C），完毕后应在伤员左胸前挂红色伤标，并注明时间。

　　注意做绞紧绞棒动作时应保持上提，活结套住绞棒一端时要注意方向，右侧肢体套绞棒下端，左侧肢体套绞棒上端。伤标时间应采用 24 小时制，精确到分钟数，格式为 ×× 时 ×× 分。

笔记

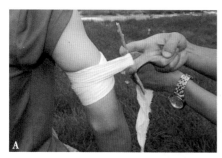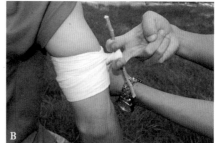
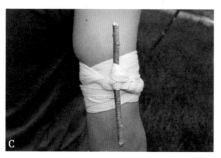

图 3-10 绞棒止血法

（二）搬运技术

1. 侧身匍匐搬运法 技术流程（图 3-11）：①动作一，救治人员侧身匍匐到伤员处，将伤员调整为背向侧卧姿势，提起腰带，将伤员腰、髋部垫在救治人员屈曲的大腿上（图 3-11A）；②动作二，伤员两手置于胸前，救治人员上侧手臂穿过伤员上侧腋下绕胸抱住伤员下侧上臂三角肌下缘，紧贴伤员身体（图 3-11B）；③动作三，下侧前臂和肘部撑于地面，蹬足向前（图 3-11C）。将伤员搬运至安全处。

注意应根据具体伤情调整伤员姿势，要爱护伤员，防止再损伤。应将伤员腰部确实垫在大腿上并抱紧伤员，防止搬运过程中伤员下滑或仰面朝上，这样可节省体力、提高速度。

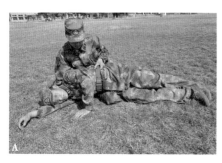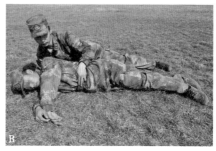

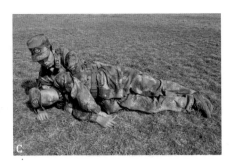

图 3-11 侧身匍匐搬运法

2. **匍匐背驮搬运法** 技术流程（图 3-12）：①动作一，救治人员低姿匍匐到伤员处，同向侧卧于伤员前侧并紧贴伤员身体；②动作二，以下侧手从上侧肩部拉紧伤员上臂后，上侧手再抓住伤员臀部（图 3-12A），合力猛翻将伤员转上身（图 3-12B），低姿匍匐向前，将伤员搬运至隐蔽处。

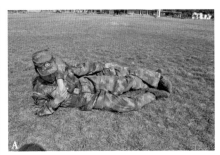
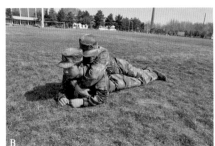

图 3-12 匍匐背驮搬运法

注意在进行搬运的过程中，如力量不够，可用上侧脚勾住伤员同侧脚，与双手一起发力，快速有效地完成搬运动作。

3. **拖拽搬运法** 拖拽伤员可适用于短距离内的伤员转移。技术流程（图 3-13）：①动作一，救护人员到达伤员处采用蹲伏姿势，保持低位或侧位行动，以减少火力下的暴露（图 3-13A）；②动作二，一手抓伤员的战术携行具（或拖拽带），一手持枪警戒（图 3-13B）；③动作三，边警戒边将伤员拖拽到相对安全的区域。

4. **掮法、背法、抱法及腰带抱运法**

（1）掮法技术流程（图 3-14）：①动作一，救治人员站于伤员侧面，扶起伤员后，双腿屈曲（图 3-14A）；②动作二，左手将伤员两臂拢并放于左颈侧抱紧，右手抱紧伤员两腿，站起行进（图 3-14B）；③动作三，将伤员搬运至安全隐蔽处。

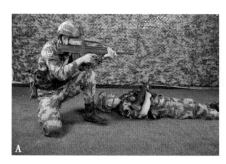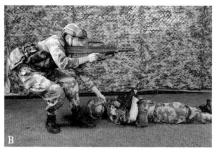

图 3-13　拖拽搬运法

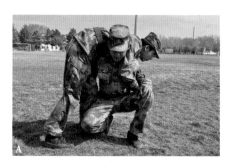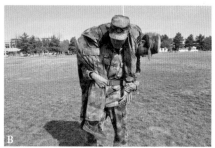

图 3-14　掮法

注意掮法适用于腰背部伤，搬运时要注意屈腿直身起立，不能用直腿弯腰起立，以免发生腰部扭伤。

（2）背法技术流程（图 3-15）：①动作一，救治人员背向伤员，膝关节屈曲，将伤员双手搭于肩上（图 3-15A）；②动作二，双手抱住伤员双下肢，站起行进（图 3-15B）；③动作三，将伤员搬运至安全隐蔽处（图 3-15C）。

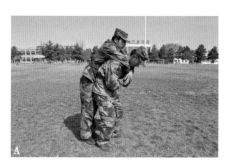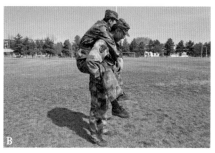

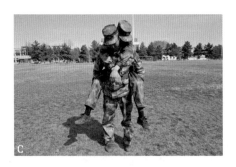

图 3-15 背法

（3）抱法技术流程：①动作一，救治人员站于伤员侧面，膝关节屈曲，先将伤员单臂搭于肩上，伤员两臂可环绕救治人员颈部；②动作二，一手托伤员背部，另一手托伤员下肢抱起行进（图 3-16）；③动作三，将伤员搬运至安全隐蔽处。

（4）腰带抱运法技术流程：①动作一，将腰带结成一个较大的环；②动作二，救治人员站于伤员一侧，首先将环套于伤员臀部，然后斜套于救治人员肩部，将伤员抱起行进（图 3-17）；③动作三，将伤员搬运至安全隐蔽处。

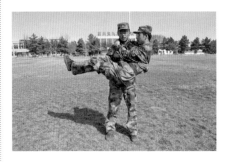

图 3-16 抱法

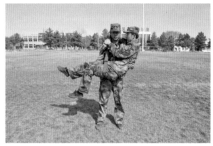

图 3-17 腰带抱运法

单人搬运法动作要领比较简单，容易掌握，但是，在实际运用中要注意根据伤员的伤情选择正确的方法，如胸腹部受伤就避免用掮法及背法。

第二节 伤员集中点（战术区）急救

一、急救步骤和程序

笔记

伤员在火线下进行致命性大出血止血后由火线转移至战术区伤员集中点，救护人员需对集中点伤员进行伤情评估、检伤分类及相应的急救处置。

（一）收拢伤员

战术区伤员集中点一般建立在距离火线不远的地方，伤员集中点的选择需考虑战斗态势、地貌、交通情况、防卫情况等，一般在发现第一名伤员附近近水、背风、避险、防虫的地方设立。集中点伤员不宜超过8人，根据发现第一名伤员的位置信息，选择恰当的搬运技术将其周边伤员搬运至伤员集中点。

（二）解除武装

伤员负伤后，疼痛、休克、注射麻醉药品等会导致伤员意识状态发生改变，此时伤员会挣扎、胡言乱语或不分敌我进行攻击。在战术区，伤员与救治人员不再受到敌直瞄火力威胁，此时应对精神状态改变的伤员解除武装和通信设备，确保人员与通讯安全，并重新分配敏感物品。

由于战术区并不是意味着危险已经过去。战场情况此时极不稳定，战术区随时会再次成为火线，所以对意识清醒类伤员，武器确需解除的应将武器放于伤员顺手的位置，以便突发情况下随时准备反击。

（三）伤员评估

战术区战场环境相对安全，相比于火线下救治，救护人员有更加充足的时间对伤员进行伤情评估。战术区伤员评估和管理采用一种称为"MARCH PAWS"的方法：大出血（massive bleeding）、气道（airway）、呼吸（respiration/breathing）、循环（circulation）、体温过低/头部损伤（hypothermia/head injurys）和疼痛（pain）、抗菌药物（antibiotics）、伤口（wounds）、夹板固定（splinting）。这对于系统地进行伤员评估和管理、确保及时发现和治疗危及生命的损伤、在战场上挽救伤员生命和减少可预防性战斗死亡是很有帮助的。

（四）分类救治

根据伤员伤情评估，区分出紧急、优先、常规救治及期待处置顺序，另外战斗应激反应也是一种特殊的伤情，需要救治人员额外关注。

1. **紧急**　这一类别包括那些需要紧急救生干预和/或手术的重度、危重度伤员。包括那些血流动力学不稳定且气道阻塞、胸部或腹部损伤、严重外出血或休克的伤员。此类伤员如果医疗救助措施不及时，他们就可能会死亡。

2. **优先**　这一类别包括了那些需要手术的中、重度伤员，包括那些没有休克征兆但存在大型软组织损伤、主要骨骼骨折、腹部和/或胸部受伤及烧伤总面积不超过20%的伤员。此类伤员在持续治疗（如口服或静脉输液、夹板固定、抗生素治疗及疼痛控制）维持生命体征稳定的前提下可以适当地推迟手术治疗。

笔记

3. **常规救治**　这一类别的伤员通常指"伤后仍能行走"的轻伤伤员。此类伤员一般只是轻度的烧伤、撕裂伤、轻微骨折等，通常可以通过自救或战友互救进行救治。此类人员可协助集中点进行警戒防御任务。

4. **期待处置顺序**　这一类别的伤员受伤过重且有明显的死亡迹象，主要是重要脏器出现不可逆损伤、严重失血性休克等。即使他们是唯一伤员且可以使用最佳的医疗资源，生存概率依然渺茫。濒死伤员虽救治希望渺茫，但却不应被忽略。救护人员应尽可能地给伤员镇痛处理，且可以酌情再次进行伤员检伤分类。

5. **战斗应激反应**　参战人员在战场环境，无论完成什么样的任务，都可能出现不同程度的战斗应激反应，尤其在伤员负伤的情况下。因此在战术区集中点救治过程中要注重与伤员的沟通。伤员负伤后伤痛会促使其产生严重的焦虑和恐惧，远远超过战斗引起的心理创伤。救护人员在救治过程中，应与伤员（除濒死伤员外）坦率谈论其受伤情况。可通过描述正在进行的治疗、救治的效果、即将到来的救援、后送的希望等给伤员提供安慰，消除他们的焦虑。

（五）填写伤票

伤员在火线下或者集中点进行相应处置后，需悬挂与伤情适应的伤标。伤票由首次急救军医或卫生士官填写。注意在填写伤票时，"ID号"按照平时医疗卡 ID 号编码方法或采用全军统一的军人身份识别号。在火线下和战术区的集中点填写伤票时要用圆珠笔或者签字笔，适当用力，保证复写的伤票上字迹清晰。集中点伤员后送时伤票随伤员后送到下一级救治机构。

（六）向战术领导汇报

火线下及战术区的救护人员以兼职卫生战士和卫生员为主，他们在战术分队里首要任务是战斗人员。在有人员负伤后，战术指挥员需要了解部队的人员负伤情况，救护人员在完成基本救治后需向战术领导汇报伤员救治情况。汇报注重以下要素：①现在共产生多少伤员。②都有谁负伤了，是否有负责战术指导的班长、排长。③伤员的情况如何，能否继续作战？以便于指挥员决定是否需要派遣人员填补伤员的战斗位置。④伤员集中点的防御情况如何，是否需要转移伤员或者火力压制。

（七）向卫勤领导汇报

伤员在进行基本救治稳定生命体征后，需要及时进行后送。后送前需向卫勤领导汇报集中点伤员情况，以协调运力进行伤员后送。汇报内容主要包括：①伤员的损伤都是什么类型？有没有核化损伤？②目前已提供的治疗，仍需什么治疗？③是否需要其他卫生人员支援？④是否需要医疗物资？⑤是否需要后送？后送器材是否足够？

（八）伤员后送申请

根据战场的具体情况，伤员后送的方式可以分为医疗后送和伤员后送。根据伤员情况、战场运力情况申请相适应的后送。明确需要担架后送、可自行行走、医疗后送、伤员后送的不同类型的伤员数量。

医疗后送主要是利用专业的医疗机动运输工具进行后送。运输工具外面涂有红十字标志；内部配有急救设备、药材和医护人员，此类运输工具根据作战样式可分为地面运输、空中运输、水面运输。在后送过程中，伤员可接受医护人员的照护，通常委派战斗卫生兵完成此项任务。

伤员后送主要指利用非专用的医疗机动运输工具（例如物质运输车）后送伤员。车辆不涂红十字标志，车辆内无急救装备、药材和医护人员配备。在伤员后送中，通常由战斗救生员来伴随伤员后送并实施伤员途中监护和照护。运用非专业运输工具后送伤员时，要进行适当的减震处理（垫上被褥、稻草等）。

（九）标记伤员集中点

伤员集中点的伤员等待后送过程中，需在面向敌方一面进行伪装，在正对后方的一面留下标记，引导后送人员。

集中点的隐蔽可采用植被杂草覆盖、利用迷彩伪装网伪装、利用天然山洞和涵洞躲避敌方侦察打击等多种手段。集中点的标记：白天可以采用插旗、喷涂指示信号等手段，夜间光线情况不良，可采用哨子、灯光等方式来标记集中点。另外，也可用北斗定位系统对集中点位置进行定位，将定位坐标发送给前接救治组人员。

（十）引导前接人员

伤员集中点位置可能太过隐蔽，一时难以被找到。若前接人员要求进一步明确集中点位置，此时集中点救护人员可采用更加明显的方式标记集中点，以引导前接人员。在前接人员未要求明确的引导前，不宜采用此类暴露自己位置的标记方法。

1. **烟火信号** 可利用火堆、有色烟雾来使集中点标记更加明显。

2. **光信号** 可采用手电、车灯、反光板等打出指定的求救信号。

3. **染色信号** 在有水源的地方可以通过染色集中点周围的水源进行标记。

二、伤情评估与急救处置

（一）伤情评估

伤员转移至相对安全的战术区后，战场环境相对安全，可对伤员进行较为仔细的伤情评估。在战术区救护人员能够使用的救治器材有限，只能利用卫生员背囊、单兵急救包能够提供的简易设备进行伤情评估。因此，在战术区一般推荐 START、MARCH 和 FTS 顺序法进行快速伤情评估[4]。

1. START 法　START 法又称简单（simple）检伤分类（triage）与（and）快速（rapid）治疗法（treatment）。START 法最开始广泛应用在灾害救援中评估批量伤员，现代战争武器杀伤效果大，伤员批量出现，也可采用此评估法快速地对批量伤员进行评估（图 3-18）。START 法可概括为"30-2-can-do"法则。其中"30"是指呼吸频率是否超过 30 次 /min；"2"指毛细血管充盈时间是否大于 2 秒，可通过按压甲床进行判断；而"can-do"指伤员是否可听从命令行走。通过评估将伤员分为四类，即紧急处置、优先处置、常规处置和期待处置，分别为伤员佩带红、黄、蓝、黑四种颜色的标志，并据此确定伤员救治和后送顺序[4]。

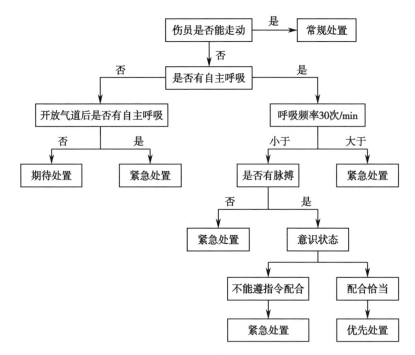

图 3-18　伤员检伤快速评估示意图

2. FTS 法　FTS 法是一种简单易行的战现场伤情评估法。在对伤员进行评估时只需要评估桡动脉搏动和格拉斯哥昏迷评分两项（表 3-1）。如果桡动脉搏动减弱 / 消失计 0 分；桡动脉搏动正常计 1 分；格拉斯哥昏迷指数 – 运动评分<6 计 0 分；格拉斯哥昏迷指数 – 运动评

分>6 计 1 分。二项指标评分相加，总分可为 0、1 和 2 分。Eastridge[5] 等的研究表明，评分为 0 的伤员死亡率为 0.1%；评分为 1 的伤员死亡率为 10.8%；评分为 2 的伤员死亡率为 41.4%。所以在战术区伤情评估时，FTS 评分越低，死亡率越高。

表 3-1　格拉斯哥昏迷评分

睁眼反应	计分	言语反应	计分	运动反应	计分
自动睁眼	4	回答正确	5	遵嘱活动	6
呼唤睁眼	3	回答错误	4	刺痛定位	5
刺痛睁眼	2	语无伦次	3	躲避刺痛	4
不能睁眼	1	只能发声	2	刺痛肢屈	3
		不能发声	1	刺痛肢伸	2
				不能活动	1

3. MARCH 顺序法　在和平时期的创伤救治中，一般推荐使用 ABCDE 的顺序对伤员进行现场的伤情评估。从阿富汗和伊拉克战争中美军的经验可见，现代战争战场伤员呈现批量出现、多发伤多见、伤情复杂等特点。需要改变战争时期伤情评估顺序以适应战争时期的需求。目前国际上较为认可的评估方法为 MARCH 顺序法[6]。

（1）有无大出血（massive hemorrhage）：火线下，因为要面临敌火力袭击，救护人员难以对伤员伤口出血情况进行准确判断，往往是对怀疑有大出血的伤员立即实施止血带止血。止血带又被称为"可以救命的魔鬼"[7]。止血带扎上的时间越长，组织损伤就越大，松解后再灌注损伤和肾衰竭风险就越高。在对越自卫反击战中，某野战医院曾收治经阵地急救后转送来的伤员，其中有 10 名无血管损伤而扎了止血带。这些伤员到达医院时间，最短为伤后 4 小时，最长为伤后 24 小时，中途未放松过一次止血带。入院后有 6 名截肢，其中 3 名因急性肾衰竭而死亡；4 名进行了肢体筋膜切开减张术，保存了残肢。在战术区，战场环境相对安全，此时应尽早重新评估伤员的出血情况并定时松解止血带。对于可采用压迫止血的伤员，使用止血敷料配合直接压迫止血。此阶段应至少每 2 小时评估止血带的必要性和使用情况（效果、状态等），目的是可以在确保安全的前提下，尽早把止血带转换为止血敷料配合压力绷带。

（2）是否存在气道（airway）阻塞：在对伤员的致命出血全部处理后，开始评估伤员的气道。可以通过观察伤员嘴唇颜色、呼吸频率、呼吸动度等进行评估。对于有气道梗阻且无意识的伤员，采用仰头抬颏、双手抬下颌法、鼻咽通气管等进行开放气道；若无创通气难以产生效果

笔记

时，可采用气管插管、环甲膜穿刺、环甲膜切开等建立外科气道。

（3）有无张力性气胸、开放性气胸等呼吸（respiration）障碍：张力性气胸的伤员，胸部有创口或者无创口，叩诊呈鼓音，伤员气管向健侧偏移。判断有张力性气胸的伤员需优先处理，采用穿刺排气缓解胸腔压力。开放性气胸的伤员，胸口一般有开放性伤口，在伤口处可看到血泡或听到有气流声。开放性气胸必须尽快用不透气材料封闭伤口，再用三角巾或创伤绷带固定敷料。注意需在封闭创口后持续评估伤员的呼吸情况，警惕出现张力性气胸。

（4）有无失血性休克等循环（circulation）障碍：判断伤员一般情况，如呼吸、脉搏、神志、意识等，以了解机体缺血缺氧的情况；通过观察皮肤及黏膜（面颊、口唇、甲床等）颜色了解组织血液灌流状态，苍白提示血管收缩，发绀表示微循环淤滞。在前额或胸骨柄部位的皮肤上用手指按压 2 ～ 3 秒钟，移开手指观察皮肤由苍白逐渐恢复红润所需的时间，正常 5 秒钟内即完全恢复红润，如恢复时间明显延长说明有休克存在。也可通过摸脉搏的方式进行简单判断（表 3-2）。

表 3-2　利用血压、桡动脉搏动判定休克程度的简易标准

	轻	中	重
SBP/mmHg	90 ～ 100	70 ～ 89	<70
MAP/mmHg	80	60	50 ～ 40
桡动脉搏动	可触及	弱	不可触及
失血量	15% ～ 19%	20% ～ 40%	>40%

注：SBP.systolic blood pressure，收缩压；MAP.mean arterial pressure，平均动脉压。

（5）是否存在体温过低（hypothermia）：体温是最容易被忽略的监测项目之一，以前体温过低的危害性并未引起足够的认识，从而导致普遍存在无所作为的现象。最近的研究表明，战创伤救治过程中，体温过低将严重影响伤员的凝血机制，极易与酸中毒、凝血功能障碍形成"致命三联征"，加速伤员的死亡。因此在战术区救治过程中需要时刻关注伤员的体温情况。32 ～ 35℃为轻度体温过低；30 ～ 32℃为中度体温过低；25 ～ 30℃为重度体温过低，伤员会出现瞳孔散大、对光反射消失；23 ～ 25℃为致死温度。

（二）急救处置

战术区一般不再受敌方火力的直接威胁，但是此时并不意味着危险完全解除，救护人员在救治伤员时要保持对战场态势的感知，以防止突发危险。在对伤员救治前需对精神状态改变、休克、麻醉的伤员解除武

装和通信设备，确保人员及通信设备安全，并重新分配敏感物品。

战术区主要的救护力量是兼职卫生战士和卫生员，此时能够利用的医疗器材仍然仅限于伤员和其他急救人员的单兵急救包、战位急救箱或卫生员携带的背囊中的器材。在器材的使用原则上，切记首先使用伤员单兵急救包中的耗材。

1. 出血处置

（1）止血带转换：在战术允许的环境条件下，所有止血带必须在扎止血带后2小时内进行评估以确定是否可以进行转换。对可以转换为压迫止血的伤员，将止血带止血转换为止血敷料止血。注意肢体离断、休克伤员不应尝试转换止血带。

转换止血带的技术流程（图3-19）：①动作一，在原止血带近心端预扎一条止血带，预加的止血带不旋紧（图3-19A、B）；②动作二，清理伤口，将止血敷料覆盖伤口（图3-19C）；③动作三，松脱原止血带，手动压迫止血敷料3～5分钟；④动作四，如未继续出血，固定止血敷料，将预扎止血带和原止血带全部松开（图3-19D）；⑤动作五，若继续出血，将原止血带尽量靠近伤口再次旋紧，若血止住，第二条保留在原位不旋紧，若血仍未止住，旋紧第二条预扎的止血带并记录时间。

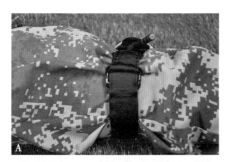
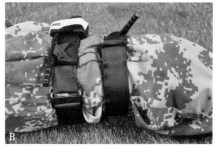
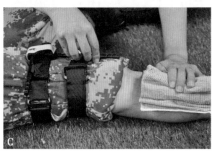
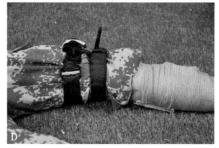

图3-19　止血带转换流程

（2）止血剂：壳聚糖止血粉、壳聚糖止血海绵等新型止血药物逐渐在战现场急救中得到应用，在现场急救时，有止血药物时可将其作为辅助止血方式与其他器材止血一并使用，增加止血效果。

止血剂应用技术流程：①动作一，用无菌纱布清洁伤口周围血迹；②动作二，将药物均匀地撒在伤口的深处，覆盖伤口并按压止血；③动作三，加压包扎伤口。

（3）交界部位止血：对有开放性伤口的内出血、交界部位出血，因无法用止血带进行止血，此时可以在加用止血药物的基础上进行压缩曲线纱布填塞止血或加用交界部位止血装置。

交界部位填塞止血技术流程：①动作一，用无菌纱布清洁伤口周围血迹，将止血药物均匀撒入伤口内；②动作二，将无菌曲线纱布或纱布填塞至出血点；③动作三，加压包扎伤口，若交界部位无法包扎，可用缝线将伤口缝合加压。

交界部位止血装置利用充气加压的方式止血，用于一般止血带无效的躯干及交界部位伤口止血，如骨盆骨折无创固定止血、腹股沟区压迫止血、腋窝区压迫止血。

1）骨盆骨折止血技术流程（图3-20）：①动作一，取出伤员裤子口袋及髋部区域的物体，将固定带在股骨大转子平面塞入臀部下方（图3-20A）；②动作二，将固定带卡扣扣上（图3-20B）；③动作三，向两侧用力拉黑色尼龙带，直到听到卡扣入位的声音，此时无法继续拉动尼龙带加压，将一侧多余的带子拉紧后粘在尼龙魔术贴上（图3-20C）；④动作四，将计时装置设定为完成固定的时间，采用24小时制，精确到分钟数（图3-20D）。

2）腹股沟区止血技术流程（图3-21）：①动作一，将骨盆带置于患者臀部下方，使止血气囊能够覆盖目标压迫区域（图3-21A）。如果目标区域有伤口，可先使用消毒纱布或止血敷料。如果需两侧止血，则添加另一个气囊。②动作二，将固定带卡扣扣上（图3-21B）。③动作三，向两侧用力拉黑色尼龙带，直到听到卡扣入位的声音，此时无法继续拉动尼龙带加压（图3-21C）。将一侧多余的带子拉紧后粘在尼龙魔术贴上（图3-21D）。④动作四，用充气装置向止血气囊中打气，直到出血完全停止（图3-21E）。⑤动作五，记录完成操作的时间（采用24小时制，精确到分钟数）。后送过程中，要观察出血控制情况，必要时进行调整。如要去除止血装置，只需解开卡扣。

笔记

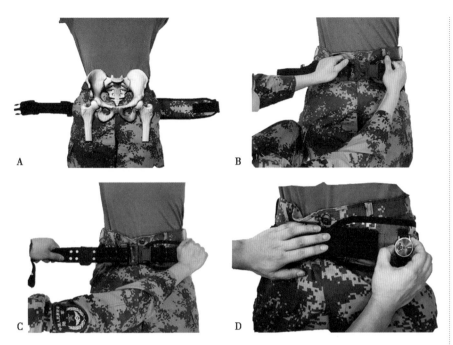

图 3-20 骨盆骨折止血技术流程

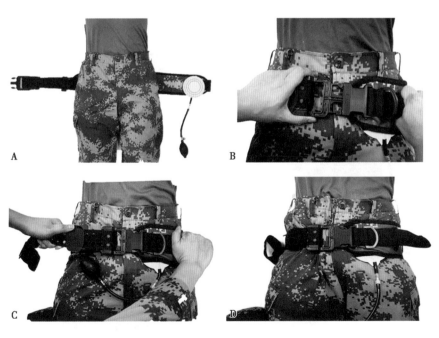

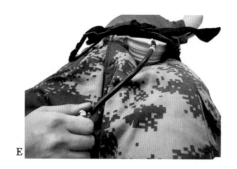

图 3-21 腹股沟区止血技术流程

3）腋窝区止血技术流程（图 3-22）：①动作一，将主固定带放置于两臂下，越高越好。将主固定带上的 D 形环放置在患处一侧，并和同侧颈部边缘对齐。连接卡扣，向两侧拉黑色带子，直到听到卡扣入位的声音（图 3-22A）。②动作二，安装气囊扩展装置，并放在附加带的尼龙魔术贴处（图 3-22B、C）。③动作三，胸前，将附加带的大夹子挂在 D 形环上（图 3-22D）。④动作四，背后，将附加带的小夹子挂在患者正中线位置的骨盆带线绳上（图 3-22E）。⑤动作五，利用棕色带拉紧附加带（图 3-22F）。用充气装置向止血气囊中打气，直到出血停止（图 3-22G）。将计时装置设定为完成固定的时间，采用 24 小时制，精确到分钟数（图 3-22H）。

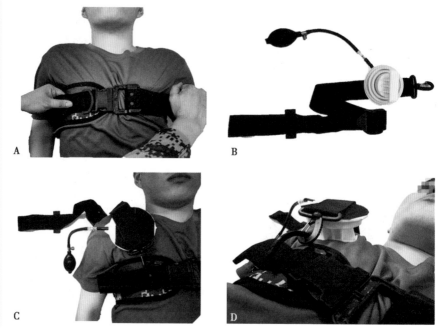

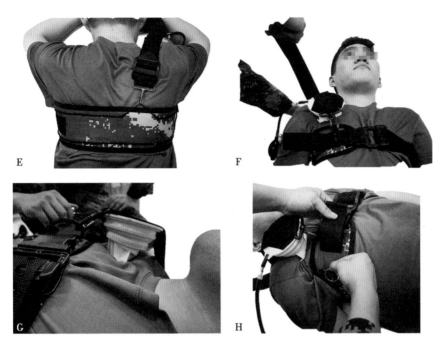

图 3-22 腋窝区止血技术流程

注意：后送过程中，要观察出血控制情况，必要时进行调整。原则上交界区止血装置可使用长达 4 小时，但如遇不可控大出血，不建议在抵达最终的医疗机构前去除止血装置。

2. 气道处置

（1）手指掏出术技术流程（图 3-23）：①动作一，双手拇指打开口腔，观察有无异物（图 3-23A）；②动作二，若有异物，双手协同将伤员头偏向救治人员一侧（图 3-23B）；③动作三，右手示指缠纱布探入伤员口腔，一次性清除口腔及上呼吸道异物（图 3-23C）。

注意：掏出时观察口腔异物位置。不要借助树枝等物品辅助掏出，以防止损伤黏膜。气道通畅后，应将伤员俯卧或将头偏向一侧，以免舌根后坠堵塞气道。

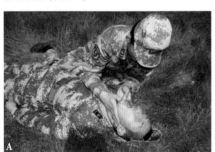

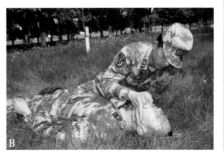

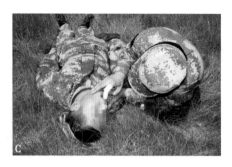

图 3-23　手指掏出术

（2）腹部冲击自救技术流程（图 3-24）：为伤员取前倾立位，以拳头、枪械等物体抵住上腹部（图 3-24A），连续向内向上冲击挤压（图 3-24B）。

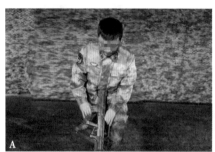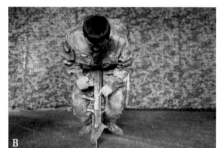

图 3-24　腹部冲击法自救

立姿互救技术流程（图 3-25）：①动作一，卫生战士两臂从后向前环抱伤员，成弓步，使其臀部倚靠在施救者大腿上，上体前倾（图 3-25A）；②动作二，卫生战士一手握拳置于脐上，另一手抓握拳头（图 3-25B）；③动作三，连续快速向内向上冲击挤压上腹部 7～8 次；④动作四，观察口腔有无异物排出。

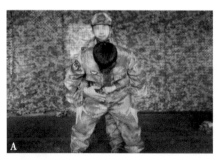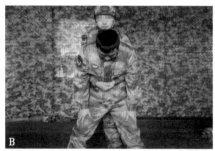

图 3-25　腹部冲击法互救

笔记

卧姿互救技术流程（图3-26）：①动作一，卫生战士接近伤员，判断伤员呼吸（图3-26A）；②动作二，卫生战士双手掌叠放于伤员脐上2指（图3-26B）；③动作三，连续快速向内向上冲击挤压上腹部7～8次；④动作四，观察口腔有无异物排出。

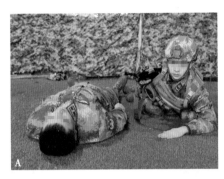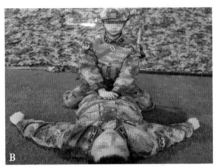

图3-26　卧姿互救

（3）仰面提颏技术流程（图3-27）：①动作一，伤员取仰卧位，卫生战士位于患者头部一侧。②动作二，卫生战士一手放于伤员前额（图3-27A），另一只手两指置于下颏。注意切勿压迫颏下软组织，以免阻塞气道。③动作三，两手协同，一手向下用力压前额，一手同时抬起下颏（图3-27B）。抬的力度以牙关接近合拢，口腔不完全闭合为宜。注意头部后仰，下颏、耳垂连线与地面垂直。

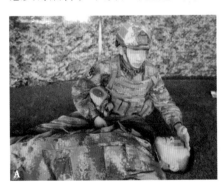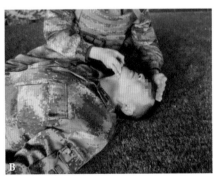

图3-27　仰面提颏法

（4）鼻咽通气管通气技术流程（图3-28）：①动作一，将伤员以仰卧位置于坚硬的地面上，固定颈椎，头后仰（图3-28A）；②动作二，置入鼻咽通气管前先选择合适的尺寸，方法是测量鼻尖到耳垂或者鼻尖到下颌角的距离，鼻咽通气管的直径选择近似于伤员小指直径（图3-28B）；③动作三，用润滑剂润滑鼻咽通气管后，将鼻咽通气管置于右侧鼻孔内，使通气管曲度适应鼻腔、斜面朝向鼻中隔，推送至测量的插入长度为止（图3-28C、D）；④动作四，检查管口是否有气流。

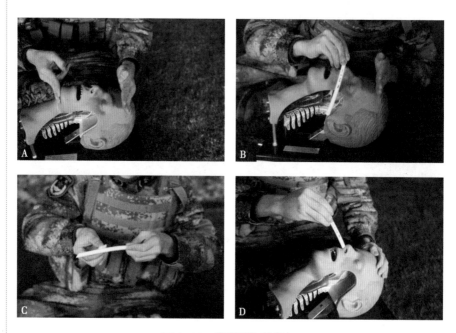

图3-28　鼻咽通气管通气

（5）环甲膜穿刺：严重的面部损伤、气道阻塞、气道结构损毁等因素导致各种气管插管方法无法奏效时，应对伤员执行紧急环甲膜穿刺。环甲膜穿刺的目的是病情紧急时快速地开放气道，为后续的环甲膜切开和气管切开争取时间。

环甲膜穿刺技术流程（图3-29）：①动作一，将伤员仰卧放于地面上，卫生战士位于患者一侧（图3-29A）。非优势手定位环甲膜的位置（甲状软骨下方一个长2～3cm的凹陷），并绷紧定位点的皮肤（图3-29B）。②动作二，将环甲膜穿刺针或者准备的中空锐利的物体刺透伤员的环甲膜，此时会有明显的落空感并且伤员会出现反射性的咳嗽（图3-29C、D）。此时注意固定住穿刺工具，以防止伤员用力呼吸时将其吸入气管。若发现伤员呼吸仍然困难，在穿刺部位旁再插入一个管径较大的锐利物体。

（6）环甲膜切开：紧急环甲膜穿刺与紧急环甲膜切开的适应证相同，在时间或者环境允许、需要人工通气并且有硬性的气管导管及环甲膜切开器或刀片的情况下进行。

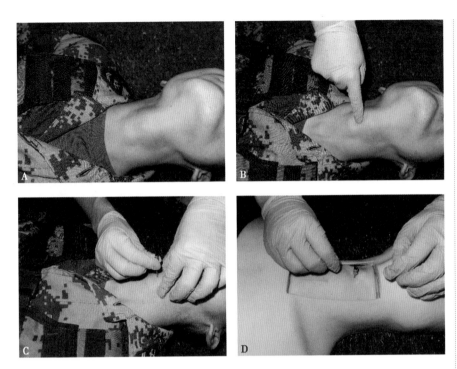

图 3-29　环甲膜穿刺

环甲膜切开技术流程（图 3-30）：①动作一，伤员仰卧位，头后仰，保持正中位，充分显露颈部，战场上可把毯子或卷起的雨衣放在伤员颈下或两肩胛骨之间，以尽量伸直伤员的气道。②动作二，定位环甲膜。左手（非优势手）示指摸清位于甲状软骨下缘和环状软骨上缘的环甲间隙。中指和拇指固定甲状软骨翼板。③动作三，右手（优势手）于喉结下方 2～3cm处扪及环甲凹陷。颈部皮肤用乙醇或碘酊消毒。④动作四，手持刀在膜部上方做一纵切口，长 2～3cm，分离其下组织，露出环甲膜部，切勿划到环状软骨膜。将环甲膜横行切开至喉腔，切口长 1～1.5cm。⑤动作五，置入甲状腺拉钩，下拉暴露视野切口。插入气管套管，建立通气道。

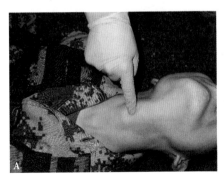

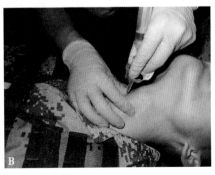

55

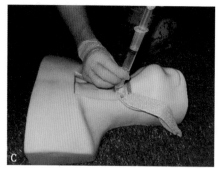
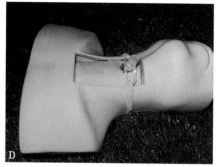

图 3-30 环甲膜切开

（7）复苏体位技术流程（图 3-31）：①动作一，将伤员以仰卧位置于坚硬的地面上，将一侧上肢外展并屈曲放置于地上（呈招财式）（图 3-31A）。牵拉、提起昏迷伤员对侧的上肢，经胸前向昏迷者的头部移动，并将昏迷者的手背紧贴至其（靠近救治人员的）另一侧面颊（图 3-31B）。②动作二，一手放于伤员肩部，一手放于伤员腰部，尽量平整地将昏迷伤员的身体同步轴向转动，从仰卧位转为侧卧位（图 3-31C）；注意保护患者面部，避免在翻转时直接碰撞到地上。③动

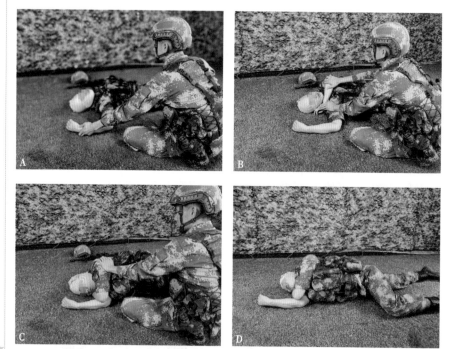

图 3-31 复苏体位

作三,分别从前、后方托住侧卧位昏迷者的下颌与枕部,使其头部后仰、拉伸气道;移动伤员远离地面的屈曲位下肢,使髋、膝两关节均保持直角状态,再适当调整其贴于地面的下肢,以保持稳定侧卧和舒适为宜(图3-31D)。

3. 呼吸维持

(1)张力性气胸急救技术流程(图3-32):①动作一,打开穿刺针外包装,取出穿刺针备用。②动作二,定位锁骨中线第2肋间(图3-32A)。③动作三,左手绷紧穿刺部位皮肤,右手持穿刺针垂直进针(图3-32B)。进针深度以针栓外露1cm左右为宜。④动作四,左手示指与拇指固定针栓,右手抽出针芯(图3-32C)。⑤动作五,判断穿刺部位有无气流(图3-32D)。

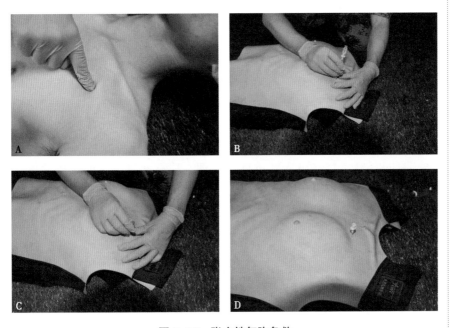

图3-32 张力性气胸急救

注意:严重胸部损伤(如张力性气胸)征象出现迅猛,应迅速抢救,甚至可以剖胸探查。张力性气胸的正规处理是在积气最高部位放置胸膜腔引流管(通常是在第2肋间锁骨中线),连接水封瓶。有时尚需用负压吸引装置,以利排净气体,促使肺膨胀。同时应用抗生素,预防感染。经闭式引流后,肺部小裂口多可在3~7天内闭合。待漏气停止24小时后,经X线检查证实肺已膨胀,方可拔除引流管。

笔记

（2）开放性气胸急救技术流程（图 3-33）：①动作一，用纱布擦拭血迹；②动作二，取下密封贴贴膜（图 3-33A），贴于伤口处，将密封贴贴紧皮肤（图 3-33B）；③动作三，协助伤员取患侧卧位；④动作四，将敷料覆于伤处，用三角巾等包扎伤口。

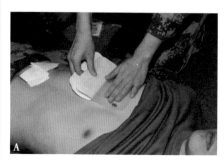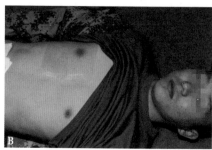

图 3-33　开放性气胸封闭伤口

注意：在开放性气胸的急救中，应利用现场一切可利用的器材实施急救，切忌因现场缺乏医用无菌器材而延误紧急处理。如伤员胸部创口面积较大，应立即封闭伤口，使之变为闭合性气胸。可利用易得到的塑料布、塑料袋和衣物等制作不透气厚敷料。如条件具备，则用无菌敷料如凡士林纱布加棉垫封盖伤口，再用胶布或绷带包扎固定，并同时给予氧气吸入及抗休克处理。伴有肋骨骨折时，可用三角巾固定胸廓，取半卧位或伤侧卧位后送。搬运时，应特别注意防止骨折断端刺破胸膜和肺脏。如途中敷料被血液浸湿，可在外面另加敷料包扎。

4. 特殊伤情处理

（1）穿透性眼损伤处理技术流程（图 3-34）：①动作一，迅速用纸杯、眼罩等保护脱出眼球。②动作二，三角巾折叠成约 4 指宽的带形，按条带长度比例分为三段，中、上 1/3 交界处置于伤眼，上 1/3 段斜向对侧发际，下 2/3 段斜向同侧耳廓下（图 3-34A）。③动作三，将下 2/3 段从耳下绕至枕后，经对侧耳上至前额压住上 1/3 段（图 3-34B）。④动作四，拉紧条带双端，绕头一周后，在伤侧耳廓上方打结（图 3-34C、D）。⑤动作五，当包扎双眼时，动作三改为将上 1/3 段向下返折压住下 2/3 段并盖住对侧伤眼，上 1/3 段从对侧耳下绕至枕下，在同侧耳上与下 2/3 段打结。

包扎眼部时注意应在眉弓上勒紧返折部位，防止勒在眼球上，以免造成损伤。

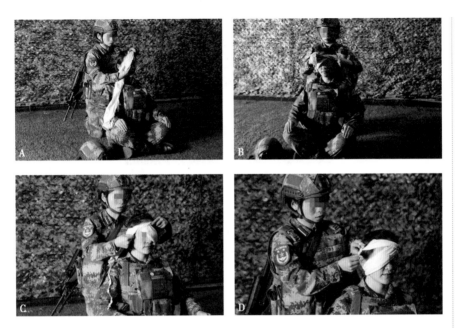

图 3-34　三角巾单眼带式包扎法

（2）脑膨出处理技术流程（图 3-35）：①动作一，卫生战士移动至伤员颅顶侧，首先松解领扣和装具，然后迅速用湿润的无菌纱布覆盖膨出的脑组织，再在脑组织周围用干净的军用饭碗或腰带折成圆圈加以保护（图 3-35A），以三角巾或绷带轻轻地包扎固定（图 3-35B、C）。②动作二，检查气道，应用指掏术及时清除口腔、鼻腔、呼吸道的分泌物或呕吐物。对昏迷者或有下颌骨骨折舌后坠者应将舌牵出，用安全别针固定于胸前，以防窒息。将伤员的头偏向一侧。③动作三，迅速后送，搬运时伤侧朝上，以免压迫膨出的脑组织，并将头颈部加垫抬高，稍加固定。

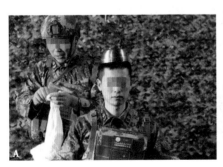
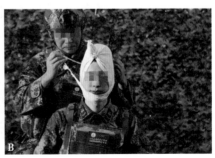

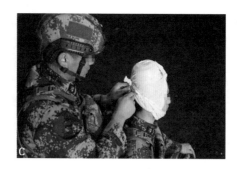

图 3-35 脑膨出三角巾包扎法

　　救治过程要注意无菌观念、爱伤观念、时间观念和敌情观念，由于脑组织特别脆弱，在脑膨出的急救过程中不能使用敷料覆盖伤口，以免压迫膨出的脑实质，并禁止将其送回伤口内。如发现伤员有呼吸停止时，应立即进行人工呼吸，有条件时可肌内注射呼吸中枢兴奋剂（尼可刹米或咖啡因）。

　　（3）腹部内脏脱出处理技术流程（图3-36）：①动作一，先用急救包中的无菌纱布或敷料覆盖保护脱出的肠管及大网膜，再用较厚的敷料覆盖（图3-36A）。②动作二，其外盖上消毒碗、军用饭碗或用腰带圈围在脱出肠管的外面加以保护（图3-36B），然后再用绷带或三角巾包扎固定（图3-36C）。③动作三，迅速后送，后送时应取半卧位或仰卧位，膝下用衣卷垫起，使腹部肌肉松弛，降低腹压。

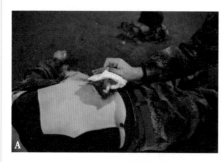
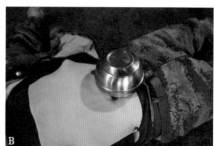
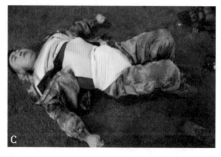

笔记

图 3-36 肠脱出急救

注意：腹部内脏脱出的急救时一般禁止将脱出的肠管或内脏送回腹腔，以免引起腹腔感染。但如伤员大块腹壁缺损，肠管大量脱出，为防止暴露时间过长而增加渗出和加重休克，应还纳回腹腔，用敷料、绷带加压包扎，并尽快后送。同时严禁进食或口服药物，告诉伤员不要用力咳嗽，以防止内脏继续脱出。为减少腹壁张力，可用衣物将伤员膝下垫高，髋关节和膝关节均处于半屈曲位置。

5. **休克的处置**　在战术区，完成气道和呼吸救治后，下一个重点是循环复苏。如果伤员有失血性休克、严重休克危险、需要药物治疗但不能口服等情况，要开放静脉通道或建立骨髓腔内输液通路。注意：只有出现休克的伤员才进行液体复苏，如果伤者没有休克，不要使用静脉输液，为真正需要的伤员保留液体。在休克伤员出血没有完全停止之前不建议大量液体复苏，而应采取限制性复苏方案。失血性休克患者选择的复苏液，从最优选依次排列顺序是：①全血；②血浆∶红细胞（red blood cell，RBC）∶血小板 =1∶1∶1；③血浆∶红细胞 =1∶1；④单独的血浆或红细胞；⑤羟乙基淀粉（hetastarch）和晶体（乳酸钠林格注射液或PlasmaLyte A，即复合电解质溶液）。

（1）开放静脉通道：在判断伤员有休克表现时，需尽快给伤员开放静脉通道进行液体复苏。

技术流程（图 3-37）：①动作一，用纱布擦净双手及伤员输液区皮肤。取出液体，检查液体有无破损。常规消毒瓶口。检查并打开输液器包装，取出输液器。插头插于输液瓶内、稳妥悬挂液体。首次排气液体不外滴、墨菲氏滴管内液面位于 1/2 ～ 2/3，检查有无气泡。②动作二，扎止血带（距穿刺点 10cm），打开留置针包装取出留置针（严禁触碰针帽），旋转松动外套管，连接留置针，二次排气检查并确认输液器内无气泡。③动作三，取下针帽，穿刺，三松（松止血带、调节夹、松拳）、抽出针芯、无菌敷贴固定留置针，注明置管日期、时间并签名，输液贴固定输液器，根据病情需要调节滴数（注明输入液体、时间、滴数并签名）。

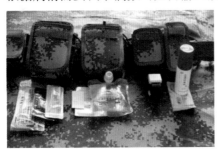
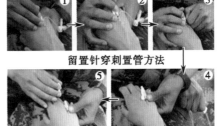

留置针穿刺置管方法

图 3-37　静脉留置输液

（2）建立骨髓内输液通道：对静脉塌陷、手臂大面积烧伤的伤员，开放静脉通道较为困难，此时可考虑建立骨髓内输液通道。

技术流程（图3-38）：①动作一，定位胫骨上端、胫骨平台下方隆起处，髌韧带止点下方（图3-38A）。②动作二，皮肤消毒，局部浸润麻醉（图3-38B）。③动作三，针头刺入皮下后旋转穿刺至有突破骨皮质的感觉后固定皮肤（图3-38C）。④动作四，慢慢拔出粗针，保持皮肤不移位，将套管针沿着针孔插入骨髓内，退出套管针芯（图3-38D、E）。⑤动作五，固定套管针鞘，连接输液装置开始输液（图3-38F）。

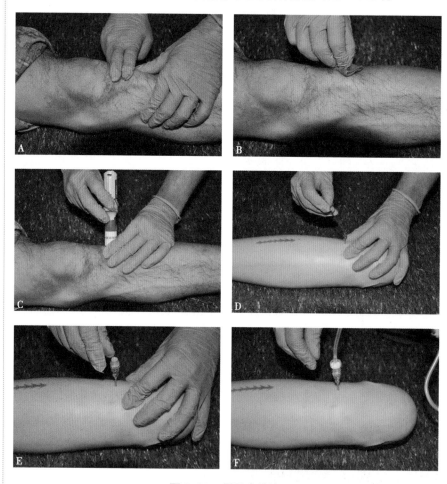

图3-38 骨髓内输液

6. 体温过低防治 预防体温过低需要减少伤员暴露于自然环境的时间。在检伤或者处置伤情时尽量保留伤员的衣物和防护装置。若伤员衣物被雨水、血水浸透，需及时更换湿衣服。伤员处置后，利用现场的物品将伤员尽快放置到干稻草、木板等隔热物上面并用救治包中的易热毯覆盖伤员躯干。如果伤员出现休克需要静脉输液，则宜先给输注液体加温，使用温热液体以预防体温过低的发生。

（1）热反射罩使用技术流程（图3-39）：①动作一，将卫生员背囊中的折叠热反射罩展开（图3-39A）；②动作二，将热反射罩无涂层的银色面朝向伤员，覆盖包裹伤员全身（图3-39B）。

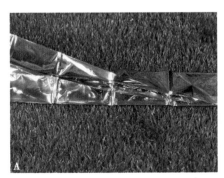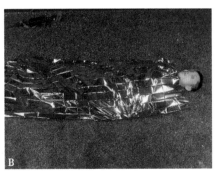

图3-39　热反射罩使用方法

（2）一次性输液加温贴使用技术流程：①动作一，撕开一次性输液加温贴包装，折叠后发热体开始发热；②动作二，将输液线缠绕输液加温贴，使其充分接触。

7. 疼痛处置　伤员负伤后，疼痛将严重影响伤员的情绪及预后，在战术区应根据需要为伤员提供足够的镇痛。在使用阿片类药物（吗啡片、吗啡注射液）时，应确保纳洛酮随时可用，以防止出现吗啡急性中毒。对应用麻醉药物的伤员，应解除武装、通信设备，并时刻监测呼吸和血压，以防止出现低血压和呼吸抑制等不良反应。在现场，避免给伤员服用阿司匹林、布洛芬、萘普生、酮咯酸等非甾体抗炎药，这些药物会严重干扰血小板功能，可能会加剧伤员出血。

8. 感染防治　在战术区，对伤员进行呼吸、循环处置后尽早抗感染。伤员宜将消炎止痛药盒内药物（含吗啡片1片、美洛昔康片1片、左氧氟沙星片1片）一并服下。

9. 烧伤处置　现代战争，烧伤的比例将日趋增加。烧伤面积的判断：小面积的烧伤依据"手掌法"；大面积烧伤应用"九分法"。对烧伤患者进行处置时注意：①对烧伤患者进行积极的镇痛治疗；②采取措施防止热量丢失和体温过低；③应注意判断是否伴有吸入性损伤；④积极评估患者气道状态并考虑早期进行气道管理；⑤如果烧伤大于体表面积的20%，则立即建立静脉或骨髓内输液通道，在医疗控制下启动液体复苏。如果出现失血性休克，根据《低血容量休克复苏指南（2007）》，失血性休克的复苏治疗优先于烧伤休克。

10. 骨折伤员处置

（1）肱骨骨折夹板固定法技术流程（图3-40）：①动作一，准备夹板（可用1～3块夹板固定：用1块夹板时，夹板放上臂外侧；用2块夹板时，则放在上臂的内外两侧；用3块夹板时，则在上臂的前、后和外侧各放1块；外侧夹板长度应超过上下关节），如用卷式夹板，先将卷式夹板对折，内侧长度不超过腋窝处，外侧长度不超过肩关节，同时将夹板每边沿中线折弯，幅度以伤者上臂为标准。②动作二，将夹板放于肱骨内外侧，在腋窝、肩关节、肘关节处加垫。③动作三，用两条折叠成带状的三角巾（宽度2～3指）或绷带，在骨折上下端扎紧，一般均打结于外侧靠夹板处，打结后可将多余条带塞于结与夹板间隙（图3-40A）。④动作四，肘关节屈曲90°，前臂用腰带或三角巾以小悬臂悬吊于胸前（图3-40B）。必要时将上臂固定于躯干上，以加强固定。⑤动作五，观察指端血液循环正常后，给伤员佩戴白色伤标。

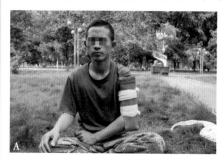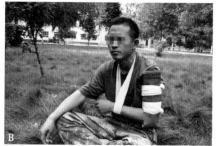

图3-40 肱骨骨折夹板固定法

肱骨骨折夹板固定时要注意：①夹板与关节突出部要记得加垫；②如果是开放性骨折，应先对伤口进行适当的包扎；③一般不进行骨折复位，以免骨折断端损伤神经、血管；④注意观察患肢血液循环，可通过观察指端颜色来判断，如出现现指端苍白、发冷、麻木、疼痛、水肿和青紫等表现时，则应松开重新固定。

（2）肱骨骨折三角巾固定法技术流程（图3-41）：①动作一，将三角巾折叠成10～15cm宽的条带，将肱骨固定在躯干上（图3-41A）；②动作二，屈肘90°，再用三角巾将前臂悬吊于胸前（图3-41B）；③动作三，给伤员佩戴白色伤标。

用三角巾固定肱骨时，应注意：①固定肱骨的三角巾宽度必须达到10～15cm，以便更好地固定和保护肱骨；②悬吊前臂的三角巾一端要从固定肱骨的三角巾下面通过，一端从三角巾的上面通过，使悬吊更稳定。

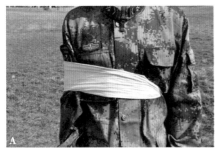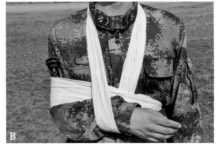

图 3-41 肱骨骨折三角巾固定法

（3）前臂骨折夹板固定法技术流程（图 3-42）：①动作一，在前臂掌、背侧各放夹板 1 块，如用卷式夹板，先将卷式夹板对折，调整夹板长度不超过掌横纹，同时将夹板每边沿中线折弯，幅度以伤者前臂为标准；②动作二，关节突出部位加垫（图 3-42A）；③动作三，用两条折叠成带状的三角巾（宽度 2～3 指）或绷带，在骨折上下端扎紧，固定前臂于中立位，一般均打结于外侧靠夹板处，打结后可将多余条带塞于结与夹板间隙（图 3-42B、C）；④动作四，将肘关节屈曲成 90°，前臂用三角巾以大悬臂法悬吊于胸前（图 3-42D、E）；⑤动作五，观察指端血液循环正常后，给伤员佩戴白色伤标。

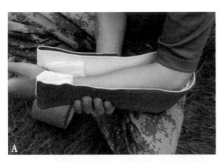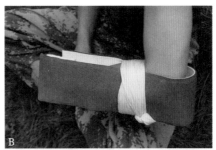

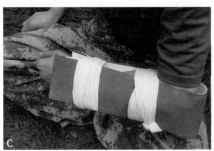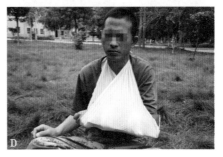

笔记

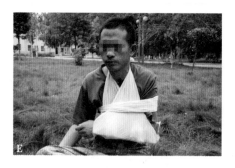

图 3-42 前臂骨折夹板固定法

前臂骨折夹板固定时要注意关节突出部要记得加垫，如肘、腕关节处；如果是开放性骨折，要先对伤口进行适当的包扎；一般不进行骨折复位，以免骨折断端损伤神经、血管；注意观察患肢血液循环，可通过观察指端颜色来判断。

（4）前臂骨折固定

1）三角巾固定法技术流程（图 3-43）：①动作一，将三角巾底边沿躯干长轴置于胸前，顶角对准伤侧肘部，一底角置于健侧肩部，将伤侧上臂放于三角巾底边中线上，肘部放于离顶角约 5cm 处，三角巾另一底角向上绕患侧肩部与对侧底角打结将患臂悬吊，使肘关节屈曲 90°（图 3-43A）；②动作二，将另 1 条三角巾折成条带（约 5 指宽），在上臂处绕健侧腋下将伤臂固定于胸前（图 3-43B）；③动作三，给伤员佩戴白色伤标。

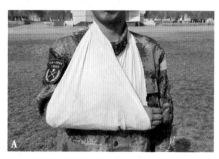
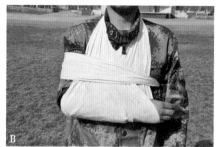

图 3-43 三角巾固定法

2）迷彩服衣襟躯干固定法技术流程（图 3-44）：①动作一，将伤侧的迷彩服衣襟反折兜起伤臂，将伤侧迷彩服衣襟下角的钮扣扣于对侧迷彩服上角的第一个钮扣上（图 3-44A）；②动作二，在上臂处绕健侧腋下拴紧腰带或三角巾，将伤臂固定于胸前（图 3-44B）；③动作三，给伤员佩戴白色伤标。

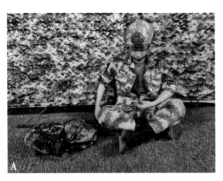
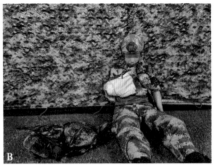

图 3-44　迷彩服衣襟躯干固定法

这两种方法是夹板固定法的替代方法，对骨折的制动效果不如夹板固定法，因此更要注意检查伤肢是否确切固定于胸前，第二条三角巾的固定就是要尽可能地减少伤臂的活动度。

（5）股骨骨折夹板固定法技术流程（图3-45）：①动作一，用两块夹板时，一块放在伤肢的外侧，夹板长度必须上至腋下、下至膝关节下；另一块夹板上至会阴下，下至膝关节以下（图3-45A）。②动作二，在骨突出部、关节处和空隙部位须加衬垫，如腋下、髂前上棘、会阴下、膝关节（图3-45B）。③动作三，七条三角巾，折叠成带状，宽度约3指，如三角巾不够，可用绷带代替，腰部固定也可用伤员腰带代替。④动作四，依次按照骨折上端、骨折下端、腋下、腰、髋、膝的顺序打结固定（图3-45C）。一般均打结于外侧靠夹板处，打结后可将结塞于夹板间隙（图3-45D）。⑤动作五，观察足趾端血液循环正常后，给伤员佩戴白色伤标。

股骨骨折夹板固定时要注意：夹板长度要足够，切记骨突出部、关节处和空隙部位须加衬垫，固定顺序不能乱，关节部位应扎紧，股骨骨折固定跨越三个关节，制动要确切，同时固定结束前注意观察患肢血液循环，可通过观察趾端颜色来判断。

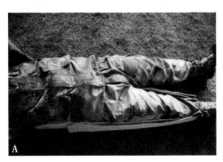
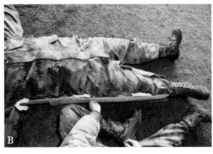

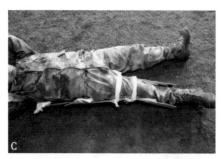
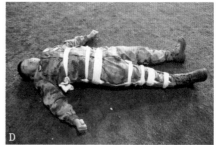

图 3-45　股骨骨折夹板固定法

（6）小腿骨折夹板固定法和三角巾健肢固定法

1）夹板固定法技术流程（图 3-46）：①动作一，用两 2 块长度为大腿中部到足跟的木板或卷式夹板，分别放在小腿的内、外侧（如只有 1 块木板，则放在小腿外侧）（图 3-46A）；②动作二，在骨突出部、关节处和空隙部位须加衬垫，如膝关节及踝关节外侧（图 3-46B）；③动作三，准备 5 条三角巾，折叠成带状，宽度约 3 指，按骨折上端、骨折下端、大腿中部、膝关节、踝关节的顺序依次打结固定，关节部位条带加宽、力度加大（图 3-46C ～ F）；④动作四，观察足趾端血液循环正常后，给伤员佩戴白色伤标。

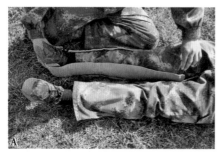
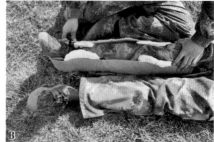
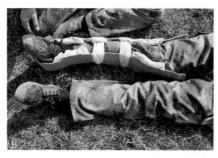
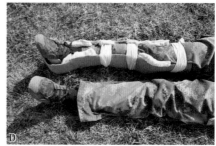

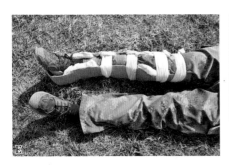
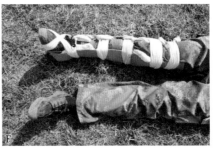

图 3-46　夹板固定法

2）三角巾健肢固定法技术流程（图 3-47）：①动作一，在两腿间的骨突出部（如膝关节、踝关节）和空隙部位加垫（图 3-47A）；②动作二，准备 4 条三角巾，折成条带，在骨折上端、骨折下端、膝关节、踝关节处分别将伤肢与健肢固定在一起（图 3-47B～D）；③动作三，观察足趾端血液循环正常后，给伤员佩戴白色伤标。

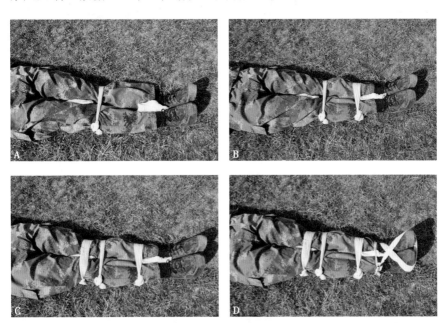

图 3-47　三角巾健肢固定法

小腿骨折大多为开放性骨折，如有伤口和出血，应先止血，再包扎伤口，然后再固定骨折；固定前要去除鞋袜，便于观察伤肢的血液循环。

（7）颈托固定法技术流程（图 3-48）：①动作一，手掌量取伤员

笔记

脖颈长度，调节颈托（图 3-48A ~ C）；②动作二，一人于头顶侧采用头锁法固定伤员头部，另一人将调节好的颈托环绕伤员脖颈并固定（图 3-48D）。

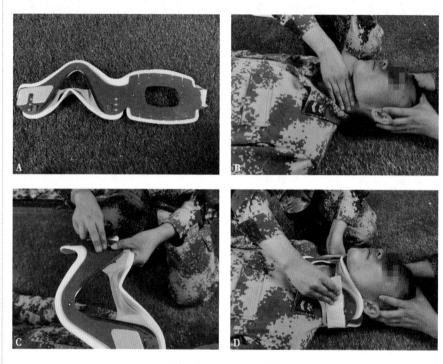

图 3-48　颈托固定法

（8）大腿骨折就便器材固定法技术流程（图 3-49）：①动作一，将长度为腋下到足跟的木棍，放在大腿的外侧（图 3-49A）；②动作二，准备 7 条绳索，按骨折上端、骨折下端、腋下、腰、髋关节、膝关节、踝关节的顺序打结固定，关节部位力度加大（图 3-49B ~ D）；③动作三，观察足趾端血液循环正常后，给伤员佩戴白色伤标。

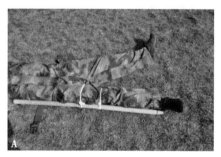

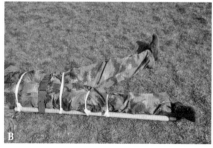

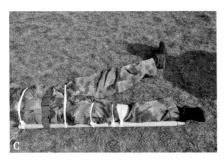
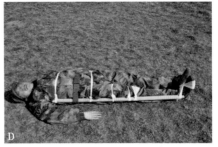

图 3-49 就便器材固定法

采用就便器材固定时应灵活，竹竿、树枝、厚纸板、小木条等有一定强度的长条物品均可作为夹板使用，柔软的绳索、藤蔓、布条等有一定强度的条形物均可作为绳索。

11. 心搏呼吸骤停处置

（1）胸外按压技术流程（图 3-50）：①动作一，卫生战士位于伤员右侧，伤员仰卧于硬板床或地上，头部与心脏处于同一平面，两下肢抬高 15°，以利于静脉回流和增加心输出量（图 3-50A）；②动作二，术者手掌与手背重叠，十指交叉，以上部手指紧扣下部手指，使下部手指背伸，手掌根部按在胸骨中、下 1/3 交界处（图 3-50B）；③动作三，急救者两肘关节绷直，借助双臂和躯体重量向脊柱方向垂直下压，使胸廓下陷至少 5cm 后迅速放松，待胸廓复位后再进行下一个动作，但手掌根部不离开胸壁；④动作四，如此反复进行并随时观察按压效果。

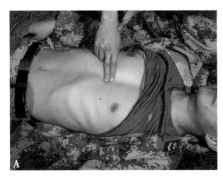
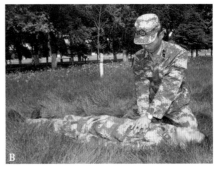

图 3-50 胸外按压

（2）口对口人工呼吸技术流程（图 3-51）：①动作一，卫生战士位于伤员右侧，使伤员仰卧，先吸出口腔和咽部的异物，如有舌后坠，用纱布将舌包住牵出口外，以免舌后坠堵塞呼吸道。②动作二，托起伤员下颌，使头后仰，将其口腔张开，并盖 2～3 层纱布（图 3-51A）。③动作

笔记

71

三，一手捏住伤员鼻孔，不使之漏气，另一手轻按环状软骨，以压迫食管，防止把气吹入胃内（图3-51B）。④动作四，卫生战士先深吸一口气，迅速对口用力吹入伤员肺内，此时可见胸部隆起（图3-51C）。⑤动作五，吹入后迅速抬头，并同时松开双手，使肺内气体排出（图3-51D）。如此反复进行，16～20次/min。⑥动作六，判断效果，是否出现自主呼吸。

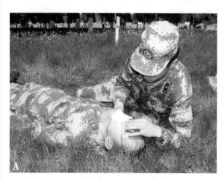
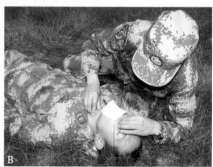
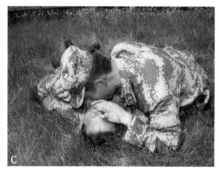
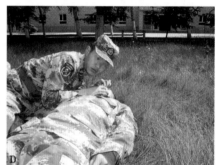

图3-51 口对口人工呼吸

如战场条件允许，人工呼吸时宜将伤员置于空气新鲜、流通处的地面上，伤员口腔内如有异物，必须予以清除。舌后坠时用纱布将舌包住牵出口外，以免舌后坠堵塞呼吸道，每次吹气时间为1.5～2秒，吹气要慢要匀。如心搏停止，应和心脏按压同时进行，二人实行心肺复苏术，人工通气与心脏按压之比为2：30，单人实施同双人。

（王春辉 张海东 胡 杰 张 戎）

参考文献

[1] OWENS B D,KRAGH J F,WENKE J C,et al. Combat wounds in operation iraqi freedom and operation enduring freedom［J］. J Trauma,2008,64（2）:295-299.

[2] HOENCAMP R,VERMETTEN E,TAN E C,et al. Systematic review of the prevalence and characteristics of battle casualties from NATO coalition forces in Iraq and Afghanistan〔J〕. Injury,2014,45(7):1028-1034.

[3] 陈文亮. 现代卫勤前沿理论[M]. 北京:军事医学科学出版社,2006.

[4] ZONG Z W,ZHANG L Y,QIN H,et al. Expert consensus on the evaluation and diagnosis of combat injuries of the Chinese People's Liberation Army〔J〕. Mil Med Res,2018,5(1):6.

[5] EASTRIDGE B J,BUTLER F,WADE C E,et al. Field triage score(FTS) in battlefield casualties:validation of a novel triage technique in a combat environment〔J〕. Am J Surg,2010,200(6):724-727.

[6] MARTIN M J,BEEKLEY A C. Front line surgery:a practical approach〔M〕. New York:Springer,2011.

[7] DREW B,BIRD D,MATTEUCCI M,et al. Tourniquet conversion:a recommended approach in the prolonged field care setting〔J〕. J Spec Oper Med,2015,15(3):81-85.

第四章　爆炸伤早期救治

 知识点

- 爆炸伤早期救治环节的检伤分类是检伤与分类两种活动的总称。检伤是指诊伤评估，分类是指根据伤员生命体征和伤情等初步判断伤员的伤势程度，确定伤员处置与后送优先顺序。

- 实施早期救治时，伤员已抵达救治机构后，根据分类目的和实施方法不同，检伤分类主要有收容分类、救治分类与后送分类三种基本形式。

- 为高效完成检伤分类工作，通常将场地按照"一哨三区"（分类调整哨、车辆调整区、伤员下车区、伤员分类区）设置；人员由分类调整哨、分类小组、后送小组和担架队四类组成。

- 爆炸冲击伤通常外轻内重，以多发伤、复合伤多见，而且脏器挫伤重、伤情发展迅速、诊断难度大。

- 受伤史采集时应获取爆炸物性质、伤员与爆炸中心的距离、所处的环境、是否有潜在的毒性物质暴露等爆炸现场和受伤时的详细信息。

- 所有经历爆炸的伤员均应行胸部X线片检查。CT检查可见肺部边界不清的毛玻璃样阴影，可融合，有时可见肺实变影。重度肺爆炸冲击伤，血气分析可见动脉血氧饱和度（arterial oxygen saturation，SaO$_2$）、动脉血氧分压（arterial partial pressure of oxygen，PaO$_2$）等明显降低。

- 爆炸伤是高度时间依赖性的疾病，必须在尽可能短的时间内得到迅速有效的评估与处理。

- 爆炸伤医院内急诊处置遵循严重创伤救治原则，包括伤员的初次评估与二次评估策略。

- 初次评估是指依照ABCDE的顺序，依次对气道、呼吸、循环、神经功能与残疾、暴露与环境控制进行的快速评估，如发现危及生命的情况应立即给予紧急处置与复苏，复苏与评估同时进行。

 笔记

● 二次评估是指从头到脚的全面评估，主要是对伤员既往病史进行回顾，以及通过仔细查体和辅助检查发现全身各个主要系统尚未被发现的损伤，根据评估结果进行进一步的检查确诊和处理。

医护人员遇到常规爆炸伤的可能性比来自化学、生物及核攻击的爆炸伤要大得多，遇到爆炸袭击的时候，医护人员要与其他相关人员一起参加救援。爆炸袭击后伤员陆续被送到各级救护所或救治机构，医护人员不仅需要熟悉伤员检伤分类策略，还应该熟悉爆炸所致特殊损伤——冲击伤的诊断和急诊处置技术，以便于更好地接收和救治伤员。

第一节　检 伤 分 类

爆炸伤早期救治环节的检伤分类是检伤与分类两种活动的总称。检伤是指诊伤评估，主要完成伤情检测与判定；伤员伤势评估；各部位伤初步判断；特殊伤类型判定及战斗应激与心理精神状态判定。分类是指根据伤员生命体征和伤情等，初步判断伤员的伤势程度，确定伤员处置与后送优先顺序，主要有在现场的急救分类、到达救治机构的收容分类、进入救治组室的救治分类，以及依据伤员和运输条件进行的后送分类。本节主要介绍救治机构的检伤与分类。

一、分类场设置与程序

伤员收容分类由旅（团）、场站、码头、舰船救护所以上救治机构的分类后送组在分类场实施。实施现场急救之后，救治机构可在前接伤员，或者在后送途中进行急救分类。

（一）分类场设置

分类后送组展开后主要由分类调整哨、分类场、分类急救帐篷，其中分类场由车辆调整区、伤员下车区、伤员分类区组成，伤员分类区分为行走伤员分类区和担架伤员分类区。如果在使用核、化学武器时，还应设沾染（染毒）分类区。

分类调整哨通常由 1 名卫生员担任，应隐蔽于通往前方道路入口附近。靠近道路方向分类哨要悬挂救治机构的标志，白天用白底红十字三角旗，夜间用红十字指示灯。主要担负指挥引导出入的人员、车辆和担架，以及对空警戒任务。另外，对传染性伤员应直接分到隔离室。

分类场一般开设在救治机构展开地域入口附近的适当位置，靠近

笔记

主要道路一侧，应设置车辆调整区和伤员下车区。车辆调整区和伤员下车区应有一定的地幅，并尽量选在便于伤员行动和车辆进入、调头的位置，应设置车辆进出道路标志。伤员下车区应设置在车辆调整区和分类急救帐篷之间。

伤员下车区通常可分为担架伤员分类区与行走伤员分类区。担架伤员分类区主要进行中、重度伤员检伤分类，应预置展开担架，尽量靠近手术室和抗休克室一侧，以便重伤伤员得到迅速的救治；行走伤员分类区主要是进行轻伤伤员检伤分类，应设置椅、凳，便于轻伤伤员待检休息。

分类急救帐篷入口应朝向战斗方向展开，设置应便于伤员分流至手术室与抗休克室，帐篷外挂置醒目的伤员分流统计牌。帐篷内配备必要的药材、分类器材和物资。从入口向出口，一侧依次设置检诊医文箱、战材箱、折叠桌椅、军医与卫生员背囊，另一侧设置轮式担架与野战急救箱。舰艇分类场根据船型不同设置独立的换乘分类区。

污染分类区尽量选在下风向的位置，以免使污染扩散，并尽量靠近洗消组。分类场地布局情况见图4-1。

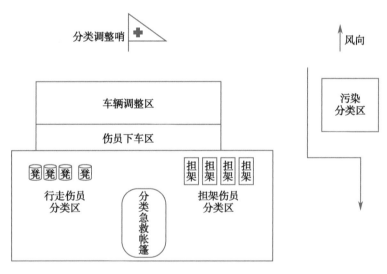

图4-1 分类场设置示意图

（二）检伤分类程序

伤员到达救治机构分类调整哨后，分类调整哨应简单询问伤病史，并查验登记车辆、武器等，然后引导伤员车辆到分类场车辆调整区，并向分类后送组发出伤员到达信号；若伤员中有传染或沾染伤员，分类调整哨通过询问伤病史后，应直接引导至防疫洗消场，并联络防疫洗消组。

伤员车辆进入车辆调整区应减速慢行，将车辆停靠在伤员下车区。医护人员和担架员接收伤员，并将轻伤的行走伤员和担架伤员分别送到相应分类区。

分类后送组医护人员对伤员进行检伤分类，检伤内容包括：①测量呼吸与脉搏等指征，必要时进行急救处置；②查伤员伤标和伤票及伤部情况（不打开绷带）；③问护送医护人员或伤员本人伤情及救治情况；④综合判断伤情，确定分类去向、佩挂分类牌。

检伤分类的同时，应补填伤票，并统计伤员情况及流向。担架员按分类牌转送伤员至相应组室。检伤分类程序如图4-2。

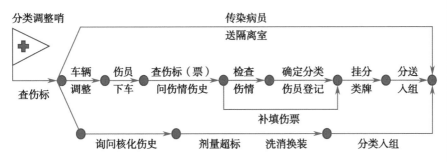

图4-2　检伤分类一般程序

二、检伤分类形式与要求

检伤分类是将伤员区分为不同处置类型的活动，是做好伤员收容、治疗和后送工作的前提，贯穿于战场急救到专科治疗的每个环节，且每个救治环节使用的评估方法有差异。其基本要求是应当按照迅速准确、区分缓急、合理分流、组织有序的要求组织实施。

（一）检伤分类的基本形式

伤员急救分类是战场急救环节中的基本形式，由连营军医、卫生士官或者到达现场的其他医护人员在负伤现场实施。伤员急救分类应当根据伤员生命体征和伤情等，初步判断伤员的伤势程度，确定伤员处置与后送优先顺序，并根据伤情为其佩带伤标。

实施早期救治时伤员已抵达救治机构，根据分类目的和实施方法，主要有收容分类、救治分类与后送分类三种基本形式。需将分类牌挂于伤员胸前醒目位置，便于其他工作人员迅速识别和及时处置各类伤员，避免分类的重复和遗漏，以及减少不必要的询问。分类牌是救治机构内部使用的，通常依不同颜色、形状、孔洞和文字注记表示伤员收容的组室、处置先后、救治措施、后送次序等，可自行设计制作。分类牌要求醒目适用、容易辨认、佩戴方便，并能在黑暗中触知。伤员离开救治机构时要及时收回，以免给后续救治机构造成工作混乱。

伤员到达救治机构首先进行收容分类，然后进行救治分类和后送分类。伤员收容分类通常由救治机构的分类组或专门的分类机构在分类场地组织实施，也可直接在后送运输工具上进行收容分类，一般不打开敷料。通过检查伤标、伤票，复查伤情，判断伤势，区分出需要手术、抗休克、隔离、洗消、直接后送等伤员，补填伤票，为其佩带伤员分类牌，送往相应组室进行处置。

伤员救治分类是收容分类的继续和补充，救治分类即明确应为伤员补充何种救治措施及实施顺序，通常由救治机构内部各组负责实施。应当系统检查、明确诊断，区分出伤员的危重程度、处置的先后顺序及护理等级。救治分类在救治过程中是循环往复进行的，上一次的分类经过处置后，根据处置效果再进行分类，确定下一次处置项目，直到救治活动结束。

伤员后送分类主要在救治组室进行，应检查伤员的后送指征和后送文书，根据伤员伤情、后送工具和后送环境，明确伤员后送顺序、后送工具、后送体位、后送时间和地点，并做好伤员后送前的各项医学准备。条件允许时，应尽早后送到确定性治疗机构。

（二）检伤分类的基本要求

为了高效完成检伤分类工作，通常将场地按照"一哨三区"（分类调整哨、车辆调整区、伤员下车区、伤员分类区）进行设置；人员由分类调整哨、分类小组、后送小组和担架队四类组成，分类小组不仅要完成接收伤员的检伤分类工作，以确定伤员向各医疗组室分流，还应完成后送伤员前的检伤分类工作，以确定伤员后送批次。

检伤分类技术主要包括伤情检测与判定；伤员伤势评估；伤员分类；各部位伤初步诊断；特殊伤类判定；核生化武器伤判定与评估；战斗应激与心理精神状态判定。

检伤分类组长通常由军医兼任，主要负责伤员的分类后送指挥工作，以及展开场地的划分、人员分工、检查各组物资器材准备情况。军医对到达的伤员在不打开绷带情况下进行检伤分类，挂分类牌并确定送往的组室，并对生命危急的伤员进行紧急处理。护士应安排到达伤员分类的顺序，负责伤员的登记统计工作，负责物资器材的保管、发放，必要时参加伤员分类工作。

分类调整哨负责调整指挥来往车辆进入野战医疗所，通过查看伤标，对伤员进行简单分类，将常规武器伤员分配至分类场，将核化武器伤员分配至防疫洗消组展开的洗消室等，还应负责对空观察、警戒等工作。担架员负责伤员的搬运工作，并参加野战医疗所的警戒防卫工作。

第二节 爆炸冲击伤伤情评估

爆炸伤致伤机制复杂，其中投射物所致穿透伤、高处坠落所致钝性伤、烧伤等较为常见，医护人员对其伤情评估相对熟悉，故本节主要阐述爆炸冲击伤的伤情评估策略。

爆炸冲击伤通常外轻内重，以多发伤、复合伤多见，而且脏器挫伤重、伤情发展迅速、诊断难度大，尤其易损伤肺脏、胃肠和听觉器官等充气空腔脏器。

一、爆炸冲击伤现病史采集

（一）爆炸冲击伤受伤史采集

冲击波大小取决于爆炸的强度和环境。爆炸伤具有明确的方向性，爆炸伤伤情严重度受爆炸强度、周围环境、伤员与爆炸点距离等影响。爆炸产生的压力幅度与距爆炸点距离的平方成反比。受伤史采集应获取爆炸物性质、伤员与爆炸中心的距离、所处的环境、是否有潜在的毒性物质暴露等爆炸现场和受伤时的详细信息。开放空间的爆炸可造成离爆炸点更近侧肺部的损伤更为严重，密闭空间内或水下爆炸可造成更严重的双肺损伤、肠道损伤。听觉器官易遭受冲击伤的损害，且是爆炸事件中最易受到损害的器官；相对低的压力即可造成鼓膜的损伤，应了解爆炸时头、耳相对于爆炸点的位置，是否具有耵聍或外部防护设备等。

（二）爆炸冲击伤后临床表现

除了伤后临床表现外，应了解现场、转运途中及其他医院救治的情况，包括已明确或怀疑的损伤、已给予的处理及效果等。

1. **肺脏伤后临床表现** 存活到达医院的肺爆炸冲击伤伤员，在伤后早期其伤情可能相对平稳，2小时内可有呼吸困难或不适，但在伤后数小时至24小时内其伤情可能会迅速发展，可发展成为急性呼吸窘迫综合征（acute respiratory distress syndrome，ARDS）。轻者仅有短暂的胸痛、胸闷或憋气感；较重者可出现咳嗽、咯血或血痰；更严重者可出现明显的呼吸困难、发绀、躁动不安、抽搐以至窒息，口鼻部流出大量血性泡沫样或血性液体，叩诊时有局部浊音，听诊时有呼吸音减弱，并可闻及较广泛的湿啰音。部分伤员伤后可出现典型的胸部冲击伤三联征（呼吸暂停、心动过缓、低血压），持续时间 30 ～ 120 秒。肺爆炸冲击伤常合并气胸、血气胸和多发性肋骨骨折，并出现相应的症状和体征。

2. 胃肠道伤后临床表现 腹部冲击伤主要引起腹腔内出血和腹膜炎。出血因实质脏器破裂所致，如肝破裂、脾破裂和血管伤；腹膜炎是由空腔脏器破裂、内容物溢入腹腔所致。腹痛最常见，近半数伤员有恶心、呕吐，还可发生血尿、血便等。查体有压痛、反跳痛、腹肌紧张等腹膜刺激征。腹腔内大量出血或严重的弥漫性腹膜炎可产生休克。如在后送过程中使用过止痛药物，则腹痛、腹膜刺激征等可不明显。

3. 耳伤后临床表现 如出现听力丧失、耳鸣、耳痛、眩晕、外耳道出血等，应考虑耳冲击伤。大多数听觉器官冲击伤可导致耳鸣，有报道称耳鸣发生率为 19.3%，且持续时间较长。中耳损伤时常为单侧，内耳损伤则多为双侧。中耳损伤时眩晕较常见，但持续时间较短，数分钟至数小时不等，内耳损伤时眩晕不常见。少数伤员可出现一时性的恶心、呕吐或前庭功能障碍等症状。创伤性鼓膜穿孔伤员可出现耳痛、耳鸣、听力损失、血样或水样分泌物，甚至炎性分泌物及头晕等。鼓膜穿孔一般位于鼓膜紧张部，呈不规则形。合并听骨链损伤时可有比较严重的传导性耳聋。爆炸伤也可能使蜗窗和前庭窗破裂而导致感觉神经性耳聋。合并颞骨骨折时外耳道可表现为出血，并可伴有耳鸣、脑脊液耳漏。

4. 其他伤后临床表现 眼爆炸冲击伤后主要表现为视力减退或丧失，轻者仅有烧灼感、畏光、视力模糊，稍重者可发生暂时性失明；严重者伤后可立即导致永久性失明。严重的心脏冲击伤伤员可发生急性左心衰竭，表现为突发性端坐呼吸、发绀、咳泡沫样或粉红色痰，两肺布满干性和湿性啰音等。发生颅脑爆炸冲击伤后，伤员伤情可从轻度功能紊乱至完全丧失反应力，但大部分该类伤员具有正常的格拉斯哥昏迷评分（Glasgow coma score，GCS）。

二、爆炸冲击伤影像学及实验室检查

（一）肺爆炸冲击伤影像学及实验室检查

所有怀疑存在肺冲击伤者均应行血氧饱和度监测、查动脉血气分析、拍摄胸部 X 线片或 CT。

1. X 线片 如条件允许，所有经历爆炸的伤员均应进行胸部 X 线片检查。胸片异常的发生率为 52.0% ～ 91.7% 不等。伤后 4 ～ 6 小时内即可出现特征性蝴蝶形片状阴影。弥漫性浸润阴影通常在伤后 24 ～ 48

小时开始逐渐消散。如果 48 小时后胸部阴影扩大，常提示合并 ARDS 或者肺部感染等并发症[1]。

2. **CT 检查** 可见肺部边界不清的毛玻璃样阴影，可融合，有时可见肺实变影[2]。

X 线片和 CT 等影像学检查除了用来诊断肺冲击伤外，还可以用来评估其严重程度，并可发现肋骨骨折、气胸、血胸、异物、心包积液、皮下气肿及膈下游离气体等。

3. **超声检查** 可诊断血胸和心包积血等，经食管超声心动图检查及多普勒技术是诊断空气栓塞最灵敏的方法，可与呼气末二氧化碳分压、肺动脉平均压或经皮二氧化碳分压联合应用。

4. **动脉血气** 重度肺爆炸冲击伤伤员，常可见 SaO_2 下降、PaO_2 明显降低、动脉血二氧化碳分压（arterial partial pressure of carbon dioxide，$PaCO_2$）下降，而伴有胸壁损伤的伤员的 $PaCO_2$ 升高。有时甚至在伤员还未出现任何症状的时候就可查出 SaO_2 降低。Pizov 等把胸片表现、氧合指数（partial pressure of oxygen in arterial blood/fractional concentration of inspiratory oxygen，PaO_2/FiO_2）、是否有支气管胸膜瘘结合起来用于判断肺冲击伤的严重程度（表 4-1）。

表 4-1 肺爆炸冲击伤严重度分级

监测指标	重度肺爆炸冲击伤	中度肺爆炸冲击伤	轻度肺爆炸冲击伤
氧合指数（PaO_2/FiO_2）/mmHg	<60	60～200	>200
胸部 X 线片	大量双侧肺渗出影	双侧或单侧肺渗出影	局部肺渗出影
支气管胸膜瘘	有	有/无	无

（二）胃肠道爆炸冲击伤影像学检查

1. **立卧位 X 线片** 如发现有气腹，可确诊有胃肠道穿孔，特别是含气多提示胃和结肠可能有穿透伤，但无气腹不能否定有胃肠道穿孔。出现气性扩张的胃和小肠被视为腹部爆炸冲击伤的征象之一，发生率为 8.1%。

2. **创伤重点超声检查** 创伤重点超声检查（focused assessment with sonography for trauma，FAST）重点检查心包、右上腹、左上腹、盆腔，在创伤后若发现 250ml 游离液体为阳性，若超过游离液体视为出血。在腹部爆炸冲击伤等钝性伤伴低血压时，FAST 评估的准确率很高，甚至可以决定是否需要进行急诊手术。但对于血流动力学稳定的伤员，如果考虑到腹腔内隐性损伤的风险较大时，即使已经行 FAST 检查，仍应该

笔记

行 CT 检查。但超声往往因为腹部胃肠道胀气而受限，并且很依赖超声操作人员。

3. **CT 检查** 是血流动力学稳定的严重创伤伤员的首选影像学评估方法，扫描范围从头至大腿中段，包括颈部、胸部、腹部、骨盆。能够明确并量化腹腔内实质性脏器损伤和腹腔积血、指导实质性脏器损伤的非手术治疗，还可通过腹腔积液、肠道内造影剂外渗、腹腔内或腹膜后积气等提高空腔脏器损伤诊断率。

（三）耳爆炸冲击伤影像学及实验室检查

先救命，待病情稳定后，再评估听觉器官损伤。

1. **CT 检查** 可以对颞骨及听小骨骨折部位、类型及严重程度进行诊断。听小骨的三维重建技术对听小骨创伤比较直观，具有十分重要的诊断价值。

2. **耳镜及电耳镜检查** 所有爆炸幸存者都应行耳镜检查，可发现外耳撕裂、烧伤、撕脱、鼓膜积血或破裂、外耳道内存在异物等，并能比较直观地看到鼓膜穿孔位置、面积等情况。

3. **听功能检查** 创伤性鼓膜穿孔纯音筛选测听检查可见传导性听力下降，内耳损伤常表现为感觉神经性耳聋。耳声发射检查反映耳蜗外毛细胞的功能状态，爆震冲击波及爆炸产生的噪声可能损伤耳蜗外毛细胞，造成声反射阈小于背景基线。电反应测听用于检测声波经耳蜗毛细胞换能、听神经和听觉通路到听觉皮层传递过程中产生的各种生物电位，听性脑干反应（auditory brainstem response，ABR）和纯音筛选测听联合应用可以比较客观地反映爆炸伤引起的听力损失。

4. **前庭功能检查** 通过前庭功能检查，可对听觉器官冲击伤伤员的前庭损伤做出客观评估，对判定听觉器官损伤程度、范围和处置听觉器官冲击伤具有重要意义。

（四）其他脏器爆炸冲击伤影像学及实验室检查

1. **眼爆炸冲击伤辅助检查** CT 是诊断眼球爆炸伤，尤其是穿透伤的金标准，CT 对隐蔽的眼球开放伤的诊断灵敏度为 71% ～ 75%，但爆炸碎片不一定为金属材质时可能无法显示。CT 检查应永远早于眼部的 MRI 检查，以避免隐蔽的金属异物导致伤员在接受 MRI 时造成的严重损伤。超声检查同样可对眼部受伤情况提供快速的诊断。由于额外压力作用于开放的眼球上有可能造成进一步损伤，建议限制其在眼部穿透伤中的应用。检眼镜和裂隙灯显微镜检查眼前节可见结膜水肿、充血和出血，瞳孔缩小，角膜混浊等改变。眼底可见视网膜出血、水肿、渗出，严重者可见视网膜脱离等。伤后早期，荧光素眼底血管造影可见伤

笔记

眼后极部脉络膜荧光迟缓充盈或缺损。视网膜电图（electroretinogram，ERG）可见伤眼 a 波波幅和 b 波波幅明显下降，a 波波峰潜时有所延长，提示视功能明显障碍。

2. 其他胸部爆炸冲击伤辅助检查 心脏爆炸冲击伤后，心电图表现为心率降低、收缩期和舒张期均延长。伤后 1 周内，心率维持在正常心率的 60% 左右；伤后半个月，心率明显恢复。合并心肌梗死者可出现病理性 Q 波、ST-T 波改变等，可明确梗死的部位、程度并观察治疗效果等。怀疑心肌梗死者可检测血清谷草转氨酶、肌酸激酶（creatine kinase，CK）及其同工酶，活性升高结合心电图出现典型改变有助于诊断心脏爆炸冲击伤。

3. 颅脑爆炸冲击伤辅助检查 针对有明显体表损伤的爆炸伤伤员，应重视其是否发生颅脑冲击伤。在条件允许时，尽早进行相关辅助检查，以明确诊断及伤情分级，包括头颅 X 线片、头颅 CT、头颅 MRI、腰椎穿刺检查等，如有必要，实验室检查对于判断伤后脑功能和全身情况也有重要的参考意义[3]。

三、爆炸冲击伤诊断要点

严重爆炸冲击伤可仅表现为轻微的外部损伤。基于现场条件分拣出严重爆炸冲击伤是现场检伤分类的目标。鼓膜破裂是冲击伤的特征性损伤，有鼓膜穿孔就代表经受了爆炸伤，其发生与爆炸强度、爆炸时耳的方向等有关，鼓膜破裂与脑震荡导致的意识障碍明显相关。除鼓膜穿孔外，其他一些征象也被应用于判断冲击伤的存在，包括咽下瘀点或瘀斑、眼底学检查提示视网膜动脉气体栓塞，以及皮下气肿。目前研究认为，更为准确预测严重体内冲击伤的证据包括≥4 处体表损伤、超过10% 体表面积的烧伤、颅骨或面部骨折、颅脑或躯干的穿透伤。

（一）肺爆炸冲击伤诊断要点

幸存者中肺爆炸冲击伤的发生率为 0.6% ～ 8.4%，伊拉克和阿富汗战争中肺爆炸冲击伤发生率为 7.3% ～ 11%、死亡率为 11%[4]。根据爆炸受伤史，伤后出现咳嗽、胸痛、咯血、呼吸困难等临床表现，出现氧饱和度降低、进行性加重的低氧血症、低血氧饱和度等做出肺爆炸冲击伤的临床诊断。所有爆炸伤伤员均应行胸部 X 线片或 CT 检查，其典型表现有助于确诊[5]。

肺冲击伤的影像学变化可在伤后 2 小时内发生。一般来说，爆炸后 6 小时仍不需要辅助机械通气的患者存在肺冲击伤的可能不大。爆炸后 48 小时出现的急性肺损伤一般与全身炎性反应综合征（systemic inflammatory response syndrome，SIRS）或脓毒症有关，而非一型爆炸伤引起。

（二）胃肠道爆炸冲击伤诊断要点

0.3%～0.6% 的幸存者存在胃肠道冲击伤[6]，远端回肠和盲肠最常受累。胃肠道延迟性穿孔可发生于爆炸伤后 14 天内，最多见于伤后 3～5 天。多数情况下，依据受伤史、临床征象和辅助检查就可确定诊断。对于腹部体征进行性加重和血流动力学不稳定者，应高度怀疑延迟性胃肠道破裂，最终需剖腹或腹腔镜探查确诊。

（三）耳爆炸冲击伤诊断要点

所有经受过爆炸的人员都应进行耳科的评估和耳镜检查。任何表现出听力丧失、耳鸣、耳痛、眩晕、外耳道出血、鼓膜破裂或者脓性耳漏的人员都应怀疑有耳损伤。耳郭损伤症状比较明显，不难诊断。内耳和中耳的损伤比较隐蔽，根据具体情况对伤员进行相关听力学、神经系统及影像学检查，并对损伤部位进行初步定位。另外，耳镜检查及听力测定有利于确诊。

（四）其他脏器及部位爆炸冲击伤诊断要点

10% 的幸存者伴有明显的眼部损伤，如眼内异物、角膜擦伤、眼睑或眶周擦伤、视网膜脱落、眼眶骨折及眼球破裂等。应对所有爆炸伤患者常规行眼科检查，对任何视力下降的伤员行专科筛查。

对任何怀疑有心脏钝性伤者应行床边心脏超声检查，以发现心脏压塞、主动脉破裂、心内血栓或气体等，并评估心脏收缩力和容量状态[2]。

爆炸诱导的颅脑损伤发生率约为 3%，包括蛛网膜下腔出血、硬脑膜下出血、大脑和脑膜充血。及时的神经功能评估和头部 CT 扫描是确诊的关键。然而，在实际救治过程中，应根据临床表现诊断脑冲击伤而不是等待 CT 结果，以免耽误治疗。

第三节　爆炸伤急诊处理

爆炸伤的急诊处理必须强调时效性，伤员的预后和伤后得到确切治疗的时间直接相关。因此，伤后的 1 小时又被称为"黄金 1 小时"。爆炸伤伤员的早期评估包括初次评估与二次评估。初次评估主要依照 ABCDE 的顺序，分别对气道、呼吸、循环、神经功能与残疾、暴露与环境控制进行的快速评估，在评估中如发现存在危及生命的情况，应立即进行相应处理。二次评估是指在完成初次评估基础上，继续对伤员进行从头到脚的全面评估，主要是对伤员既往病史进行回顾，以及通过体格检查、辅助检查发现全身各个主要系统尚未被发现的损伤，根据评估结果进行进一步的检查确诊和处理[7]。

一、爆炸伤初次评估

（一）初次评估基本内容

此阶段依照 ABCDE 的顺序，依次对爆炸伤伤员的气道、呼吸、循环、神经功能与残疾、暴露与环境控制进行快速评估。

1. A（airway maintenance with cervical spine protection，气道安全与颈椎保护） 对爆炸伤伤员的初次评估首先应评估气道是否安全。早期气道梗阻的常见原因包括误吸、吸入外来异物、颌面部创伤、气管软骨骨折等。如果伤员能够进行语言交流，可基本判断气道是暂时安全的，但在后续的评估过程中仍需反复关注气道是否通畅。此外，伤员因颅脑创伤等原因造成意识水平改变、GCS≤8 时，其气道是不安全的。如评估发现气道不安全，首先可以暂时采用仰头提颏法或双手托颌法开放气道，然后考虑进行气管插管等确定性的开放气道措施。

在气道评估与处理时，应尽可能地保护颈椎，要避免头颈部过伸、过屈或夸张的左右转动等颈椎过度运动。应时刻警惕爆炸伤后颈椎损伤的可能性，存在钝性多系统创伤尤其是伴有意识改变或锁骨以上平面损伤时更应警惕，而神经系统检查没有阳性发现也不能完全排除颈椎损伤。因此，在伤后应常规对可疑伤员的颈椎实施颈托保护，而颈椎损伤的确定性评估，包括颈椎 X 线片或 CT 检查等，可以在直接或潜在威胁生命的因素被解除后进行。未确定颈椎有无损伤前，如果因某些操作需要暂时移除颈托（如气管插管等），则在整个操作过程中应手法保护、稳定伤员颈椎。

在评估的最初阶段就必须识别气道的不安全因素并及时维持气道通畅，同样也要努力识别潜在的、有可能导致气道恶化的问题。因此，在整个治疗过程中反复评估气道是必需的，而且尤为重要。

2. B（breathing：ventilation and oxygenation，呼吸：通气与氧合） 即使呼吸道通畅也不能保证伤员获得足够的通气，还需要有足够的气体交换能力才能实现充足的氧合和最大化地排出二氧化碳，因此需要对肺、胸壁及膈肌的功能进行快速的检查和评估。此时需要使用脉搏氧饱和度仪动态监测血红蛋白氧饱和度。应对伤员颈、胸部进行体格检查：充分暴露伤员的颈部和胸部，评估颈静脉扩张性、气管位置及胸壁活动；听诊双肺呼吸音情况；视诊和触诊检查可发现引起通气不足的胸壁损伤情

85

况；胸部叩诊可发现异常，但嘈杂的环境会影响叩诊的准确性。

初次评估时应及时发现张力性气胸、连枷胸、肺挫伤、大量血胸及开放性气胸等可严重影响通气功能的危险情况，并立即采取相应的处理措施。一些轻度的气胸或血胸、单纯肋骨骨折、单纯肺挫伤等对通气功能影响较小的情况，可以在二次评估时得以明确。

3. C（circulation with hemorrhage control，循环：控制出血） 大量出血、血容量不足、心输出量下降均可造成休克。对于爆炸伤伤员来说，早期出现休克的首要原因为失血性休克，所以一旦排除张力性气胸或心脏压塞，休克原因必须首先考虑为出血引起的低血容量，尽快发现出血部位并制止出血是评估与处理的关键。此时，有必要对伤员的血流动力学状态进行快速而准确的评估。

临床上，应在数秒内通过意识水平、皮肤色泽、脉搏、血压等指标判断休克状态。如大量失血、循环血量减少、大脑灌注严重受损可导致伤员意识水平的改变。皮肤颜色的改变，如面色灰暗、皮肤苍白可作为低血容量的信号。股动脉或颈动脉搏动出现减弱或加快也是低血容量的典型表现，但脉率正常不代表血容量正常，而不规则搏动也提示可能存在心功能不全。非局部因素引起脉搏消失时则需要立即启动复苏以恢复有效血容量和心输出量。血压正常不代表没有休克，脉搏一般先于血压出现变化（表 4-2）。

表 4-2 失血性休克进展到各期的症状和体征

	Ⅰ级	Ⅱ级	Ⅲ级	Ⅳ级
失血量 /ml	达到 750	760～1 500	1 510～2 000	>2 000
失血量 /%BV	达到 15%	16%～30%	31%～40%	>40%
脉率 /（次·min⁻¹）	<100	>100	>120	>140
血压	正常	正常	下降	下降
脉压 /mmHg	正常或增高	下降	下降	下降
呼吸频率 /（次·min⁻¹）	14～20	21～30	31～40	>40
尿量 /（ml·h⁻¹）	>30	20～30	5～15	可忽略不计
CNS/ 意识状态	轻度焦虑	中度焦虑	焦虑和神志不清	神志不清和昏睡

注：BV.blood volume，血容量；CNS. central nervous system，中枢神经系统。

4. D（disability，残疾：神经功能评估） ABC 评估结束后需对神经功能进行快速评估，可根据伤员的意识水平、瞳孔大小与反应、神经

笔记

定位体征、脊髓损伤平面进行综合判断。格拉斯哥昏迷评分（GCS）是判断意识水平的快速简便的方法。意识水平下降提示伤员颅内氧合或血液灌注下降，或者可能是由颅内损伤直接导致的。因此当伤员出现意识改变时，首先应立即对伤员的通气、氧合、灌注状态进行重复评估，并排除低血糖、饮酒、麻醉剂等其他引起意识改变的因素。一旦排除这些因素，应考虑伤员意识改变是由于原发性脑损伤引起，进而要在二次评估中明确病因。此时确保充足的氧合与灌注以避免二次脑损伤，是初次评估阶段复苏的主要措施之一。

5. E（exposure and environmental control，暴露与环境控制） 原则上，评估时需将伤员完全暴露，除去衣物并给予翻身，以便于进行完整的检查与评估。评估过程中及完成后都需要注意维持伤员体温，以预防体温过低的发生。可以采取加温静脉输液、提高室温、加盖被服，甚至主动升温（暖风机）等措施。在这一过程中，不能将医护人员对于环境温度的舒适度作为衡量伤员体温保护需求的标准。

初次评估需要立即识别的危及生命的损伤（表4-3）。

表4-3 初期评估中应立即识别危及生命的损伤

A 气道

　气道阻塞

　气道损伤

B 呼吸

　张力性气胸

　开放性气胸

　连枷胸伴有肺挫伤

C 循环

　失血性休克

　　大量血胸

　　大量腹腔积血

　　不稳定性骨盆骨折

　　肢体毁损伤

　心源性休克

　　心脏压塞

　神经源性休克

　　颈椎损伤

D 失能

　颅内出血 / 大面积损害

（二）初次评估阶段复苏

在初次评估阶段，及时有效的复苏及处理致命性损伤是最大化提高伤员存活率的关键。复苏也是遵循 ABC 的顺序，并与评估同时进行。

1. **气道** 当存在潜在的气道损伤时，就要予以气道保护。最初的临时干预可采用仰头提颏法或双手托颌法。如果伤员无意识且无呕吐反射，可以暂时建立口咽气道。当怀疑伤员有可能无法维持安全气道时，如机械性因素、通气问题或意识障碍等，均需及时进行气管插管。如果存在插管禁忌或不能完成插管时，应采取手术方式建立人工气道，紧急情况下采取环甲膜切开。

2. **呼吸（通气和氧合）** 所有伤员均应给氧治疗，若未插管可经面罩给氧，以实现最佳的氧合状态。此时需要使用经皮脉搏氧饱和度仪动态监测血氧饱和度。当发现或怀疑存在张力性气胸、连枷胸伴肺挫伤、大量血胸及开放性气胸等危险情况时，应及时采取有效措施，包括胸腔针刺减压、胸腔闭式引流、胸壁固定、气管插管和机械通气。

3. **循环（控制出血和容量复苏）** 纠正失血性休克最关键的措施是控制出血，而判断出血部位是控制出血的首要任务。出血可分为显性出血和隐性出血。在初次评估过程中，需要控制显性出血，快速的体表显性出血可采用直接压迫伤口止血，如肢体大量出血时可采用止血带。止血带止血可能会造成远端肢体的缺血性损害，故仅在直接压迫止血无效时才使用。隐性的内在出血主要来源于胸腔、腹腔、腹膜后、盆腔及长骨，这些部位的出血可以通过体格检查及影像学评估（如 X 线片、床旁超声）进行识别，也可通过胃管和导尿管进行判断。处理方式可包括胸腔减压、骨盆包扎、夹板固定、介入栓塞、手术止血等。

虽然充分的容量复苏并不能取代确定性的止血，但规范的液体复苏也同样重要，至少需要开放两路大孔径静脉通路进行输液，首选上肢外周静脉通路。其他途径静脉通路的开放与否取决于医师静脉穿刺的水平与伤员的病情。静脉穿刺后应该抽血做血型鉴定、交叉配血试验、血液学检查（包括育龄期妇女的妊娠试验），同时还应进行动脉血气分析和 / 或乳酸水平检测以评估有无休克及其严重程度。容量复苏通常使用晶体液，复苏早期成人初始采用 1 ～ 2L 的等渗晶体液进行复苏。如果对晶体液复苏无反应则应进行输血。在整个复苏过程中要注意预防体温过低的发生。

（三）初次评估与复苏阶段辅助检查

心电监护对于所有的爆炸伤伤员都是很重要的。不能解释的心动过速、心房颤动、室性期前收缩及 ST 段改变等心脏节律异常，均可提示钝性心肌损伤。出现无脉性心电活动可能提示心脏压塞、张力性气胸、深度体温过低。当出现心动过缓、差异性传导及期前收缩时，应怀疑存在缺氧和低灌注的可能。

早期复苏阶段还应留置导尿管和胃管。留置导尿管以便收集尿液标本做尿常规分析，同时尿量是评估伤员血容量状态、反映肾脏灌注情况的敏感指标。当查体发现尿道口出血、会阴瘀斑、前列腺触诊不清时应怀疑有尿道损伤，此时应禁忌经尿道直接插导尿管，而需行逆行性尿道造影检查确认尿道的完整。导尿管插入困难时（尿道狭窄或前列腺肥大），应避免盲目硬插，应尽早请泌尿外科医师会诊。留置胃管有助于降低胃的扩张，减少误吸风险，也有助于爆炸伤后上消化道出血的评估。但稠厚的胃内容物不容易经胃管流出，而且插胃管过程中也可引发呕吐，故胃肠减压不能完全避免误吸可能。如确诊或怀疑筛骨板骨折，胃管应经口腔插入，防止误插入颅内（此时任何鼻咽插管都具有一定的危险性）。

床旁 FAST 检查，对严重爆炸伤的早期处理非常重要，须由临床医师在首次评估中操作使用，其有助于迅速发现腹腔和胸腔的大出血、心脏压塞，确定休克的原因，指导做出紧急手术等临床决策。超声在爆炸伤处理中的其他应用还包括评估气胸、肺挫伤、骨折、血容量和心脏功能，以及引导建立血管通路等。

二、爆炸伤二次评估

二次评估是在初次评估完成且伤员的情况得到初步稳定时进行，内容包括向伤员、护送人员或院前救治人员询问了解伤员的病史及致伤机制，然后对各个部位或系统进行详细的伤情评估。

有文献回顾性分析 3 000 名暴恐袭击受害者，现场死亡率为 13%，30% 的幸存者需要入院治疗。多维的致伤机制可导致身体各部位、各系统受伤，如头颈部和颌面部伤，儿童比成人更常见。爆炸伤各类伤情可能是入院时就表现明显，也可能是延迟数天后才表现典型，应熟悉各脏器损伤的致伤机制及其临床表现，并提高警惕和动态评估，避免漏诊。对于头部、颈部或躯干有穿透性伤的患者，应考虑 X 线检查和 CT 检查，并应用涵盖革兰氏阳性菌、革兰氏阴性菌和厌氧菌的广谱抗生素预防感染。快速的损害控制性复苏和手术是提高患者存活率、减少早期和晚期并发症的关键，其中密切协作的团队同时提供气道管理、容量复苏（最好是全血或比例输血）和立即控制危及生命的出血是成功救治的基础，

笔记

而快速同时控制所有出血来源和污染、避免致命三联征是院内急救的早期目标。

应切实缩短手术时间，多发伤时推荐由 1 ~ 3 组外科医师同时手术，如一组医师负责剖腹、一组医师负责截肢。术前列出最关键的手术步骤、制订并执行终止手术的生理参数等，有助于避免过度的外科手术操作带来的生理损害。首次手术以软组织清创、剖腹探查和下肢截肢为常见。

（一）病史采集

爆炸伤伤员的病史询问可以按照 AMPLE 的顺序采集必要的信息，包含①过敏史（allergies，A）；②当前所服用的药物（medications currently use，M）；③过去疾病史 / 妊娠史（past illness/pregnancy，P）；④最后进食时间（last meal，L）；⑤与受伤有关的事故 / 环境（events/environment related to the injury，E）。

（二）各部位和系统详细的体格检查及相应处理

1. 头与颌面部评估与处理 视诊、触诊检查整个头面部有无撕裂伤、挫伤、骨折、热损伤；重新评估瞳孔；重新评估意识水平、GCS；评估有无眼出血、开放性损伤、视敏度变化、晶状体脱位、隐形眼镜；检查脑神经功能；检查耳、鼻有无漏液（脑脊液漏）；检查有无口腔出血、软组织撕裂、牙齿松动、义齿等。处理重点包括保持通畅气道，保证充足的通气与氧合；控制出血；避免脑继发性损害；摘除隐形眼镜。

（1）耳：除一型爆炸伤外，其他各类致伤机制也可导致耳损伤。有研究统计，3 981 名爆炸幸存者中，1 223 人（30.7%）出现听力损害，319 人（8.0%）有鼓膜破裂。院内早期急救的基本策略是避免额外损害，不建议使用抗生素或其他药物。具体措施主要限于开放性损伤的清创，避免使用耳毒性滴耳剂。半年后视需要确定是否行鼓膜成形术[2]。30%患者可出现永久性听力丧失。

（2）眼：眼部表面积仅占体表面积的 0.1%，但在爆炸幸存者中 8% ~ 21% 可出现眼损伤，常由投射物引起的二型爆炸伤导致，也可能由三型、一型爆炸伤或急性空气栓塞等导致。眼损伤可表现为视力下降或改变、眼球破裂、出血等。CT 扫描是评估眼球爆炸伤（尤其是穿透伤）的金标准，但对于隐匿性损伤或非金属异物可能出现假阴性。行超声眼球检查时应控制对眼球的压力，避免造成进一步损害。眼底检查发现视网膜动脉气泡时应行高压氧治疗。眼球破裂、视网膜脱离、玻璃体积血、脉络膜损伤等与最终视力较差相关，眼球创伤评分（ocular trauma score，OTS）有助于评估预后和优化治疗策略。爆炸伤所致眼球损伤一般不建议紧急摘除。

2. 颈部与颈椎评估与处理 视诊检查颈部有无钝性与开放性损伤、气管移位、辅助呼吸肌呼吸；触诊有无压痛、畸形、肿胀、皮下气肿、气管移位、脉搏不规则；听诊颈动脉有无杂音。处理重点包括保持颈部中线位置固定、保护颈椎。

3. 胸部评估与处理 视诊检查前、侧、后胸有无钝性与开放性损伤，有无辅助呼吸肌呼吸，以及两侧呼吸动度；听诊两侧前、后胸壁呼吸音及心音；触诊胸壁检查有无钝性与开放性损伤、皮下气肿、压痛、捻发音；叩诊检查有无过清音或浊音。处理重点包括必要时行针刺胸腔减压或胸腔闭式引流；正确处置开放性胸部伤口；必要时行心包穿刺术或送手术室进行手术。

（1）肺：因可能导致气胸等，发生肺冲击伤者不推荐使用无创正压通气，应遵循肺保护策略，采用压力控制或限制模式通气。允许性高碳酸血症是一种降低峰值吸气压力的方法，但不能用于脑损伤的患者。胸腔引流管可能加重肺损伤，不推荐经验性放置双侧胸腔闭式引流，但准备空中转运肺冲击伤患者时可考虑。使用呼吸机时应注意监测是否发生气胸，一旦呼吸音减弱或不对称应立即穿刺减压，并安置大口径胸腔闭式引流。在对爆炸伤伤员行容量复苏时，应高度警惕过量晶体输入可能导致的肺水肿，此时可以选择血液制品、胶体或者使用血管活性药物等来维持血流动力学稳定。与非冲击伤相比，肺冲击伤应限制晶体输注量，可能需要更长时间的机械通气。70% 的肺冲击伤伤员能治愈出院，多数不遗留肺功能损害。

（2）心：所有疑似心脏钝性伤员都应做 12 导联心电图检查，80%的心脏钝性伤表现为窦性心动过速等非特异性异常，应仔细评估是否有缺血、梗死和心律失常的迹象。心电图和肌钙蛋白测定用于筛查心脏钝性伤，肌钙蛋白等心肌损害标志物在失血性休克、微循环功能障碍和缺血性损害中升高，但在心律失常患者中可正常。

（3）急性空气栓塞：通过眼底检查、查体和心电图等可发现视网膜动脉气泡、局灶性神经功能缺损或心肌缺血等变化。治疗包括高流量吸氧和高压氧等，取左侧卧位或头低脚高位可减少气泡进入体循环的机会。

4. 腹部评估与处理 腹部脏器损伤表现不一，且常被脑、胸部和四肢等严重损伤所掩盖，从而造成诊断延误。应行 FAST 筛查，病情稳定而怀疑腹部脏器损伤者应行增强 CT 检查。有爆炸伤史但腹部表现不确定者可行非手术治疗，但在 3～5 天应密切观察、动态评估，胃肠道穿孔偶尔可发生在 14 天后，必要时应行腹腔镜或剖腹探查。

5. **会阴部与阴道评估** 评估会阴部有无挫伤、血肿、撕裂、尿道出血；对可疑直肠损伤者，评估有无直肠出血、肛门括约肌张力、肠壁完整性、直肠有无骨折碎片、前列腺解剖学位置；对可疑阴道损伤者，评估有无阴道内出血、阴道撕裂。处理重点包括肛门指诊及阴道检查。

6. **肌肉骨骼系统评估与处理** 视诊四肢有无钝性与开放性损伤，包括挫伤、撕裂、畸形；触诊四肢有无压痛、骨擦感、活动异常、肢体感觉异常；触诊所有外周脉搏，检查脉搏有无消失、是否左右对称；评估有无骨盆骨折及相关的出血；视诊、触诊胸腰椎有无钝性与开放性损伤，包括挫伤、撕裂、压痛、畸形、神经体征。处理重点包括对肢体骨折和损伤进行夹板固定或重新调整夹板；维持胸腰椎制动；怀疑或确认骨盆骨折，采用骨盆带或骨盆外固定支架对骨盆进行暂时性固定，以降低骨盆容量并控制出血；破伤风预防注射；关注骨筋膜室综合征（骨筋膜隔室综合征）的可能，及时处理；肢体需行完整的神经、血管检查。

1%～3% 的患者出现创伤性截肢，可能是多种机制联合作用的结果，即冲击波使骨骼断裂，三型爆炸伤可撕裂周围软组织，导致全肢体撕脱。传统认为创伤性截肢患者的死亡率达 75%～97%，特别是上肢截肢者几乎难有存活，因为后者常提示肺、脑和心等重要脏器也承受类似高能量损伤。但回顾性分析 2003—2014 年英军在伊拉克战争和阿富汗战争中的 977 例下肢创伤性截肢病例，死亡率为 30.5%（298 例），近端截肢、相关骨盆骨折和腹部损伤与死亡率增加相关。爆炸伤伤口污染严重，需清除骨碎片、异物，并进行大量温水冲洗等清创处理，使用负压封闭引流、预防性使用抗生素有助于降低感染发生率。

超过 80% 的爆炸伤手术是救治骨骼肌肉损伤。伤口出血需直接按压止血，必要时使用止血带或血管结扎。爆炸伤伤口具有特殊的演变规律，伤后 72 小时内可能需要反复探查、清创，并遵循损害控制清创术的理念，可每 24 小时进行 1 次；而 3～7 天后可以延长手术间隙。急救时，对开放性骨折通常行外支架固定，以防加重软组织、血管和神经损伤，并可缓解疼痛。随着外科和重症技术进步，一些原来需接受早期截肢的患者成功保肢，对此类患者，通常需要立即启动大量输血方案，必要时输注新鲜全血，尽量减少晶体液输注。应高度重视爆炸造成的横纹肌溶解综合征，后者可以见于没有明显挤压伤时，也可以发生在长时

笔记

间强迫体位时，应对所有患者进行血清肌酸激酶、尿肌红蛋白的监测，并观察肢体情况，早期发现并积极处置。对于爆炸所致多处碎片穿透的处理争议较大，推荐血流动力学稳定的碎片穿透伤患者进行住院评估后再确定处置策略。

7. 神经系统评估与处理 重新评估瞳孔情况与意识水平；确定GCS；评估上下肢运动与感觉功能；观察神经定位体征。处理重点包括保证充足的通气与氧合；维持伤员充分制动。

爆炸引起的脑损伤可能并不少见。Dougherty 等对伊拉克战争中受爆炸伤害的 2 254 人进行回顾性队列研究，结果显示 37% 存在不同程度的神经创伤。另一项对 3 000 名恐怖主义爆炸事件受害者的回顾性研究发现脑损伤是早期和延迟爆炸死亡的主要原因。脑损伤的表现从轻微到致命不等，可出现蛛网膜下腔出血、硬脑膜下出血和脑及脑膜充血，伤员可出现头痛、耳鸣、对噪声过敏、逆行性和顺行性遗忘，以及创伤后应激障碍。及时的神经功能评估和 CT 扫描是确诊的关键，推荐根据临床表现诊断脑冲击伤，而不是根据 CT 结果。早期救治的关键是防治继发性脑损伤和开展损害控制性开颅手术。因效果不佳，颅脑二型爆炸伤的清创手术等存在较多争议。

（三）二次评估阶段辅助检查

条件允许且必要时，伤员可做以下检查：椎体 X 线，头、胸、腹及椎体 CT，对比尿路造影，血管造影，肢体 X 线，经食管超声，支气管镜检查，食管镜检查等（表 4-4）。

表 4-4 二次评估内容与辅助检查选择

评估项目	可出现的异常情况	评估项目	临床可能发现	辅助检查
意识水平	头部损伤严重性	GCS	8 分：重度脑损伤 9～12 分：中度脑损伤 13～15 分：轻度脑损伤	CT 扫描
瞳孔	脑损伤类型 眼部损伤	大小 形状、反应性	占位效应 弥漫性脑损伤、眼损伤	CT 扫描
头部	头皮损伤 头颅损伤	撕裂、颅骨骨折 触诊凹陷	头皮撕裂 凹陷性颅骨骨折、颅底骨折	CT 扫描

笔记

续表

评估项目	可出现的异常情况	评估项目	临床可能发现	辅助检查
颌面部	软组织损伤 骨损伤 神经损伤 牙齿/口腔损伤	畸形 咬合不正 捻发音	软组织损伤 面部骨折	颌面部 X 线 CT 扫描
颈部	咽喉损伤 颈椎损伤 血管损伤 食管损伤 神经功能障碍	视诊 触诊 听诊	咽喉畸形、皮下气肿 血肿、杂音 颈阔肌开放性伤 颈椎疼痛、压痛	颈椎 X 线或 CT 扫描 血管造影 双功能多普勒超声检查 食管镜检查 咽喉镜检查
胸部	胸壁损伤 皮下气肿 气胸/血胸 支气管损伤 肺挫伤 胸主动脉破裂	视诊 触诊 听诊	擦伤、畸形、矛盾运动 胸壁压痛、捻发音 呼吸音减弱 心音低钝 纵隔爆裂声 严重的背痛	胸片、CT 扫描 血管造影 支气管镜检查 经食管超声检查 胸腔引流、心包穿刺
腹部	腹壁损伤 腹内损伤 腹膜后损伤	视诊、触诊 听诊 开放性伤路径	腹壁疼痛/压痛 腹膜刺激征、内脏损伤 腹膜外器官损伤	诊断性腹腔灌洗/超声 CT 扫描、开腹手术 对比增强 X 线/血管造影
骨盆	泌尿生殖道损伤 骨盆骨折	触诊耻骨联合增宽 骨盆压痛 会阴视诊 直肠/阴道检查	泌尿生殖道损伤（血尿） 骨盆骨折 直肠、阴道、会阴部损伤	骨盆 X 线 泌尿生殖系增强扫描 尿道造影 膀胱 X 线、静脉肾盂造影 对比增强 CT
脊髓	头颅损伤 脊髓损伤 周围神经损伤	运动反应 疼痛反应	单侧颅骨占位效应 四肢瘫痪、截瘫 神经根损伤	脊椎 X 线 CT 扫描 MRI
脊柱	脊柱损伤 脊椎不稳定 神经损伤	对疼痛的反应 神经定位体征 触诊压痛、畸形	骨折、移位	X 线 CT 扫描 MRI

笔记

续表

评估项目	可出现的异常情况	评估项目	临床可能发现	辅助检查
肢体	软组织损伤 骨折畸形 关节活动异常 神经血管功能障碍	视诊 触诊	肿胀、擦伤、青白 骨折错位、疼痛、压痛 骨擦音、脉搏消失或减弱 肌间隙压力增高、神经功能障碍	X 线 CT 扫描 多普勒检查 骨筋膜室压力测定 血管造影

注：本表同一行前后内容无对应关系。

【常见错误】

- 遇爆炸致大规模伤亡事件时，承担早期救治的医院没有明确的任务分工，导致有限的资源应用不当。
- 没有训练和演习，遇批量伤员时检伤分类流程不畅，或通过太慢。
- 评估及复苏未按初次评估和二次评估要点及顺序依次进行，从而使危及生命的损伤延迟发现或不发现，复苏延迟或措施不力将造成伤员不可逆转的不良预后。
- 在初次评估的 A 阶段忽视颈托保护或颈托佩戴不规范，在颈椎损伤确诊前因操作需要而临时移除颈托时，忽视对颈椎进行有效的手法保护。
- 忽视了爆炸所致胃肠道延迟性穿孔多见于伤后 3～5 天，导致漏诊。
- 当现场没有足够的医师时，同时进行二次评估与初次评估，或因行二次评估而干扰初次评估。

（张　戎　胡　杰　巴　立　张连阳）

参考文献

[1] 中华医学会. 临床诊疗指南·耳鼻咽喉头颈外科分册 [M]. 1 版. 北京：人民卫生出版社，2009：319-412.

[2] 谭群友，孙天宇，王如文，等. 肺部冲击伤临床诊疗规范（建议）[J]. 中华创伤杂志，2014，30（9）：865-867.

[3] 陈继川，蒋建新，孟德静，等. 听器冲击伤临床诊疗规范（建议）[J]. 中华创伤杂志，2014，30（8）：765-767.

[4] 曾实,王昊,许民辉,等.颅脑冲击伤临床诊疗规范(建议).中华创伤杂志,2014,30(11):1067-1069.

[5] HADDEN W A,RUTHERFORD W H,MERRETT J D. The injuries of terrorist bombing:a study of 1532 consecutive patients［J］. Br J Surg,1978,65(8):525-531.

[6] SMITH J E.The epidemiology of blast lung injury during recent military conflicts:a retrospective database review of cases presenting to deployed military hospitals,2003—2009［J］. Philos Trans R Soc Lood B Biol Sci,2011,366(1562):291-294.

[7] 张连阳,白祥军,张茂.中国创伤救治培训［M］.北京:人民卫生出版社,2019:63-75.

第五章 爆炸伤损害控制手术

 知识点

- 损害控制外科是针对严重创伤伤员进行阶段性修复的外科策略，旨在避免由于体温不升、凝血功能障碍、酸中毒互相促进形成致命三联征而引起的不可逆的生理损伤。

- 大多数严重创伤伤员可按非损害控制方式处理，并不需要采取损害控制及计划再手术模式处理。只有那些少数生理潜能临近或已达极限伤员必须遵循损害控制外科策略。

- 经典的损害控制外科通常由3个步骤组成。第一步立即用最简单的手术方法控制出血和污染；第二步在ICU防治低体温、酸中毒和凝血功能障碍，给予呼吸支持等；第三步回到手术室实施确定性手术。

- 颅脑爆炸伤损害控制外科强调通过简单手术控制颅内出血，去除颅内血肿，及早清创减少损伤可能造成的污染，必要时通过去骨瓣减压和清除血肿等控制颅内高压。

- 颌面部爆炸伤损害控制外科关键是保持气道通畅、控制出血、降低污染，及时清除压迫眼球或神经的血肿及骨折碎片。

- 颈部爆炸伤的损害控制外科关键是保持气道通畅、控制出血。

- 胸部爆炸伤损害控制外科关键是发现和处理气道阻塞、张力性气胸、开放性气胸、连枷胸和肺挫伤、大量血胸、心脏压塞等致命性损伤，以及肺挫伤、气管支气管树损伤、钝性心脏伤、创伤性主动脉破裂、创伤性膈肌损伤、钝性食管破裂等隐匿性损伤。

- 腹部爆炸伤损害控制救治外科关键是控制出血及肠破裂带来的肠液外漏，确定性的重建手术应当在稍后伤员生理状态稳定后限期进行。

- 开放性脊柱爆炸伤在稳定后，尽早实施清创减压术。

笔记

- 骨盆爆炸伤需在黄金时间内尽早实施损害控制外科干预，手术或介入治疗控制大血管和重要脏器损伤所致出血和污染，外支架固定骨盆骨折。
- 四肢爆炸伤损害控制外科包括采用夹板、外支架等保持主要骨折段基本对线，防治化脓感染、筋膜室综合征、血栓栓塞等并发症。

第一节 爆炸伤损害控制外科概述

一、损害控制外科定义及适应证

损害控制（damage control，DC）最早出自美国海军，指轮船受损后维持完整性的维修操作。即，为了使受到重创的船只安全到达目的地所采取的临时性措施，而临时性措施不同于正规的修理。1983 年 Stone 回顾性分析了 31 例严重创伤并发凝血障碍病例，其中，17 例经 DC 处理，14 例行常规确定性手术，经 DC 处理病例的死亡率明显降低（35% vs. 93%），据此提出了医学上的损害控制理论。1993 年腹部外科医师 Rotondo 等制订损害控制的全面规范化分阶段操作程序，提出损害控制外科（damage control surgery，DCS）理论，证实在伤员面临体温过低、酸中毒和凝血功能障碍等"致命三联征"时，通过实施损害控制外科可以提高伤员的生存率。

（一）损害控制外科的定义

损害控制外科是针对严重创伤伤员进行阶段性修复的外科策略，旨在避免由于致命三联征而引起的不可逆的生理损伤。损害控制的目的是降低紧急手术带来的"第二次打击"程度。"第一次打击"是创伤本身所致的病理生理损害，"第二次打击"是救治过程中的措施带来的对机体的影响。损害控制是通过减少救治过程中的第二次打击的强度，以及调节创伤后炎症反应，提高救治成功率。

Damage control surgery 可翻译为"损害控制外科"，也可翻译为"损害控制手术"。前者可理解为严重外科疾病的一种治疗理念，即根据伤员全身情况、病损范围、术者的技术、后续治疗条件等，为伤员设计最佳的包括手术在内的一系列治疗方案；后者是严重创伤伤员的一种救治手术方案，是损害控制外科策略在严重创伤手术处理上的具体实施，所以损害控制手术翻译为 damage control operation（DCO），可能更有助于区分。我们通常更强调理念。这一理念在救治严重创伤伤员时，逐渐被

笔记

广泛应用。改变了以往在早期进行复杂、完整手术的策略，而采用快捷、简单又能控制伤情的进一步恶化的操作，保留进一步处理的条件，使伤员获得复苏的时间，有机会再进行完整、合理的再次或分期手术。严重创伤，尤其是多发伤，伤员常常出现严重的酸中毒、体温过低、凝血障碍与高分解代谢，此时再进行复杂创伤大的手术，其结果必然加重机体的生理紊乱，增加复苏的难度。但同时内脏出血、肠道破损等，又不得不立即处理，否则，这些损伤更加重污染、休克。损害控制外科就是利用暂时的或简单的方式、不进一步增加过多损伤来控制创伤部位，使之不再进一步发展，有利于复苏，也有利于后期的确定性处理。在非创伤性疾病中，这一理念逐渐得到认识、应用。实际上，以往所采用的分期手术、计划手术等都含有这一理念。目前，损害控制外科理念从最初仅适用于濒死创伤伤员的外科技术，已经拓展到外科各个专业。损害控制应理解为控制手术本身的损伤而不是针对控制病变损伤而言，应属于宏观的微创外科的范畴。

随着损害控制技术的进步和效果的显现，损害控制的应用范围从早期的腹部创伤扩展到周围血管、胸部、颅脑及骨关节损伤等，提出了损害控制开颅术、损害控制剖腹术、损害控制骨科等概念；从单纯的主动计划性分期手术扩展到液体复苏、机械通气等，也提出了一系列的新的救治技术概念。

（二）严重创伤损害控制外科适应证

大多数严重创伤伤员可按非损害控制方式处理，并不需要采取损害控制及计划再手术模式处理。只有少数生理潜能临近或已达极限伤员，虽然技术上能达到创伤Ⅰ期修复和重建，但生理潜能临近耗竭，进行大而复杂的外科手术则超过伤员生理潜能极限，必须采取损害控制处理模式。主要适用于高能量躯干钝性伤或多发性躯干穿透伤，具体适应证包括：①严重脏器损伤伴大血管损伤，如腹部多脏器伤合并大血管损伤、腹膜后血管损伤、胸部心脏血管损伤、严重肝及肝周血管损伤、骨盆血肿破裂和开放性骨盆骨折。②严重脏器损伤，如严重胰十二指肠损伤、肺严重撕裂伤、多处创伤性截肢等。③严重多发伤，创伤严重度评分（injury severity score，ISS）≥25。④严重失血，估计失血量>4L；收缩压<70mmHg等血流动力学不稳定；或输血量>10U；或手术室内血液置换大于4L；或手术室内总液体置换大于10L。⑤出现致命三联征，达到或接近以下1～2项检测指标：体温<35℃；pH<7.30，碱剩余大于14；国际标准化比值（international normalized ratio，INR）>1.4或凝血酶原时间（prothrombin time，PT）>19秒和/或活化部分凝血活酶时间

笔记

（activated partial thromboplastin time，APTT）>60秒。⑥估计手术时间>90分钟。⑦发生大批量伤员时。

二、损害控制外科步骤

经典的损害控制外科通常由3部分组成，包括初次手术（DCO）、重症监护室（intensive care unit，ICU）复苏和再次手术：①第一阶段初次手术（DCO）：立即用最简单的手术方法控制出血和污染；②第二阶段ICU复苏：纠正体温过低、酸中毒和凝血功能障碍，给予呼吸支持；③第三阶段再次手术：实施确定性手术。

如腹腔填塞后再出血，有时可能需增加"计划外再手术"，亦有称之为再次剖腹（relook）。由于实施损害控制的伤员通常濒临生理耗竭，危重治疗小组所在医院必须预先制订有效的协调治疗方案，包括急诊室、手术室、ICU、血库、检验科及放射介入治疗室，外科医师应是治疗小组的领导和核心。伤员到达手术室之前，治疗小组成员必须确定手术房间，准备好抢救复苏设备及剖腹探查所需器械，同时将室温升高，预热机体加温装置。

三、爆炸伤救治中损害控制手术

相对于一般创伤伤员，爆炸性损伤伤员的损伤部位多、创伤严重度评分高。爆炸伤一般为复合伤，外轻内重、易漏诊、救治矛盾多是其重要的特点。同时，由于涉及多部位、多学科，救治难度大，因此损害控制手术策略是提高爆炸伤救治成功率的关键环节。

（一）爆炸伤救治损害控制手术策略

爆炸伤损害控制手术的基本理念就是以抢救生命为第一要务，以损害控制理论为中心，坚持有所为、有所不为的原则，完成创伤伤员的最优化治疗。其救治的精髓及灵魂为：抓住重点，分清主次，务求简单、有效，绝不能要求完美而丧失全局。创伤外科医师要在战术、战略、团队领导的角度不断评估和掌控手术进展。要理解和掌握8大注意事项。

1. **规避外科黑洞** 外科黑洞是指伤员进入手术室到切皮之间的时段。这是一段移动伤员、摆放体位、消毒准备的必要时间，但无法对内出血做任何处理。对于休克大出血伤员，救治控制出血是首位的，医师可直接泼洒消毒，不需要刷手、迅速穿衣、带好手套，实行紧急开腹或开胸。

2. **外科战斗始于切口** 颈部切口多为经胸锁乳突肌前缘斜切口或胸骨上切迹领式切口，也可根据损伤水平做适当调整。骨伤切口因人因伤而异。胸部切口最为复杂，根据不同损伤部位和手术目的而定。成人腹部探查常用正中切口。

3. **手术的战术——速度** 创伤外科医师更加重视速度，但速度依然建立在稳、准、轻、巧之上。应避免无效的操作。必须学会处理技术上的失败，遭遇失败后应考虑以下方案：①重新审视；②寻求支援后再治疗；③寻求替代方法或解决问题的不同思路；④在战术环境发生变化后重试。

4. **将复杂问题简单化** 在爆炸伤损害控制手术中，简单的解决方法往往行之有效，繁杂的处理常常事与愿违。

5. **确定性/计划性分期** 爆炸伤救治中是否采用损害控制手术基于4个要素：①创伤程度。身体有哪几个部位受伤，每个部位有哪些脏器受伤，简明损伤定级标准（abbreviated injury scale，AIS）评分如何？②创伤负荷。受伤到现在多长时间？有无休克、感染和致命三联征，是何种程度？③生理状态。目前的血流动力学如何？是输了多少血、用了多少血管活性药物等达到的？④医疗系统和资源。本医院或医疗机构是否拥有足够的专家、药品、耗材、手术台、病床应对此次救援？

6. **何时终止手术** 应该具备准确把握病情的战略眼光，在伤员生理状态接近不可逆之前，及时终止手术。损害控制始于急诊室、手术室。不要被"致命三联征"倒逼。主动计划性分期。与麻醉团队随时沟通互动。

7. **选择手术方式的另一思路** 在多种术式间进行选择时，不仅要考虑哪种方法最有效，更重要的是要考虑失败时该如何处理。选择一种即使失败也能处理的手术方案。

8. **预见能力是团队协作提升速度的基础** 外科医师掌控好手术的节奏和走向，应与麻醉和护理团队保持有效沟通，提前告知至关重要。

（二）主要部位损伤损害控制手术基本原则

1. **腹部损伤损害控制** 典型的包括3个步骤：①初次手术，控制活动性出血、控制污染和暂时性腹腔关闭；②复苏和重症监护；③再次手术，给予损伤脏器确定性处理，移去填塞物，再次探查首次手术时漏诊的损伤，关闭腹部切口。

2. **胸部损伤损害控制** 包括3个步骤：①初次手术，控制活动性出血、解除心脏压塞和支气管瘘等。②复苏和重症监护。③再次手术，确定性修补，完成暂时搁置的操作，如脉管系统分流、用计划的分流术结扎脉管系统的伤员，或需要更正式的食管修补的伤员，在病情稳定后应尽快返回手术室，完成确定性手术。并完成胸壁的止血和关闭，至少

笔记

应放置两根大的胸腔引流管。

3. 骨、关节损伤损害控制 包括 3 个步骤：①急诊处理，不稳定骨折早期临时或确定性外固定，以及采用手术、外固定、介入栓塞等方法控制出血等；②复苏和重症监护；③延期的骨折确定性手术，应视脏器功能恢复、全身感染控制和局部组织情况等确定，通常在伤后 14 天进行。

第二节 各部位爆炸伤损害控制外科

一、颅脑爆炸伤损害控制外科

（一）颅脑爆炸伤病理生理

颅脑由头皮、颅骨、脑膜、脑组织、脑脊液和脑血管等构成，是中枢神经系统的核心。

颅脑爆炸伤可能是由原发冲击波导致的一型爆炸伤，表现为闭合性颅脑损伤；也可能是一型爆炸伤的基础上合并破片导致的二型爆炸伤，以及抛掷或撞击导致的三型或四型爆炸伤。通常需外科处理的多是在一型爆炸伤基础上合并二型、三型爆炸伤所致的颅脑损伤。开放性颅脑损伤的基本病理生理特点同火器伤，主要集中在创道的病理生理改变。创道大致可分为三个区域：①原发伤道区。是被火器直接破坏的区域，位于创道的中心部分。创道内充满被毁损的脑组织，常夹杂有小血块及脑脊液，或尚有活动性出血，可含有颅骨碎片、头皮、头发、泥沙、弹片、枪弹等异物。②脑挫裂伤区。紧靠原发伤道区外周一带，系由于"空腔效应"所造成的，表现为脑组织的点状出血及水肿。③脑震荡区。位于挫伤区周围，脑组织在肉眼或低倍显微镜下无明显病理改变，但可出现暂时性功能障碍。

上述病理改变经历急性期、早期和晚期三个时期。在急性期，由于投射物致脑和脑膜的血管损伤可造成硬膜外、硬膜下、脑内血肿及脑室的出血，其中以伤道内的脑内血肿最常见，如果救治不及时，往往危及生命。因此，急性期伤员死亡率很高。晚期由于脑挫裂伤、脑组织液化坏死、大块脑组织缺失，可发生脑萎缩。在创伤修复过程中脑与脑膜之间由于结缔组织和胶质细胞增生，形成脑膜－脑瘢痕，这可能是外伤后头痛和癫痫的病理基础。

（二）颅脑损伤诊断及颅内压监测

1. 颅脑损伤诊断 虽因致伤机制、损伤部位和就诊时间而有差异，但其伤后的常见症状和体征，仍有一定的规律和共性。在对颅脑损伤伤情的判断中，目前国际上通常使用前述的 GCS，其能初步判断脑损伤程度，但还必须进行瞳孔大小、光反射、眼球运动、四肢肌力、脑干反射和更高级的认识能力的评估。为了更准确地掌握伤情，颅脑伤情的判断还必须依赖于及时的 CT 扫描和 / 或颅内压（intracranial pressure，ICP）监护。所有闭合性颅脑损伤的伤员（GCS<14）均应进行头部 CT 检查。穿透性损伤时，对于因血流动力学不稳定而不能送至 CT 室进行检查的伤员可行颅骨平片检查损伤程度。其他征象（如单侧瞳孔散大，对光反射消失，自发或疼痛刺激后不对称的肢体活动，或单侧巴宾斯基征阳性）则提示颅内占位或重要结构损害。

临床研究发现，如果颅脑损伤的伤员从出现双侧瞳孔散大、固定到去骨瓣时间超过 3 个小时，那么伤员的病死率和病残率会显著增加。如果去骨瓣时间超过 6 个小时，伤员就没有存活的可能。对颅脑损伤伤员尽早进行专科救治是提高存活率、减少并发症的关键措施。在战场医疗资源有限情形下，神经外科医师缺乏，尤其无 CT 检查设备时，通过神经系统检查，及时的定位和定性诊断，采用损害控制外科的策略和方法，使普通外科医师也能开展神经外科业务，是战争时期救治此类伤员的必要选择。

2. **颅内压监测**　是对于严重颅脑损伤全程管理的重要手段，是颅内压靶向阶梯治疗的依据。脑室穿刺引流术是将外源性软导管插入一侧侧脑室，既可以监测 ICP 又可以治疗性的脑脊液引流控制 ICP；是 ICP 监测的金标准。

脑室穿刺置管术适应证：①GCS≤8 分、头颅 CT 结果异常的可救治的颅脑创伤伤员行 ICP 监测。②头颅 CT 结果正常伤员，符合以下标准任意两条推荐进行 ICP 监测，即年龄大于 40 岁；肢体运动异常（一侧或双侧）；收缩压≤90mmHg。

（三）颅脑损伤救治

1. **颅脑损伤损害控制策略**　也被称为损害控制神经外科，是损害控制概念在颅脑损伤诊治中的运用和体现。在救治颅脑损伤伤员时，它强调通过简单的 I 期手术控制颅内出血、去除颅内血肿、早期清创减少外伤可能造成的污染。对开放性颅脑损伤伤员，关闭硬脑膜是早期损害控制手术的主要目标之一。如能在关闭硬脑膜的基础上同时缝合头皮，则可以大大降低发生颅内感染的概率。当伤员存在脑肿胀或可能出现脑肿胀时，应在去骨瓣减压和清除血肿的基础上放置引流，或联合脱水剂稳定颅内压。必要时，可采用颞筋膜或人工合成材料行硬脑膜修补术。

笔记

术后进行 ICU 监护治疗，维持脑的有效灌注和控制颅内压，并及时转回后方医院进行专科治疗。

与普通神经外科手术相比，损害控制手术更强调简单、快速、有效。一般而言，在对颅脑损伤伤员行早期控制性手术时，应尽量避免使用需花费大量时间的手摇柄和线锯，采用电钻、气钻和铣刀快速开颅，去除骨瓣。在无电动或气动器械的条件下，可在血肿上方钻孔，并用咬骨钳行快速的颅骨切除术。如在操作过程中有大块骨瓣游离，建议将其在无菌条件下保存，并在术后随伤员一起转送至上级医院。颅骨缺损的修复一般在后期计划性再手术时进行。

2. 颅脑损伤损害控制术式

（1）开颅脑清创术：适用于开放性颅脑损伤。由于抗生素的使用和战地医院 CT 的运用，脑清创术已经从早期的彻底清创术变为有限清创术，即手术清创的目的在于清除颅内血肿及碎化脑组织，取出手术区和伤道内易于取出的骨片和金属破片，不勉强摘除位于脑组织深部难以取出的骨片和金属破片，仅对入口和出口进行彻底清创。

脑挫裂伤严重、清创后脑组织仍肿胀或膨出、止血不可靠者，应不缝合硬膜或仅做部分缝合，用橡皮片引流，头皮伤口缝合或不缝合。术后应定期观察意识、瞳孔、生命体征变化，注意有无颅内继发性出血、脑脊液漏等。对躁动伤员应查明原因，在排除尿潴留、呼吸不畅或缺氧等原因后，应考虑有颅内血肿，必须紧急处理。

（2）去骨瓣减压术：适用于急性单侧或弥漫性脑肿胀，GCS<9 分、神经功能急性恶化，保守治疗后颅内压>30mmHg，或确定有脑疝的伤员。去骨瓣减压术是既往治疗重型颅脑创伤难治性颅高压患者的最后手段和有效步骤，但是随着神经外科理念的更新和对手术认识的进步，现已逐步应用于神经外科所有难治性颅内高压症、脱水利尿等降颅内压无效伤员，是缓解颅内压增高的一种有效措施。该术式能有效地降低颅内压和缩短在重症监护室的治疗时间，但不能改善伤员预后。

在额叶和顶叶钻孔时，为避免损害上矢状窦和蛛网膜颗粒，钻孔位置应远离中线至少 1 ～ 2cm。为完全解压颞叶内侧结构（钩回）、环池和脑干，可用单关节或双关节咬骨钳去除颞骨底部余骨。手术暴露血肿后，用冲洗和 / 或吸引的方式清除血肿。动脉出血可用双极电凝器电凝止血，避免电凝完整的静脉，因可导致广泛的静脉梗死。可使用局部止血剂（例如氧化纤维素、吸收性明胶海绵）止血。在用吸引头或其他器械清除血肿过程中，应仔细操作，避免医源性损害损伤脑实质。可用各种纱布、小棉球保护脑实质。拟控制暴露区域以外的出血时，应去除更多颅骨。应尽可能避免在非直视下控制出血（周围颅骨下出血），因为这可能会导致更多血管或脑实质损伤。

二、颌面部爆炸伤损害控制外科

（一）颌面部爆炸伤流行病学

颌面部含有眼、鼻、口、耳和皮肤软组织、颌面诸骨、颞下颌关节、唾液腺、神经等诸多组织、器官。由于凯夫拉头盔的运用虽然能够减低头部战伤的发生率和伤情，但其并不能完全避免一型爆炸伤、二型爆炸伤。破片和子弹可以通过颈部和面部伤及颅脑。事实上，美军在现代战争中城市战斗的增加和 IED 爆炸的增多，使得面部损伤更为普遍、复杂。据统计，20 世纪 80 年代以来所发生的常规武器战争中，口腔颌面颈部战伤发生率已达到 10% 以上。另一方面，二战期间，面部受伤的士兵中 40% 死亡，而现代战争中由于医疗系统升级（颌面外科医师前置、抗生素使用、转运系统优化）使得此类损伤的战士死亡率降至 1%。口腔颌面是人体重要部位，颌面部又是暴露的部分，在救治这一区域的火器伤时，应对伤员做全面细致的检查，并迅速判断伤情，一定要注意可能危及生命的多发伤、复合伤和并发症，根据轻重缓急，决定处理的先后顺序。

（二）颌面部爆炸伤特点

1. 伤情较重

（1）出血多：口腔、颌面、颈部血管丰富，伤后出血多甚至出现致命性大出血。

（2）粉碎性骨折多：在高能投射物撞击下，颌面骨的骨质和抗力结构不能耐受这种冲击，骨折线常不按照解剖弱点分布，如骨缝、窦壁等，而在着力点及其附近发生结构破碎，因此粉碎性骨折多。

（3）组织变形和移位明显：致伤物进入或穿透组织时，由于压力波和瞬时空腔效应，使伤道周围组织因牵拉、挤压和振荡而受到严重损伤，肿胀反应迅速而广泛，加上血肿的挤压，使裂开的软组织容易移位、变形。

（4）常伴有呼吸窘迫：口腔、咽喉、气管和食管损伤时，误吸口腔内的凝血块和分泌物、移位的硬软组织、舌后坠、喉头水肿或喉毁损、异物存留等均可造成上呼吸道梗阻。

（5）多发伤常有颅脑损伤：面中部的火器伤常间接伤及颅脑，造成伤员意识障碍。

（6）功能和形貌毁损严重：由于组织缺损、神经失能、口内外贯

笔记

通，严重影响进食、咀嚼、语言，面目全非。

2. 伤道复杂 高速高能小质量的投射物撞击机体时，在伤道入口处瞬间释放大量能量，强弩之末的投射物进入体内后遇到骨的阻挡可能改变弹道的方向，在软组织中形成复杂的弹道。有报道，一粒弹丸经一侧下颌后凹穿过咽腔，撞击对侧下颌升支后折向颅底，再继续弹向弹道入口侧，停留在咽侧软组织中，形成曲折的弹道。骨碎片、脱位的牙齿或碎牙片因接受高速投射物的能量后成为"继发弹片"向四周软组织散射，更增加了伤道的复杂性。

3. 多有异物存留 弹丸、弹片、碎骨片、牙齿或碎牙片作为直接或间接致伤物常滞留体内，尾随高速投射物的低压效应、瞬时空腔效应，均可将伤道附近的物质带入伤道，如碎布片、木屑、砂土等。

4. 伤口内污染严重

（1）外源性污染：进入伤道的异物、瞬时空腔产生的负压作用及伤口暴露于恶劣环境可直接造成污染。

（2）内源性污染：口腔、颌面、颈部腔窦较多，如口腔、鼻腔、鼻窦、咽喉、气管和食管等，火器伤伤道多与这些腔窦相交通，腔窦内的常驻微生物可直接污染伤口，增加伤口的感染机会。感染还可引起颌面和颈部蜂窝织炎、骨髓炎、纵隔炎、吸入性肺炎等并发症。

（三）爆炸伤致颌面部功能障碍

1. 视力障碍 尽管眼部表面积所占的体表面积小，但眼部损伤在爆炸伤中发生率并不低。战伤住院患者中，约10%存在眼伤，其中64%左右为开放伤，需要进行眼球摘除术的伤员更是高达23%。冲击波可累及眼球及其附属结构。爆炸伤常累及双侧眼球，同时存留内源性和外源性异物，可引起眼功能障碍和后期眼内炎、交感性眼炎。眼的损伤包括角膜、巩膜和眼睑的裂伤、前房积血、浆液性视网膜炎、创伤性白内障、泪管积液、眼眶间隔综合征（球后出血或眶气肿造成）、眼眶血肿、颈动脉海绵窦瘘、眼球破裂和眼眶骨折。眼眶骨折多数合并眶气肿，在航空转运时需降低飞行高度，但此时会增加飞机遭受火力攻击的风险。战斗护目镜有助于眼部保护，但由于其会受灰尘、汗水、水雾等影响，导致视物模糊和视野受限，故在实际应用中战士依从性不高。眼受伤后强调进行保护性包扎，最好使用刚性眼罩遮盖，避免眼内压增高，增加失明的风险。眼的检查不仅包括瞳孔的大小和光反射灵敏度，还应涉及视觉和有无眼球内出血。由于眶壁骨折导致的眼外肌损伤使眼球内陷非常明显，伤员将不能全角度活动双眼；而且因为眶周肿胀将影响后期的观察，因此及早进行眼的检查十分重要。

2. **听力障碍** 战争中失聪比较普遍，爆炸伤员中的失聪则更为常见。鼓膜破裂，尤其鼓膜紧张部破裂是一型爆炸伤常见伤型。回顾性研究发现，伊拉克战争和阿富汗战争中 16% 的美军爆炸伤伤员存在鼓膜穿孔。耳痛、耳鸣、前庭功能障碍和外耳道流血是典型临床表现。鼓膜的视诊能明确鼓室是否出血、有无脑脊液耳漏或鼓膜破裂等，而这些征象提示可能存在颅脑损伤。脑脊液耳漏、鼻漏、熊猫眼征和耳后乳突区瘀斑提示可能存在颅底骨折。尽管这些骨折可能不需要治疗，但它们可能与钝性脑血管损伤及脑膜炎的发生有关，虽然脑膜炎发生的风险较小。

3. **鼻出血** 爆炸所致鼻损伤主要表现为出血，需及时处理。鼻腔的大出血可通过前后鼻腔填塞止血。值得注意的是，鼻中隔的血肿需急诊处理。因为鼻中隔软骨无血供，主要依靠软骨膜吸收养分和氧气，所以需切开清除血肿，避免发生隔膜中断和鞍鼻畸形。鼻骨骨折在视诊和触诊时十分明显，典型病例常伴大量鼻出血。出血流至后咽部或吞咽出血导致的呕吐可威胁伤员气道通畅，故鼻腔填塞或球囊压迫对控制出血十分必要。另外，爆炸致面颅骨多发骨折，且考虑存在颅底骨折时，经鼻置管需慎重，以防止导管进入颅内，引起并发症。

4. **咬合功能障碍** 爆炸所致颌面损伤复杂且严重。应仔细检查面部前方结构以排除骨折。触诊可导致面颅骨骨折移位（如抓住上颚，观察其是否与颅骨脱离而自由活动）。最好是询问清醒伤员其咬合是否正常；而异常的咬合关系常提示面颅骨错位，可能存在下颌骨或上颌骨骨折。口腔的检查应包括视诊检查是否存在开放性骨折、牙齿松动或骨折、舌下血肿等。

（四）颌面部爆炸伤救治

1. **颌面部爆炸伤损害控制策略** 基于颌面部爆炸伤伤情特点，损害控制手术的关键是保持气道通畅、控制出血、降低污染和危害性压力。

2. **颌面部爆炸伤损害控制外科** 舌后坠造成的呼吸道阻塞，可置入鼻咽或口咽通气管，或用巾钳、粗针粗线缝住舌体前部将舌牵出口外；如因上颌骨横断骨折造成软腭下垂，可用压舌板或竹筷等物横置于两侧上颌第一磨牙，打吊颌绷带；对颌面损伤严重、气道受阻伤员，可及时行环甲膜穿刺或切开术。

有动脉出血的伤员，首先应查明出血的动脉，可直接通过伤口钳夹闭动脉断端，将血管钳与伤口一起包扎，在伤票上注明后后送。如果出血部位较深，或有多处出血无法明确具体损伤的血管时，应在压迫止血的同时，行同侧颈外动脉结扎术，必要时可行双侧颈外动脉结扎术。如

笔记

判断为颈总动脉或颈内动脉出血，伤情险恶，应迅即用敷料加压填塞出血部位，建立加压输血输液通道，紧急行气管插管和颈动脉修补术或吻合术，最紧急情况下才行颈总动脉或颈内动脉结扎术。静脉出血一般采用敷料压迫止血。

由于颌面爆炸伤往往污染严重，因此在保持气道通畅和控制出血后，条件和伤情允许时需行清创术。洗消伤口后，应先清理口腔和鼻腔内的创口，由里向外，最后清理口腔和鼻腔外的表浅伤口。对确已失活的创缘组织，如焦黑、干瘪、腐烂的组织，应彻底修剪，创面新鲜后修剪范围一般在 5mm 以内。对参差不齐创缘的修剪，应考虑将来是否便于缝合、是否易于转瓣修复，最大限度地减少畸形和功能障碍。在眼睑、耳、鼻、舌、唇等特殊部位，尤其注意不要过多修剪，以免造成严重畸形和功能障碍。口腔、颌面、颈部新鲜火器伤，在伤后 48～72 小时之内，只要伤口无明显化脓、伤口周围无明显硬结，经彻底清创去除坏死组织和异物后可以做 I 期缝合。对污染较重的伤口，经彻底清创后可以采用局部湿敷，充分引流，数日之内伤口无化脓，可行延期缝合。无论是 I 期缝合还是延期缝合的伤口，均须放置适当的引流条，这一点不同于一般创伤的处理。

三、颈部爆炸伤损害控制外科

从创伤的角度，颈部分为 3 个解剖区域：①I 区，从胸骨切迹到环状软骨；②II 区，从环状软骨到下颌角；③III 区，从下颌角到颅底。

（一）颈部爆炸伤损害控制策略

爆炸所致颈部穿透伤中，最常损伤的结构是血管，其次是脊髓、上呼吸道、上消化道和神经。其损害控制手术的关键是保持气道通畅、控制出血，包括环甲膜穿刺或切开术、气管切开术、颈部血管探查术等。

总的来说，近 20% 的穿透性颈部损伤需要进行手术治疗。如伤员有严重血管损伤体征（搏动性出血、巨大或扩大的血肿、杂音或震颤、休克）或上呼吸道、上消化道损伤表现（咯血、呕血、创口内有气泡），应行急诊手术，包括气管切开和颈部血管探查。无症状的伤员可给予观察和局部伤口处理。所有存在轻微血管或上呼吸消化道损伤的伤员需留观，有条件时应给予血管造影 CT 检查或导管造影、内镜检查和吞对比剂检查。颈部穿透伤可直接损伤喉或气管，导致巨大血肿外在压迫，约 10% 的伤员会表现出气道压迫的症状。建立气道是一个困难和有潜在危险的操作。外科医师应做好建立外科气道的准备。颈部深部穿刺伤出血可采用直接手指压迫止血或在伤口内安置 Foley 导管，并注入无菌水扩张球囊压迫止血。如可疑大静脉损伤，将伤员呈头低足高位，并用纱布压迫伤口以减少空气栓塞的风险。颈动脉损伤引起神经功能缺损的伤员预后较差。如早期确诊（4～6小时内），应尽早进行血运重建。若处理不及时，缺血性梗死转化为出血性梗死，可导致死亡率增加。由于动脉结扎会增加脑卒中的风险，如技术上允许，应对所有颈总动脉和颈内动脉的损伤进行修补。对于延迟手术（伤后>6小时）的昏迷伤员或无法控制的出血可考虑进行动脉结扎。临时性安置分流器是损害控制的推荐方法之一。颈外动脉可以结扎而不会造成严重后遗症。如伤员情况允许，可修复颈内静脉损伤。当然，单侧结扎也可以耐受。如存在双侧颈内静脉损伤，应至少修复一侧。

颈部穿透伤急诊手术的指征是血流动力学不稳定或有明显的外出血。对于血流动力学稳定的伤员，治疗方案需基于临床症状和损伤的解剖部位制订，尤其是颈部特殊的三分区。Ⅰ区和Ⅲ区损伤手术显露的技术难度大、手术入路多，该区有症状的损伤最好于术前做出精确诊断。对于血流动力学稳定的伤员，应在术前完成影像学检查。没有穿透颈阔肌的Ⅱ区损伤伤员可从急诊科出院。Ⅱ区存在穿透伤的伤员根据有无症状可分为两类。需阐明的特殊症状有气道损害、不断扩大或搏动的血肿、吞咽困难、声音嘶哑和皮下气肿等。有症状的需及时手术探查，无症状的伤员转诊后方进一步评估与处理。

对颈部爆炸伤伤员，应考虑存在颈椎、脊髓损伤的可能。脊髓损伤可以是完全性或部分性损伤。在颈椎检查过程中，检查者必须高度警惕并保持伤员颈椎轴线稳定。对于清醒的伤员，若存在后中线疼痛或压痛，必须进行全面的影像学检查。战争时期条件限制时，可行颈椎5种视角平片检查（可见 C_7～T_1 的侧位、正位、张口齿状突位、双侧斜位）。影像学检查阴性但疼痛持续存在的伤员，可延迟进行屈曲和伸张位的影像学检查。但此时应有经验丰富的脊柱外科医师在场。因为无经验的检查者在进行屈伸检查时可导致永久性四肢瘫痪。疑似和确诊的颈椎、脊髓损伤伤员，多早期临时固定后采用非手术治疗。

（二）颈部爆炸伤损害控制术式

1. **环甲膜切开术**　适用于不能经口或经鼻气管插管的气道阻塞伤员；严重全颌面部创伤、声门水肿者。环甲膜切开术可用于需要长时间建立人工气道的成人伤员，因其引起的声门下狭窄的发生率低。但不主张常规使用环甲膜切开术来替代气管切开术。

2. **颈部血管探查术**　适用于颈部血管损伤，存在活动性出血、不断扩大或搏动的血肿、吞咽困难、声音嘶哑和皮下气肿等症状者；适用于无法控制的面部动脉性出血。因直接损伤喉部、气管或巨大血肿形成外在压迫导致气道受限是临床急症，故应做好建立外科气道的准备。因为有锁骨下静脉损伤的可能，切记不要在锁骨周围损伤的同侧上肢建立静脉通道。大静脉损伤的伤员可能并发空气栓塞，为避免此种危险并发症，应使伤员呈头低足高位，并用纱布压迫伤口。手术时常规胸部备皮，因为颈部外伤可能会向下累及纵隔，需要行胸骨切开以控制和修复损伤。而且，胸部切口也有助于控制大血管近端的损伤。所有切口具有延展性，并可与其他切口联合应用，以便充分暴露，高质量修复，降低遗漏和医源性损伤的发生率。应注意避免遗漏食管和气管的后壁损伤。对于颈动脉损伤导致的神经功能障碍伤员，应在伤后 4～6 小时内进行血管重建。超过此时间段后的延迟重建，缺血性脑梗死可转变为出血性脑梗死。在颅底水平，如果受限于解剖部位而无法修复颈内动脉远端损伤，可使用球囊导管阻塞和栓塞或结扎作为确定性治疗手段。

四、胸部爆炸伤损害控制外科

（一）胸部爆炸伤病理生理

肺是冲击波作用的靶器官，是最易受伤的内脏器官，也是决定冲击伤预后的关键器官。冲击波直接引起的心脏损伤，其发生率较肺损伤低，程度亦较轻。

肺冲击伤的病理改变主要表现为肺出血和肺水肿，有时可发生血性肺大疱和肺破裂。出血可呈斑片状，亦可呈弥漫性，通常以伤员身体朝向爆心的一侧、肺门周围和双肺下叶更为明显，有时可见相互平行的血性肋间压痕。水肿常与出血同时存在，轻者为间质性，重者为肺泡性。严重肺水肿时，气管和支气管腔内可见大量血性泡沫样液体。脏胸膜撕裂后可引起血胸或气胸。肺组织撕裂后，肺泡内的气体经破裂的小血管进入肺静脉可导致空气栓塞。因为爆炸情形下同时伴有高温气体和有毒气体损害，因此胸部肺损伤常常是一型、四型爆炸伤同时发生的结果，病情更为危重。由于防弹背心的应用，破片导致的二型爆炸伤发生率较以往战争中的二型爆炸伤有所减少，但前述类型损伤不可避免。尽管一型、四型爆炸伤以重症支持治疗为主，但二型、三型爆炸伤仍需外科干预。

（二）胸部爆炸伤救治

胸部损害控制的方法是迅速简捷的确定性修补，并在濒死患者中对那些不需要紧急修补的损伤行暂时性搁置的技术，包括发现和处置致命性和隐匿性损伤。事实上，通过简明剖胸探查可以使胸部损伤的死亡率从预期的 59% 下降到实际的 36%。

在紧急情况下，对胸部损伤的诊断常常与复苏同时进行，不可多做辅助检查，应根据体征、诊断性胸腔穿刺或床旁超声检查，以及 X 线等即作出是否需紧急剖胸探查的决定；伤员血流动力学稳定时，则应全面检查，避免漏诊危险的隐匿性损伤。另外，创伤后气胸、血胸和心脏压塞均可能延迟出现，应及时检查诊断。只要早期采取正确、及时的救治措施，如张力性气胸的减压、开放性气胸的伤口封闭、胸腔闭式引流及连枷胸的固定等，大多数胸部战创伤可得到良好治疗效果。小部分胸部损伤的伤员需在立即、紧急和后期中的某一个时期进行手术干预。

1. 胸部爆炸伤损害控制策略

（1）术前准备：备皮范围包括颈部、前胸壁、侧胸壁、腹部，下达腹股沟。术前行双腔气管插管或支气管封堵阻断同侧肺以便于暴露后纵隔组织，比如降主动脉和食管。

（2）手术入路：由于胸廓的限制，为了获得不同的显露效果，需要采用不同的手术入路，比如前外侧切口、后外侧切口、前正中切口、蚌壳式切口等。因此，军医应根据伤情选择合理的切口，其中前外侧切口、前正中切口常用。因为此入路的体位为标准的创伤手术体位，即仰卧位，双侧上肢外展 90° 固定。

（3）术中操作：在胸部损伤中，非解剖性的肺保留切除术、肺门夹闭、肺门扭转、后纵隔纱布填塞，以及暂时胸壁关闭等都是胸部损害控制可选择的技术之一。暂时性胸骨切口或剖胸切口关闭在某些情况下是十分必要的，比如有持续出血需要纱布填塞的伤员，或是对一些在 ICU 复苏过程中有着非常高的术后心脏停搏风险的伤员。在这些情况下，立即进入胸腔进行心脏按压可能挽救伤员生命。

2. 食管损伤手术 通过直接缝合，或有限的切除并进行一期的吻合可以修复大部分食管损伤。极少数情况下，如有大量软组织缺损或诊断延误时，可能需要行食管切除、将胃或结肠上提的重建术。用可吸收缝线间断缝合，一期修复食管黏膜。一期修复或吻合应保证修复处无张力、边缘没有坏死及充分的血液灌注。如果伤员血流动力学不稳定，食管损伤可暂时搁置、延期处理。

3. 膈肌损伤手术 单纯的膈肌损伤不易被发现，常在伤后很长时间才有临床表现。左侧膈肌损伤更易发生膈疝。任何介于乳头上部和肋弓下缘之间、涉及左侧胸腹区域的无症状穿透伤，都存在膈肌损伤的可能。左侧膈肌损伤，应及时修补；右侧膈肌损伤可临床观察。一旦发生膈肌损伤，应结合临床表现考虑通过剖腹手术进行修补。

4. 胸部爆炸伤损害控制性复苏性剖胸术 适用于血流动力学不稳

定的胸部损伤（尤其是穿透伤）、严重的腹部、骨盆损伤或多发伤。左前侧切口是复苏性剖胸术的标准切口，能很好地暴露心脏和左肺，并能横断钳闭胸主动脉；如有必要，此切口可扩展为蚌壳式切口，通过横断胸骨并加右胸对称切口进入右胸。切口通过第4、5肋间，在男性的乳头连线或女性乳房下皱襞连线。进入胸腔后，吸净胸腔血液，控制肺或胸腔血管的活动性出血，首先加压止血，随后用血管钳夹住出血部位。接下来打开心包，解除任何原因引起的心脏压塞，修补心脏损伤，或直接行心脏按压、除颤或心内注射药物的心肺复苏术。对伴有严重出血或空气栓塞的肺损伤伤员，考虑应用肺门阻断术。对肺损伤者，常行非解剖性肺切除术。行损害控制的剖胸切口关闭可用巾钳钳夹伤口暂时性关闭胸腔；或胸廓、肌肉和皮肤用连续交锁缝合关闭，这样也有更好的胸壁止血作用；另一种选择是用"Bogota袋"行暂时性覆盖，不会产生过大的胸腔内压力。

只缝合深部伤道的入口和出口可能导致空气栓塞，应避免采用。非解剖性肺切除术后，残余肺可能发生缺血坏死，因此以平行于肺血管的方向行非解剖性肺切除，并确认残余肺的活性是非常重要的。用支气管残端缝合器行肺叶切除术时，注意防止残端回缩，以免处理残端持续性出血时遇到困难。切除大量肺组织后必须相应地减少潮气量，同时应严格进行液体管理，防治并发右心衰竭。

五、腹部爆炸伤损害控制外科

（一）腹部爆炸伤损害控制策略

腹部爆炸伤损害控制救治时，剖腹探查的目的是暂时控制出血及肠破裂导致的肠液外漏，确定性的重建手术应在伤员生理状态稳定后限期进行。负压封闭辅助关腹系统可用于腹部切口的暂时性关闭。

（二）腹部爆炸伤损害控制术式

1. **暂时性控制腹腔内出血** 暂时控制出血的措施包括使用纱布填塞出血部位（肝脏、腹膜后腔或者盆腔）、局部给予止血药物、在某些情况下使用气囊压迫（如肝脏或腹膜后腔的穿透伤导致的出血）、结扎而非修补损伤的主要静脉、对损伤的动脉进行暂时分流，或者联合应用以上措施。在主要出血部位行结扎术及非解剖性坏死肝切除术后，如果仍有持续性出血，为达到损害控制的目的，可考虑使用肝脏纱布填塞。使用可吸收网片将肝脏进行包裹，在外部使用纱布紧密填塞。网片可永久留在腹腔内，而纱布可在二次剖腹手术时取出，一般不会导致出血。

2. 控制肠液溢出 推荐结扎或缝合损伤肠管，而不进行重新吻合，以达到暂时控制肠内容物外溢的目的。确定性的重建手术应当在较晚期进行，通常在首次手术后 24 ～ 36 小时。

3. 暂时性腹腔关闭 严重腹部创伤发生腹内高压症（intra-abdominal hypertension，IAH）或腹腔间隙综合征（abdominal compartment syndrome，ACS）的风险很高，因而在损害控制手术后，不应将腹部筋膜或皮肤缝合，而应行暂时性腹腔关闭（temporary abdominal closure，TAC），手术技术包括直接缝合皮肤、利用人工材料（三升袋、手术巾等）或负压封闭引流技术（图 5-1）。渐进性关腹术是术后每 2 ～ 3 天收紧拉拢一次预置于腹直肌的牵拉环，并结合应用负压封闭引流重建腹壁屏障，以薄膜隔离腹腔脏器与腹膜壁层避免冰冻腹腔，可显著提高腹壁筋膜早期关闭率（图 5-2）。

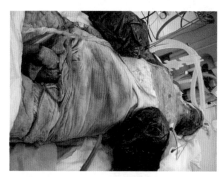
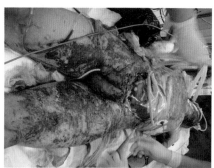
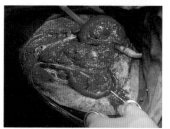
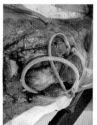
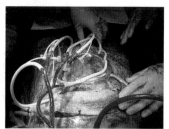
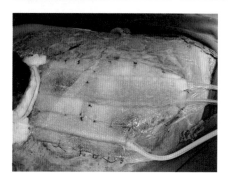
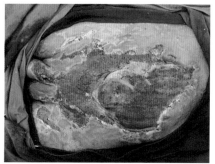

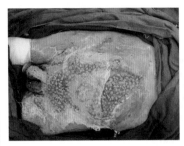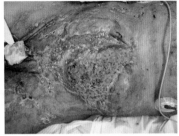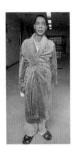

图 5-1　1 例雷管爆炸致复合、多发伤伤员

男性，57 岁，因雷管爆炸导致复合、多发伤。基层医院行剖腹探查、肠道损伤修补、三升袋暂时性腹腔关闭术；伤后 23 小时后转入我院，再次行剖腹探查、结肠损伤修补、负压封闭引流辅助暂时性腹腔关闭术，后经植皮覆盖创面，53 天后患者站立

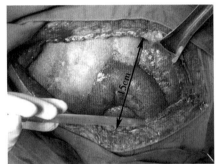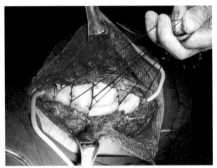

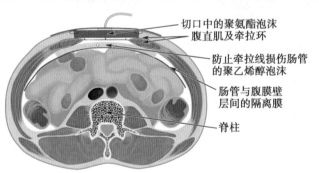

切口中的聚氨酯泡沫
腹直肌及牵拉环
防止牵拉线损伤肠管的聚乙烯醇泡沫
肠管与腹膜壁层间的隔离膜
脊柱

图 5-2　1 例交通事故致多发伤伤员

急诊在当地医院行剖腹探查、肠系膜血管结扎修补、腹壁肌群修补术；术后 2 天转入我院，急诊行坏死右半结肠切除、渐进性腹腔关闭术；入院 2 天后行回肠造口、渐进性腹腔关闭术；入院 4 天后确定性关腹

在伤员凝血功能不全的情况下，应用高负压进行吸引很有可能会加重腹腔内出血，此时建议应用低负压进行吸引。如果在收集罐中观察到大量血液被抽出，应立即停止使用负压疗法，并将伤员送入手术室剖腹探查并控制出血。在极少数病例中，使用负压治疗装置行暂时性腹腔关

 笔记

闭的伤员也会出现腹内高压，因此，在最初使用负压治疗装置后的数小时内应密切监测伤员的膀胱压。在应用负压封闭引流时，应确保海绵未直接接触肠管，以防出现肠瘘。

六、脊柱爆炸伤损害控制外科

爆炸碎片造成的穿透性脊柱、脊髓火器伤属于二型爆炸伤；伤员被爆炸形成的冲击波掀起后撞击到硬物，或被掀起的硬物砸伤导致脊柱钝性损伤属于三型爆炸伤。

（一）脊柱爆炸伤病理生理

1. 非贯通伤多见　由于该处骨质硬度高、体积大，当弹丸（片）入侵后受到的阻力亦较在胸腹腔及四肢软组织大，因此有入口而无出口的非贯通伤较多见。

2. 震荡区损伤严重　致伤局部除原发伤道区及挫伤区损伤严重，有大量组织缺血、失活及坏死外，在震荡区范围内的脊髓组织易被损伤，从而导致后果严重的完全性截瘫。

3. 感染率高　由于局部存在较多血供不佳的组织，诸如椎间盘、韧带及软骨等，一旦形成开放性伤口，容易造成感染，且难以控制其发展。

（二）脊柱爆炸伤救治

1. 脊柱爆炸伤损害控制策略[1-2]　脊柱、脊髓伤的救治重点是避免损伤加重，避免压疮、肺炎及泌尿系统感染等并发症的发生，重建脊柱稳定性。对颈椎伤者，要注意维护伤员的呼吸功能，积极抗休克，治疗危及生命的合并伤（图5-3）。对开放性脊柱骨折，应首先将其变成闭合性骨折，待伤情平稳后，及早进行清创、脊髓减压和脊柱稳定术。

如果伤者存在血流动力学不稳定的休克、致命三联征等，往往有较高的死亡率，特别是当碱剩余>-10mEq/L时死亡率达到40%～70%，乳酸升高>2mmol/L超过48小时死亡率超过85%。对有严重合并伤、并发症者，应根据损害控制原则，视危及生命的程度择严重者而优先处理。伤情稳定后，对开放性脊柱、脊髓伤，应立即做清创减压术；对不全瘫痪伤员，若其神经功能呈进行性恶化，应尽早实施脊髓减压，可同时实施脊柱骨折内固定术，重建脊柱稳定性。

战现场急救时，对可能有脊柱损伤特别是颈椎损伤的伤员，应先固定，后搬运。搬动、运送脊柱爆炸伤伤员时，必须避免整个脊柱的活动或扭转，应固定好头颈部、躯干后，使用硬板担架搬运伤员，采用平托法或滚动法搬动伤员，防止其脊柱屈曲。严禁使用抬头、脚或搂抱式搬

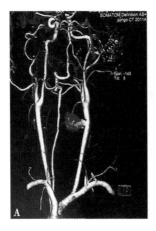
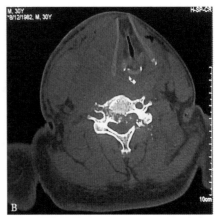

图 5-3 颈 4 椎管贯通伤

A. 右侧颈总动脉贯通伤；B. 右颈部巨大血肿形成

该类伤员较早出现呼吸循环衰竭，需要严防急性呼吸衰竭、控制大出血、积极
抗休克。但在战场环境下，检伤分类属于期待治疗。

动，以免搬运造成或加重脊髓损伤。在早期治疗和专科治疗阶段，对开
放性脊柱、脊髓伤，应尽早做伤部软组织清创，必要时做脊髓减压术。

对伤员应进行详尽的检查，包括神经系统检查、X 线片、CT 扫描
及 MRI 检查，以了解脊柱和脊髓损伤情况、是否有异物等。首选全脊
柱 CT 检查，确定损伤的类型和部位；有条件时可行 MRI 检查以明确
脊髓等损伤情况，但必须在 CT 或 X 线片提示伤员体内无金属异物后再
实施。

闭合性脊柱爆炸伤根据脊柱稳定性、是否合并截瘫等确定治疗方
案：①对稳定性脊柱骨折，选择保守治疗，对不稳定性脊柱骨折，选择
手术治疗，脊柱稳定性的重建手术应在后方医院进行，实施时机为伤后
3 ～ 7 天；②对于脊柱、脊髓损伤导致的完全性截瘫，不需要早期减压，
脊髓减压、脊柱稳定性的重建手术可以在后方医院进行，实施时机为伤
后 3 天内；③对于脊柱、脊髓损伤导致的不完全性截瘫，如果神经功能
进行性恶化，则有急诊减压指征。

手术探查适应证为脊髓损伤症状进行性加重或截瘫症状无好转者、
有蛛网膜下腔阻塞或脊髓受压症状者、有骨折片突入椎管内压迫脊髓
者，手术实施最佳时机为伤后 6 小时内；对神经功能稳定的不完全性瘫
痪伤员应实施脊髓减压、脊柱骨折内固定术，实施最佳时机为伤后 24
小时内。

对开放性脊柱、脊髓伤，应行清创术、缝合或修补硬脊膜，实施最

佳时机为伤后 6 ～ 8 小时。

2. 脊柱爆炸伤损害控制术式

（1）脊柱、脊髓开放伤清创术：包括脊柱伤道清创和椎管内清创减压。对弹道通过椎管者，应行椎板切除、椎管内清创。对于弹道清创切口与椎管探查切口不是同一伤口者，应先做弹道伤口的清创，另行椎管探查切口做脊柱与椎管的清创，术毕缝合切口，放置负压引流，而原弹道伤口予以开放（图 5-4）。

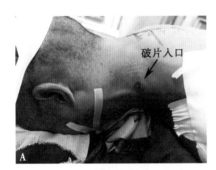
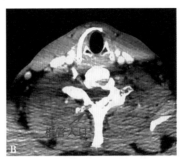
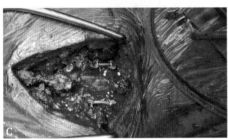
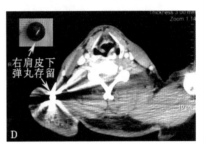

图 5-4　弹道清创切口与椎管探查切口不一致的处理

A、B、C. 破片入口位于左颈部，致颈 7 椎管贯通伤后存留于右肩皮下；D. 物弹道与椎管探查切口不是同一伤口，硬脊膜完整为切线伤，硬膜下少量血肿。

椎管减压后钉棒系统内固定，缝合切口放置负压引流，而原弹道入口简单清创予以开放

如硬脊膜完整，无血肿压迫，则不必切开硬脊膜探查。术中探查发现脊髓肿胀、张力大于正常时，可做硬脊膜切开术，以解除对肿胀脊髓的约束，减低脊髓内压，改善其血运。注意：①硬脊膜切开范围应略长于肿胀范围，两端均有脑脊液流出为宜，若切口太小有形成脊髓疝的危险，可加重脊髓损伤；②对脊髓肿胀不太严重者应保留蛛网膜，以防发生术后脊髓粘连；③在有切开适应证时，越早切开越好。

对硬脊膜穿透伤者，应扩大伤口清除血块、碎骨片、异物等，严密缝合或修补硬脊膜，并用脊柱旁肌群保护，硬脊膜外可放置引流管，24 ～ 48 小时后拔去；以纱布填充伤口，开放引流，术后根据伤口清创

程度，对皮肤和皮下组织行延期缝合或二期缝合。

脊髓切开术即自脊髓背侧正中切开脊髓直达中央沟，清除聚集于脊髓内的液体和血液，有利于肿胀消退。适应证为：①临床神经学表现为完全性截瘫者；②根据 X 线表现及临床体征判断为非横断性损伤者；③术中探查见硬脊膜囊完整，切开硬脊膜时见脊髓肿胀、蛛网膜下腔消失，脊髓表面血管存在，其他实质较硬，张力增高者；④伤后数天或数周，脊髓内囊肿形成者。

脊髓不完全损伤时一般不发生中央坏死，不需行脊髓切开；对脊髓横断者，脊髓切开无治疗作用。在有脊髓切开适应证时，越早切开越好，即在脊髓损伤后早期肿胀时予以切开，一般认为应在损伤后出现感觉功能完全丧失后 24 小时内施行。当脊髓内囊肿形成时表明脊髓中央已发生坏死液化，此时切开可能为时已晚。

金属异物取出术适用于：①异物位置表浅可触及或异物直径在 1.5cm 以上者；②异物引起局部疼痛，根性神经痛或肢体功能障碍者；③异物直接压迫脊髓者；④异物引起感染或形成瘘道者；⑤异物存留引起严重精神负担，而取出异物在技术上不十分困难者。原则上越早取出越好，最好在初期清创时取出异物，但在取出有困难、勉强取出会加重损伤、全身情况不允许及医疗条件差时，可延期或二期手术取出异物。对深在的不影响脊髓功能的金属异物，不必勉强寻找。

（2）椎管减压术：对具有椎管减压术指征者，可在清创的同时，进行椎管减压及脊柱内固定；闭合性脊柱损伤牵引复位也是神经减压的最好措施之一，若牵引和手法复位不成功或牵引过程中神经症状加重，则采取手术开放复位。

前路减压术适用于脊髓损伤伴有椎间盘突出或碎骨块突入椎管压迫脊髓前方导致运动功能丧失、感觉功能尚存者，多用于颈髓损伤。

侧前方减压术适用于胸椎或胸腰椎损伤，从椎管前方压迫脊髓者。术中应避免器械直接进入椎管内操作，以免加重脊髓损伤。

后路椎板切除减压术适用于椎板骨折下陷或脱位前移压迫脊髓后方者；原有颈椎病、椎管狭窄或强直性脊柱炎，脊髓受压症状迅速恶化者；腰椎骨折脱位或疑有马尾损伤者；有硬脊膜外出血，需行血肿清除者；不完全性损伤在观察过程中进行性加重者；闭合牵引复位后症状无好转，经检查椎管内仍有来自后方的骨折片和软组织压迫者；在开放复位时发现椎板、棘突损伤严重，碎骨片进入椎管或有进入椎管的危险性时，应同时做椎板切除减压；锐器或火器伤，疑有椎管内致压物者。

脊柱脊髓火器伤导致深部组织污染，特别是椎体或椎间盘火器伤，对污染的骨或软组织进行彻底清创非常困难，而且椎管内污染因需要尽量多保留神经组织，也不容易彻底清创。一旦感染则后果严重，处理困难。因此除做好清创术和处理好伤口外，应大剂量、联合应用有效抗生素，预防及控制感染。同时行支持疗法如营养、饮食、输血等，以改善全身情况，并加强护理以预防截瘫后并发症。注意预防破伤风。

七、骨盆爆炸伤损害控制外科

（一）骨盆爆炸伤病理生理

爆炸伤可导致骨盆部损伤。在伊拉克和阿富汗战争中，用简易爆炸装置（IED）对技术改进战术车辆的攻击，导致钝性骨盆损伤的发生率约为0.24%。国际红十字会对五个不同战区的数据进行统计，结果显示在几次战争中骨盆和臀部伤的发生率为8.2%[3]。穿透性骨盆伤的伤员并发大血管损伤的可能性是27%～29%，是钝性伤的8倍；穿透性骨盆伤的空腔脏器伤发生率为57%，近6倍于钝性骨盆伤（10%），但实质脏器伤只有钝性伤的2/3（分别为55%和81%）；钝性骨盆伤伴心肺和头部伤更为常见（分别为84%和68%），穿透伤时心肺和头部伤发生率稍低（分别为57%和45%）[4]。

骨盆部战伤是最具有代表性的多发伤，会较早出现血流动力学不稳定和多脏器功能损害，伤员死亡率可达5%～20%。而战争中开放性骨盆损伤更常见，死亡率甚至达到30%～50%。即使伤员存活，也会伴有严重残疾或盆腔感染。伤后第一个24小时内死亡的伤员半数以上是急性失血的结果，其他则可能死于继发的感染。

（二）骨盆爆炸伤救治

1. 骨盆爆炸伤损害控制策略 战场环境下对骨盆爆炸伤伤员的救治应尽量在"时效救治"期内进行，在不同阶段采取不同的救治策略和技术，延长存活时间，直到最终挽救伤员生命。

在战（现）场急救时，对于开放性骨盆损伤应尽快（10分钟内）应用止血复苏措施（包扎、填塞等）。在紧急救治环节，30分钟内使用非侵入性的骨盆带稳定骨盆[5]，120分钟内需要实施损害控制外科干预，包括骨盆填塞、血管结扎或介入止血，处理伴随的重要脏器损伤，以外支架固定骨盆骨折。在早期治疗环节，宜6小时内实施清创，控制空腔脏器污染，尽早应用抗生素（最好在伤后3小时内）[6-8]。

2. 骨盆爆炸伤损害控制术式 对开放性骨盆骨折，要求立即控制出血、积极并彻底清创、稳定骨盆，必要时行结肠造口，以减少排泄物污染伤口的风险。钝性伤致骨盆骨折合并低血压（SBP≤90mmHg）并伴有需大量输血（伤后 6 小时内需 4 ~ 6U 或以上的浓缩红细胞）、明显碱缺失（≤-6mmol/L）或两者兼有，即为血流动力学不稳定骨盆骨折。

开放性和钝性骨盆损伤，经过容量复苏、纠正凝血障碍、控制骨盆以外来源的出血和骨折临时骨盆固定后，血流动力学仍不稳定时，则应实施损害控制手术以控制骨盆出血和稳定血流动力学，包括骨盆外固定支架、腹膜后盆腔填塞及动脉栓塞等。紧急手术探查止血时可结扎双侧髂内动脉，若发现髂内静脉破裂时应一并结扎。但对损伤的髂外动脉则不能结扎，应修补缝合、临时使用人造血管分流或使用硬质硅胶管连通两断端。若仍无法控制出血，则考虑急诊行清创性半骨盆切除术。有条件时行血管造影栓塞术。

（1）快速控制出血

1）处理开放性伤口：遇开放性骨盆骨折时，应立即清创、填塞、缝合伤口，控制出血（图 5-5）。

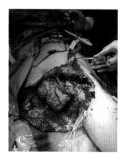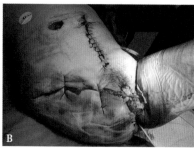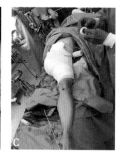

图 5-5 开放性骨盆骨折
A. 创腔填塞、结扎止血；B. 紧急闭合；C. 压迫伤口

2）迅速稳定骨盆环：对于骨盆骨折，不管用什么方法（骨盆带、沙袋、骨盆外固定或军用抗休克裤），应迅速实现骨盆稳定。推荐用骨盆带、被单、三角巾或多头绷带捆绑稳定骨折：在股骨大粗隆水平用被单或骨盆带捆绑，将膝踝绑在一起纠正下肢外旋，或将伤员的双下肢内旋有助于封闭骨盆环，减少出血和疼痛，在透视时不需要去除被单或骨盆带。还可应用其他非有创性的方法（牵引、抗休克裤和真空夹板）进行急诊骨盆固定。

3）骨盆外固定支架固定[9]：只要生理情况容许，应尽早移除无创骨盆外压迫装置，更换为骨盆外固定支架，提供最直接快速的骨盆稳定。骨盆外支架固定是开放性骨盆骨折首选的治疗方法，是控制静脉丛和折端出血的最佳方法，固定后可稳定骨盆环防止凝血块脱落，可使折端挤压促凝血块形成，并限制盆腔和后腹膜间隙容积，减低休克发生率和死亡率（图 5-6）。手术要点：①在髂前上棘后方以拇指、示指触摸髂骨翼的内外皮质，在局麻下做皮肤切口安置骨盆外固定支架；髂前上棘后方 2～4cm 处骨质较佳，可插入的螺钉数量最多，并可以避开股外侧皮神经；②仅适当缩小骨盆容积，不做骨折复位；③在没有电动工具、没有透视辅助的情况下，也可以放置骨盆固定器。可以将钝头半螺纹桑氏钉固定于 T 形手柄夹具中，敲击切入髂嵴并旋转植入内外板之间，如此桑氏钉一般会顺髂骨内外板之间走行而不会将其大幅刺穿。

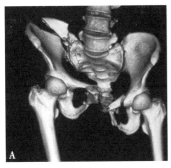
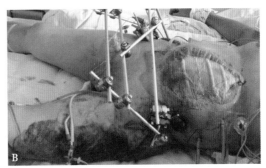

图 5-6　骨盆骨折外固定支架应用

女性，46 岁，车祸致多发伤：胸腹联合伤。A. 骨盆开放性骨折伴骶髂关节脱位；B. 重度失血性休克，行损害控制剖腹术，在髂嵴安置外固定支架提供最直接快速的骨盆稳定

4）腹膜外骨盆填塞术：对于骨盆骨折血流动力学不稳定者、骨盆环毁损出血低血压者、使用 C 形钳的血流动力学不稳定者、栓塞后仍出血者等多种情况下的严重骨盆部损伤，填塞是控制出血的有效策略[10-13]。以外支架固定骨盆环后，结合对盆腔内直接加压形成加强的容积压迫效应，可以最大化控制出血，对静脉出血可起到立竿见影的效果，并优于动脉出血的止血效果，也可作为动脉栓塞的筛选手段。

一般采取下腹正中切口，向下至耻骨联合上 1 指，长约 8cm，经腹膜外膀胱间隙到骶前，以三块盐水大纱布进行填塞，第一块置于骶髂关节下方，第二块压迫骨盆窝中部，第三块填入耻骨后窝，再将膀胱拉向对侧，填塞另外一侧。填塞后感染风险增加，故填塞物应在放置 24～48 小时后取出或在"二次探查"时更换（图 5-7）。原则上不应经腹腔内打开腹膜后血肿，除非腹膜已经破裂或其他方法均无效时。

5）髂内动脉结扎：经过填塞仍然无法控制出血时，可考虑结扎双侧髂内动脉，但效果亦不确定[14]。

6）急诊半骨盆切除术：骨盆部毁损性损伤等需要行规范或不规范的急诊半骨盆切除术，但手术创伤大，死亡率高。

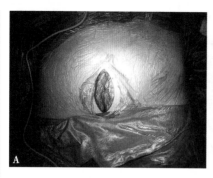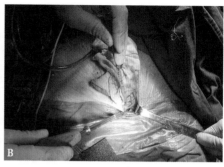

图 5-7　腹膜外骨盆填塞术

填塞是控制出血的有效策略，尤其不具备血管造影条件时。填塞应结合其他骨盆稳定技术，以最大化控制出血。A. 下腹正中纵行切口；B. 将填塞的大纱布尾端露于切口处

7）血管造影介入止血[15]：适于经积极复苏、骨盆固定和骨盆填塞后血流动力学仍不稳定者，排除非骨盆来源出血者，或 CT 发现造影剂外溢者。对血流动力学不稳定的伤员，介入栓塞是控制动脉出血的标准方法和有效手段，但在战场通常不具备这样的条件。双侧栓塞不影响性功能，臀肌坏死可能与直接损伤和长期制动相关。

8）复苏性腹主动脉球囊阻断术（resuscitative endovascular balloon occlusion of the aorta，REBOA）：严重大出血时，伤员对复苏无反应的极端情况下，REBOA 快速止血是一种有效替代主动脉钳闭的革新技术，熟练者可在 6 分钟完成手术，为后续确定性止血（血管造影或手术探查）赢得时间。使用时应注意尽量缩短球囊阻断时间以减少对下肢等的缺血性损害，时间不应超过 60 分钟[11]。

（2）早期清创控制空腔脏器污染：骨盆损伤时常合并有泌尿系统、小肠、结肠、直肠和肛管损伤，极易发生感染，因此伤后 6～8 小时清创至关重要。

1）伤口清创：暴露和评估伤口及深层结构，去除明显的污染，清除嵌入的异物，切除失活组织。冲洗伤口，推荐使用不添加任何药剂的生理盐水、无菌水或饮用水，低压 [5～10psi（1psi=6.895kPa），如用球囊注射器冲洗[16]，基于伤口的大小、部位和深度等，一般需要 3～9L 冲洗液。术后敞开伤口，严禁一期缝合。用盐水纱布填充伤口，以清洁干燥的敷料包扎；可使用负压吸引治疗。随访 48 小时，损伤后 3～5 天在没有感染的情况下缝合伤口，如果存在感染表现，重复清创步骤，在下一个 48 小时，重新探查和包扎换药。

2）剖腹探查控制空腔脏器污染：肠损伤需要早期手术探查、修补、造口和引流，全身辅以抗感染和支持疗法。

3）伴尿道损伤行耻骨上膀胱穿刺或造瘘术：膀胱、尿道伤有尿潴留时，先试用导尿管导尿，将导尿管留置并妥善固定，随伤员后送；不成功时避免反复试探，以免加重损伤和形成假道，应立即改做耻骨上膀胱穿刺术或膀胱造瘘术排尿。

骨盆爆炸伤术后需预防感染、破伤风，输注血液制品，实施损害控制性复苏，防治致命三联征。

八、四肢爆炸伤损害控制外科

（一）四肢爆炸伤病理生理

一型爆炸伤引起的创伤性肢体离断是伤势最严重的表现之一，伤员常位于爆炸中心 1 米的范围之内，伤员存活率不到 1.5%[17]。在恐怖自杀式袭击中，11% 的直接死亡的人员存在创伤性肢体离断。二型爆炸伤最常见的损伤部位是肢体，常导致严重出血而需要紧急止血。三型爆炸伤主要累及肌肉、骨骼等。

（二）四肢爆炸伤救治

1. **四肢爆炸伤损害控制策略** 严重的长管状骨开放性骨折、四肢大血管损伤持续出血、肢体广泛软组织损伤、肢体挤压伤合并骨筋膜室综合征、肢体严重毁损伤和肢体离断伤等是常见的四肢爆炸伤，常可直接危及生命，也可作为严重多发伤的一部分加重脏器功能损害，进而引起严重的并发症，须遵循损害控制策略实施紧急手术处置。

2. **四肢爆炸伤损害控制外固定支架术**

（1）骨折损害控制原则：严重多发伤时，早期固定长管状骨骨折是防止并发症的最佳策略，在全身状态允许的条件下，越早手术越好，采用最快的同时也是损伤最小的骨折处理方法，即长骨骨折外固定，控制骨折部位的持续出血，待伤员状态稳定后行修复重建手术，称为"骨科损害控制"（orthopedic damage control），可降低 ARDS、脂肪栓塞、肺炎、多器官功能障碍综合征、血栓栓塞等并发症的发生率，并便于护理和转运[18-19]。

外固定支架技术具有多方面的优越性：①操作简便、迅速，创伤小，利于批量和危重伤伤员的救治；②固定针远离骨折部位，不增加火器伤口内异物，不加重骨折部软组织损伤；③便于创面的护理；④固定稳妥，可用于血管损伤修复术后骨折的固定；⑤对骨缺损及粉碎性骨折，可有效维持肢体长度；⑥具有体外可调节性，既可调整骨折对位，又可调节固定强度，实现骨折早期的坚强固定与后期的弹性固定；⑦可早期恢复非固定关节的功能锻炼。单边多功能外固定器操作更为简单，

笔记

更利于战伤骨折的救治。这种技术的微创性也最大限度地减少了感染的风险。

（2）外固定支架技术要点：Schantz 钉需从安全区域插入，避开神经血管结构、开放性伤口、骨折和血肿。上肢长骨置钉的安全区包括肱骨近端前外侧面、肱骨远端近肘部关节的外侧面、尺骨的皮下缘；下肢长骨置钉的安全区包括股骨前外侧面、胫骨前内侧面和跟骨结节。可通过电钻置钉，也可不用电动工具以 T 形把手手动钻入。Schantz 钉应钻透并固定住双层骨皮质，透视有助于确保正确的插入位置与深度。需要最少两组固定针来控制长骨 / 肢体残端，每组两枚。插入并固定好两组固定针后，复位骨折，使用固定夹具将两组固定针串联至合适长度的固定杆，将夹具、固定杆、Schantz 钉拧紧固定。如果条件允许，在 X 线辅助下完成。为增加稳定性，尽可能多的增加固定杆（图 5-8）。

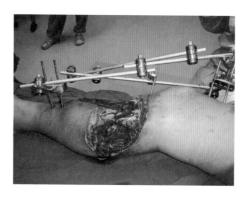

图 5-8　外固定支架
胫骨内侧面位于皮下，全长穿针均安全，皮骨质非常致密，插入固定针后稳定性极佳

3. 爆炸致周围血管伤处理　在第一、二次世界大战时，外周血管损伤的标准治疗方式是结扎血管，截肢率为 49%[20]。1950 年，朝鲜战争时广泛开展的血管吻合或移植术，使截肢率降低到 13% 以下[21]。1960 年以后，随着显微外科技术的不断发展，血管吻合的成功率已经超过 95%，挽救了许多伤者的生命。在阿富汗和伊拉克战争中，则进一步发展了临时血管分流术，后续行确定性的血管修复，兼顾了保命和保肢[22-23]。对于此类血管损伤，救治时应权衡血管结扎术和临时血管分流术两种损害控制手术的利弊，始终牢记生命第一、肢体第二的原则。在面对严重生理紊乱和濒死状态时，动脉干结扎是血管确定性修复的一种重要选择；而条件允许时，实施临时血管分流术可延长损伤肢体的救治时限，利于后续确定性的血管修复。

（1）周围血管伤损害控制策略：爆炸伤常导致严重多发伤，伤者病情往往不稳定，急性血管损伤的处理需遵循损害控制原则。在资源有限的情况下，是行暂时性手术还是确定性血管修复，需要手术医师进行合理的判断。对可修复的肢体大血管伤，宜在伤后 3 小时内行临时性血管分流术，12 小时内应完成损伤血管修复；有条件时，清创后争取吻合或缝合；如无条件也可行临时性血管结扎，但在伤后 4 小时内应完成损伤血管修复；在面对严重生理紊乱和濒死时，动脉干结扎也是血管确定性修复的一种重要选择。血管结扎可导致筋膜间隔综合征、截肢，颈内动脉结扎可带来偏瘫的危险，应予高度警惕。对不影响肢体存活的非主要血管可予结扎，未损伤的主要伴行静脉不能结扎。在战场环境下，为处理其他危及生命的损伤，对损伤静脉行结扎术是安全有效的选择。

所有外科医师都需要熟悉血管分流术的使用，将其作为稳定危重伤伤员的一种手段，然后将伤员后送，使其得到连续性治疗。理想的救治方式是结合可利用的医疗资源，遵循预先规划的特殊救治流程，即前线外科手术队或野战医院进行血管分流术、后方医院进行确定性修复或血管重建的分级救治策略。

（2）暂时性血管分流术：无法进行正式的血管修复时，尽快应用暂时性血管分流术可减少热缺血时间，延长挽救肢体的时间窗，增加挽救肢体和恢复功能的可能性，肢体挽救率为 92% ～ 95%。也利于在处置其他危及生命的躯干或头部损伤的同时，维持肢体灌注直至进行最终血管修复。

美国在阿富汗和伊拉克两场战争中的伤员救治经验表明，临时血管分流术相关的早期并发症罕见，伤员跨大陆空中后送情况下，没有观察到较长时间暂时性分流留置（长达 12 ～ 24 小时）相关的并发症，在不使用肝素的情况下，保持血流通畅的时间长达 24 小时。用于分流近心端、较粗大的动脉时，4 ～ 6 小时的通畅率近 90%。

实施暂时性血管分流术的步骤：①肢体损伤血管探查。可在做好止血措施条件下松解止血带，清创，找到损伤主干血管。②血栓切除和恢复远端血供。将分流管插入断裂血管以桥接远端血流，维持肢体存活（图 5-9）。③筋膜切开减压。肢体灌注恢复后，再灌注损伤常导致肢体骨筋膜室综合征，建议在对受伤肢体进行血管修复后进行预防性筋膜切开术，基于类似原因，在实施临时血管分流术的同时，也应考虑预防性筋膜切开术（尤其是在预计延长医疗后送时间的情况下）。血管修复后，可用肌肉覆盖，不可暴露。皮肤和皮下组织留待延期缝合。术后肢体予以制动，适当抬高。

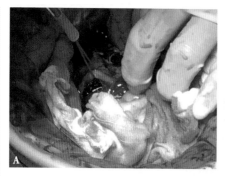
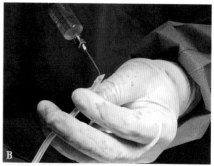
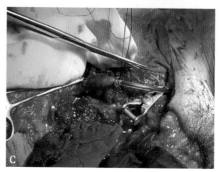

图 5-9　暂时性血管分流术

女性，31 岁，大客车后轮直接碾压右髋部致开放性骨盆骨折、左侧髂外动脉断裂，失血性休克Ⅲ级。A. 肢体损伤血管探查；B、C. 行临时血管分流术－以输血管桥接动、静脉

4. 挤压伤和骨筋膜室综合征处理　爆炸导致的破片损伤、建筑物倒塌压伤、伴随上下肢骨折、血管损伤甚至冲击波的影响都有可能导致或促进骨筋膜室综合征的发生。挤压伤和骨筋膜室综合征是常见的爆炸损伤。

（1）挤压伤和骨筋膜室综合征处理损害控制策略：挤压伤的救治重点是解除挤压，制动，避免受挤压部位组织坏死，防止休克及急性肾损害。骨筋膜室综合征的紧急治疗应包括以下几个方面：及时吸氧，长时间的运输需要夹板固定，不能使用冰敷或抬高伤肢，液体疗法和镇痛。如果有必要，可以在现场进行筋膜切开。挤压伤的早期外科救治包括清创、纵行切开深筋膜减压。对无成活可能伤肢应行截肢术。

骨筋膜室综合征的治疗是紧急筋膜间室切开术。同样伤情，和平时期筋膜切开术远低于战争时期的手术数量。其原因是和平时期有可靠的连续检测和反复的检查，而且如果有必要可立即手术。战争时期伤员后送时很难连续监测症状和体征，对插管、昏睡或者被阶梯后送的伤员来说，检查通常是不可能或不可靠的，这些情况下更可能需要预防性筋膜切开术。血管损伤结扎或修复后常规也要求筋膜切开术。筋膜切开术并非完全有益，常会导致感染、治疗时间延长、术后义肢选配更加复杂等。故在实施手术前不能缺少考虑与判断。若患者四肢状况相对良好，各项检查均显示正常，可不行筋膜切开术。

（2）筋膜切开术：切开皮肤后，覆盖在肌肉上的筋膜及受损区域都很好辨认。分离筋膜后，使用剪刀或任何尖锐的工具，沿肌腹纵向切开筋膜。应避免采用小的切口，受累的筋膜间室的完全减压是成功的关键。小切口、看起来微创的结局是不可避免地再次手术以充分减压，并可能需要对坏死肌肉行清创术。术后根据条件灵活处理伤口。筋膜间室切开后应用负压封闭引流技术可显著缩短伤口关闭的时间（延迟缝合或皮肤移植），与不使用负压封闭引流技术相比，手术时间分别为 6.7 天和 16.1 天。应每 48～72 小时行切开筋膜的灌洗和清创，直到延迟关闭或皮肤移植。

大腿有 3 个筋膜间室：前间室（四头肌）、中间室（内收肌）、后间室（腘绳肌腱）。大腿减压的切口沿着大腿外侧从大转子到股骨外上髁延伸。筋膜剥离后必须切开髂胫束并且翻起股外侧肌肌间隔减压前间室。然后切开肌间隔减压后间室，此时应避免使筋膜的切口离股骨太近，因有多支穿动脉从后向前穿过肌间隔沿骨走行。沿前内侧动脉从腹股沟到膝上做一单独的切口减压内收肌。

小腿有 4 个筋膜间室，双切口技术为四个间室提供了可靠减压。外侧切口位于胫骨嵴和腓骨之间，从膝关节下数厘米到踝关节，减压前和外侧间室，纵向切开间室全长直到肌肉变软，应小心保护表面腓浅神经，它从外侧肌间隔后方向前穿过肌间隔。然后在胫骨后方 2cm 处做后内侧切口，显露后侧浅间室，牵开比目鱼肌可探查深间室。

前臂有 3 个筋膜间室，前臂骨筋膜室综合征需要两个切口切开实施减压。前臂掌侧曲线切口自肘窝到掌部大小鱼际之间，应减压浅筋膜、深筋膜和腕管。如果背侧肌间隔仍然紧张，在前臂背侧做纵向切口，以减压伸肌间隔。

上臂发生骨筋膜间室综合征的概率比前臂小，可以通过三角肌插入到外上髁的外侧皮肤切口实现上臂的减压。上臂有两个筋膜间室，小心地分离较大的皮肤神经，尤其是从后筋膜到前筋膜在筋膜下穿过肌间隔的桡神经。

5. 肢体毁损伤和创伤性截肢处理技术 肢体毁损伤和创伤性截肢最常见于爆炸伤，尤其是地雷爆炸伤。其损伤范围大、污染程度重，是最严重的肢体损伤。爆炸导致的肢体毁损伤会导致大量出血，从而很快危及生命。通常使用止血带即可有效止血，应早期使用。由于残端损伤血管收缩和栓塞，将远段已毁损的肢体切断解脱后残端直接加压包扎也多有效，且更便于转运。

（1）肢体毁损伤和创伤性截肢损害控制策略：损害控制原则同样适用于爆炸导致肢体毁损伤和创伤性截肢，应确定手术时机或优先顺序。以地雷伤为例，大多数地雷伤具有多发的特点，其损害不仅仅是肢体的离断和毁损，还有其他部位的损伤，如胸腹腔内出血，心脏、肺、脑挫伤等。因此损伤肢体的截肢按第二优先顺序（优先处置）进行，应在重要生命器官功能稳定后，以及其他部位的紧急处置手术完成后进行。如果存在使用止血带无法控制的肢体出血的情况，截肢应作为抗休克治疗的一部分，则需要按紧急处置的顺序安排手术。其他小组在进行躯干或头颅手术的同时，可以对伤肢进行手术。这种方式既可以节约时间、资源，又能让患者快速完成手术并进入 ICU。

损害控制截肢术以正常组织的最低平面为截肢平面，开放截肢并尽量保留肢体长度。其目的是控制出血、稳定患者，为后期的清创和重建创造条件。最终的截肢平面和确定性治疗应在后方医院完成，不应在战区内进行。

（2）肢体毁损伤和创伤性截肢技术：所有的肢体毁损伤或者创伤性截肢均需要使用止血带，去掉野战止血带前尽量在其近端使用气囊止血带止血，或将野战止血带包括在消毒范围内，有助于在替换止血带期间减少出血量。由于爆炸伤造成的肢体损害范围可能远远超过皮肤损伤范围，因此术前皮肤准备范围应包括整个肢体。爆炸伤时，尤其是地雷爆炸伤时，冲击波将污染的碎片沿筋膜层向近端推挤，因此清创时可能需要顺肢体纵轴延长切口，以便彻底清除污染异物和切除失活组织，包括坏死的皮肤、皮下组织或无血供的皮肤。严重污染的、毁损的、失去弹性的肌肉（通常位于皮肤回缩的平面）均应切除。严重污染的和游离的骨组织也应切除，牢记对髓腔清创。为了转送途中安全及防止大出血，应仔细解剖并可靠地结扎大血管，在最近端双重结扎；找到外周神经，在伤口中的神经使用利刀切断。

不必期待在理想平面截肢，不宜拘泥于所谓的标准截肢平面。尽量保留肢体残端长度，应以正常组织的最低平面为截肢平面。①截骨平面：通常为肌肉回缩、有软组织覆盖的平面。但在创伤性截肢中，对截骨要持谨慎态度，保留骨组织可以为软组织提供支撑、防止软组织回缩。截肢平面近端合并骨折时，应以石膏、支具或外固定支架固定，以尽可能保留残肢最大长度。②皮肤软组织：不宜拘泥于残端皮瓣类型和形状，应根据伤口和周围软组织情况决定。应尽量保留截骨平面以远的存活皮肤和软组织，便于后期重建来关闭残端伤口，增加残肢的长度，尤其在进行膝下截肢时。如小腿地雷伤后腓肠肌常常有血供可存活，可用作皮瓣、肌瓣来保留胫骨残端。

开放截肢术后，伤口敞开端出现皮肤回缩现象，进而造成伤口关闭困难。可用可吸收敷料覆盖残端，外层用纱布覆盖，行定位缝合；转运时间3天以上者，行皮牵引，以支具或石膏固定残肢，留待创面情况稳定后行延期缝合。

【常见错误】

- 没有重视颅脑爆炸伤的伤情变化，在初次 CT 检查或手术后没有及时动态、反复评估。

- 对于合并多发伤的颌面部爆炸伤患者，伤情评估只顾及专科局部问题，而忽视血流动力学是否稳定；或治疗时仅重视四肢、躯干等部位手术，错过了颌面部手术的最佳时机，影响疗效。

- 依靠胸部 X 线片或 CT 诊断张力性气胸。张力性气胸是紧急状态，应根据临床诊断，不应为等待放射学确诊而延迟救治。

- 评估时腹部无阳性发现而漏诊腹腔脏器损伤。实际上仅 80% 的腹腔积血患者出现急腹症表现，另外 20% 的患者在初次评估时表现正常，故应强调动态评估，密切观察腹部临床表现变化。

- 外支架固定操作时反复操作、透视以使骨折解剖复位，背离骨科损害控制手术的原则和目的，未认识到战场环境或伤员状态极其不稳定情况下，急救时以简单有效为原则，稳定骨折、保持主要骨折段基本对线即可。

- 追求小切口、看起来微创而未作筋膜间室的全长减压，不可避免地导致再次手术充分减压并可能需要对坏死肌肉行清创术。术者必须清楚手术区域筋膜间室的数量，所有间室都应打开，小腿后深间室常被忽略。

- 损毁肢体残端形成不规则的伤口，或者残存软组织不足以覆盖骨关节，清创时随意将其切除。为了保留肢体长度，任何形状和形式的皮肤或肌瓣均应保留，现代外科损伤性截肢重建技术中，常常使用不规则皮瓣和软组织覆盖，同时可以使用旋转或者游离组织或者皮瓣来保留肢体长度和有功能的关节。

- 外支架固定操作时反复操作、透视以使骨折解剖复位，背离骨科损害控制手术的原则和目的，未认识到战场环境或伤员状态极其不稳定时，急救措施应以简单有效为原则，稳定骨折、保持主要骨折段基本对线即可。

- 追求小切口、看起来微创而未做筋膜间室的全长减压，不可避免地导致再次手术充分减压，并可能需要对坏死肌肉行清创术。术者必须清楚手术区域筋膜间室的数量，打开所有间室，切不可忽略小腿后深间室。
- 损毁肢体残端形成不规则的伤口，或者残存软组织不足以覆盖骨关节，清创时随意将存活的软组织切除。为了保留肢体长度，任何形状和形式的皮肤或肌瓣均应保留，现代外科创伤性截肢重建技术中，常常使用不规则皮瓣和软组织覆盖，也可以使用旋转或者游离组织转移或者皮瓣来保留肢体长度和有功能的关节。

（郭庆山　孙士锦　谭　浩　谭嘉鑫）

 参考文献

[1] SCHMIDT OI, GAHR RH, GOSSE A, et al. ATLS (R) and damage control in spine trauma [J]. World J Emerg Surg. 2009, 4：9.

[2] KOSSMANN T, TREASE L, FREEDMAN I, et al. Damage control surgery for spine trauma [J]. Injury, 2004, 35 (7): 661-670.

[3] BARROS A, HASSARD T H, LIVINGSTON R H, et al. Missile-induced vascular trauma [J]. Injury, 1980, 12 (1): 13-30.

[4] BAILEY J R, STINNER D J, BLACKBOURNE L H, et al. Combat-related pelvis fractures in nonsurvivors [J]. J Trauma, 2011, 71 (Suppl 1): S58-S61.

[5] 李兵仓, 张良朝, 陈志强, 等. 榴弹爆炸时绵羊的腹部骨盆部的致伤特点[J]. 创伤外科杂志, 1999, 1 (2): 81-84.

[6] AL-ARABI Y B, NADER M, HAMIDIAN-JAHROMI A R, et al. The effect of the timing of antibiotics and surgical treatment on infection rates in open long-bone fractures: a 9-year prospective study from a district general hospital [J]. Injury, 2007, 38 (8): 900-905.

[7] POLLAK A N, JONES A L, CASTILLO R C, et al. The relationship between time to surgical debridement and incidence of infection after open high-energy lower extremity trauma [J]. J Bone Joint Surg Am, 2010, 92 (1): 7-15.

[8] BROWN K V, WALKER J A, CORTEZ D S, et al. Earlier debridement and antibiotic administration decrease infection [J]. J Surg Orthop Adv, 2010, 19 (1): 18-22.

[9] 张斌, 蒋守银, 江利冰, 等. 创伤后大出血与凝血病处理的欧洲指南(第5版)[J]. 中华急诊医学杂志, 2019, 29 (4): 429-431.

[10] COCCOLINI F, STAHEL P F, MONTORI G, er al. Pelvic trauma: WSES classification and guidelines. World J Emerg Surg. 2017, 12：5.

[11] JANSEN J O, THOMAS G O, ADAMS S A, et al. Early management of proximal traumatic lower extremity amputation and pelvic injury caused by improvised explosive devices (IEDs) [J]. Injury, 2012, 43 (7): 976-979.

[12] SMITH W R,MOORE E E,OSBORN P,et al. Retroperitoneal packing as a resuscitation technique for hemodynamically unstable patients with pelvic fractures:report of two representative cases and a description of technique [J]. J Trauma,2005,59(6):1510-1514.

[13] OSBORN P M,SMITH W R,MOORE E E,et al. Direct retroperitoneal pelvic packing versus pelvic angiography:a comparison of two management protocols for haemodynamically unstable pelvic fractures [J]. Injury,2009,40(1):54-60.

[14] DUBOSE J,INABA K,BARMPARAS G,et al. Bilateral internal iliac artery ligation as a damage control approach in massive retroperitoneal bleeding after pelvic fracture[J]. J Trauma,2010,69(6):1507-1514.

[15] TESORIERO R B,BRUNS B R,NARAYAN M,et al. Angiographic embolization for hemorrhage following pelvic fracture:Is it "time" for a paradigm shift? [J]. J Trauma Acute Care Surg,2017,82(1):18-26.

[16] PETRISOR B,JERAY K,SCHEMITSCH E,et al. Fluid lavage in patients with open fracture wounds(FLOW):an international survey of 984 surgeons [J]. BMC Musculoskelet Disord,2008,9:7.

[17] 诺曼.院前创伤生命支持[M].赵铱民,黎檀实,译.西安:第四军医大学出版社,2015.

[18] BHATNAGAR M K,CURTIS M J,SMITH G S. Musculoskeletal injures in the Afghan war [J]. Injury,1992,23(8):545-548.

[19] DEBAKEY M E,SIMEONE F A. Battle injuries of the arteries in World War II:an analysis of 2,471 cases [J]. Ann Surg,1946,123(4):534-579.

[20] HUGHES C W. The primary repair of wounds of major arteries;an analysis of experience in Korea in 1953 [J]. Ann Surg,1955,141(3):297-303.

[21] RICH N M,RHEE P. An historical tour of vascular injury management:from its inception to the new millennium [J]. Surg Clin North Am,2001,81(6):1199-1215.

[22] RICH N. Military surgery:"bullets and blood vessels." [J]. Surg Clin North Am,1978,58(5):995-1003.

[23] QUAN R W,GILLESPIE D L,STUART R P,et al. The effect of vein repair on the risk of venous thromboembolic events:a review of more than 100 traumatic military venous injuries [J]. J Vasc Surg,2008,47(3):571-577.

第六章　爆炸伤损害控制性复苏

知识点

- 损害控制性复苏的目的是恢复体内平衡，预防组织缺氧，避免或减轻凝血功能障碍发展。方法是通过监测凝血功能、限制晶体液输注、积极控制出血和输血，以恢复组织的氧合作用、避免血小板和凝血因子相对或绝对缺乏。

- 损害控制性复苏策略包括允许性低血压（成人目标收缩压为 80 ~ 90mmHg）、最小化晶体液复苏策略、立即使用等比成分血制品（止血复苏）、控制出血，以及预防 / 纠正酸中毒、体温过低和低钙血症。

- 纤维蛋白原是凝血块形成的底物。冷沉淀在大量输血时可纠正红细胞添加剂溶液和抗凝剂引起的稀释性凝血功能障碍。

- 出血得不到控制可导致并加剧致命三联征。现场应采取止血带、止血敷料、压迫装置等方法控制出血，尽快转运到具有手术能力的医疗机构。维持正常体温可减少失血量和输血。

- 使用氨甲环酸可减少纤维蛋白溶解，从而降低创伤死亡率。方法是在受伤后 3 小时内静脉注射 1g 氨甲环酸（溶于 100ml 生理盐水，10 分钟内给予），然后在 8 小时内再给予 1g。

- 重组人凝血因子Ⅶa（recombinant coagulation factor Ⅶa, rFⅦa）应被限制用于威胁生命的难治性出血。在存在致命三联征时，应在纠正酸中毒的同时使用 rFⅦa。

- 预测可能需要大量输血的四个指标包括心率>105 次 /min、收缩压<110mmHg、pH<7.25、血细胞比容<32%。出现两个因素的大量输血概率>35%，出现三个因素的大量输血概率为 70%，存在四个因素的大量输血概率则为 85%。同时注意大量输血期间应给予钙剂。

- 在早期复苏期间应限制晶体使用量（<3 升 /3h），存在凝血功能障碍风险的伤员应早期输注包括血浆和血小板在内的血液制品。血小板对于止血至关重要，早期使用可增加伤员生存率。

笔记

> ● 损害控制性复苏须充分了解可用资源，并适当使用。需要大量输血的伤员应行损害控制性复苏，并应尽早进行损害控制手术控制出血等。

损害控制性复苏（damage control resuscitation，DCR）是对失血性休克全面的、有效的管理策略，这种策略可使爆炸伤伤员从失血性休克中快速恢复体内平衡，包括通过全血或接近全血成分的输血，有限地使用晶体液以避免稀释性凝血功能障碍，在出血控制前进行低压复苏，经验性使用氨甲环酸，预防酸中毒和体温过低，血栓弹力图监测血小板功能障碍，以及快速确定性手术控制出血等方法。

第一节　损害控制性复苏概述

一、损害控制性复苏定义

损害控制性复苏概念的三个构成包括允许性低血压、最小化晶体液复苏、立即使用等比成分血制品。维持较低的血压（成人的目标收缩压为 80～90mmHg）有助于避免损伤血管凝血块脱落导致再次出血。损害控制性复苏的几个关键要素涵盖控制出血、允许性低血压、止血复苏、预防/纠正酸中毒、维持正常体温、纠正低钙血症[1]。在爆炸伤损害控制性复苏的过程中，没有监测的复苏是不恰当的复苏，没有复苏目标的监测是无意义的监测。

针对失血性休克，在院前、严峻战场和远程环境中应用止血损害控制性复苏策略救治称为远程损害控制性复苏（remote damage control resuscitation，RDCR）[2]。

（一）允许性低血压

对于未合并颅脑损伤的伤员，建议在创伤早期将收缩压维持在 80～100mmHg，直至严重出血得到控制。对于合并失血性休克和严重 TBI（GCS≤8）的伤员，建议将 MAP 维持在≥80mmHg，结合血管活性药物、脊柱制动、激素等，可以明显改善神经系统功能。

（二）最小化晶体液复苏

最小化晶体液复苏可防止进行性体温过低和血液稀释。创伤性凝血功能障碍（trauma-induced coagulopathy，TIC）是损害控制复苏的一项重大挑战，凝血功能障碍的发展是血液稀释、酸中毒、体温过低和炎症

笔记

引起的组织损伤和灌注不足的结果。随着血小板和凝血因子的消耗、pH下降、体温下降，人体形成凝块的能力受到损害。这些变化中有许多是在受伤后很早就发生的，因此需要及早识别、预防或纠正。

（三）止血复苏

立即使用等比成分血制品（浓缩红细胞、血浆和血小板以类似于全血1:1:1的比例），或直接输注新鲜全血（北约战场上，当成分血制品不足时，就地采自其他军人的血液）。积极输注血液制品的措施应在贫血或凝血功能障碍等实验室结果出来之前就用于危及生命的大出血伤员。

二、损害控制性复苏简史

损害控制复苏源自创伤外科医师的损害控制外科原理，将外科手术干预范围限制为可危及生命的伤害，并显现出可挽救生命的效果，因此发展的损害控制复苏，可与损害控制外科协同，并优先考虑可以减少损害和出血并发症发生率和伤死率的非手术干预措施。20世纪80年代形成的"损害控制外科"的概念，在1993年美国宾夕法尼亚大学的创伤治疗小组第一次明确提出了腹部创伤"损害控制"的操作规范，包括控制出血后迅速结束手术、积极ICU复苏及择期再次确定性手术。在21世纪的阿富汗和伊拉克战争中，美军战地医院的创伤外科运用这一理念创造了很多意想不到的生命奇迹。2007年美军创伤外科顾问Holcomb在总结过去文献的基础上进一步提出了损害控制性复苏的概念，损害控制性复苏包括3个主要策略：允许性低血压、止血性复苏和输血策略，其目的是减少出血、改善凝血，特别是对于大出血伤员有益。

以系统的、基于团队的方式进行损害控制性复苏的方法是救治伤员的重要组成部分。医疗错误最常见的原因是领导效率低下、沟通不畅及缺乏情境意识。长期以来，建议人员进行非技术技能培训，例如团队合作、压力管理、决策和沟通，可以提高伤员护理质量和伤员安全。损害控制性复苏一直在改变，随着对创伤的生理学和凝血功能障碍的理解，爆炸伤伤员损害控制性复苏的初始管理必将得到持续改善。

第二节　爆炸伤损害控制性复苏基础

现代手术技术和复苏策略的改进使严重爆炸伤伤员得以存活足够长的时间，以至于表现出生理学上的极端紊乱，即体温过低、酸中毒和凝血功能障碍的三联征，被称为"致命三联征"[3]。三联征各个因素之间存在复杂的联系，彼此互相加重，可构成恶性循环，进而导致进行性代谢功能衰竭和死亡。酸中毒和体温过低会加剧凝血功能障碍，其中酸中毒降低了凝血因子的酶活性、消耗了纤维蛋白原并减少了循环血小板的数量。体温过低是失血性休克伤员死亡的独立危险因素，在核心温度<34℃时，凝血功能受损。致命三联征强调了凝血功能障碍与酸中毒和体温过低的关系，伤员最初可能表现出出血倾向，但在随后数小时内便转变为高凝状态，并有发生血栓栓塞并发症的风险。致命三联征在伤员病程的早期就很明显，并且是采取损害控制策略的触发因素。

一、体温过低及其诊断

体温过低（hypothermia）是指人的体温降到35℃以下的状况。正常人的体温是由大脑皮质和下丘脑体温调节中枢（下丘脑后区的产热中枢，下丘脑前区的散热中枢）管理，并通过神经、体液因素调节产热和散热过程，保持产热和散热的动态平衡，所以正常人体有相对恒定的体温。成人清晨安静状态下的口腔（舌下）温度波动于一个小的范围（36.3～37.2℃），且不同个体的正常体温略有差异。

（一）体温过低病理基础

核心体温的降低会增加失血性休克伤员的死亡率，体温过低会对止血途径中凝血因子的酶特异性常数和血小板活性产生很大的负面影响。温度每降低1℃，凝血因子的活性降低约10%～15%，稀释或消耗会降低凝血因子的活性。抗凝剂、组织因子途径抑制剂、抗凝血酶和蛋白C的活性也会因体温过低而改变。体温过低通过抑制血管性血友病因子-血小板糖蛋白Ⅰb-Ⅸ-Ⅴ的相互作用对凝血有重要的作用。血栓弹力图（thromboelastography，TEG）或旋转式血栓弹力计可以在伤员的实际核心温度下进行监测，例如，血栓弹力图可能表现为R时间（酶反应时间）延长，较高的K值（凝块形成速率）和较低的α角（凝块形成时间）。低温介导凝血时间和凝血速率抑制与出血介导的凝血强度降低协同作用，这在一定程度上解释了由于核心体温降低而导致凝血功能障碍的严重恶化。高纤维蛋白溶解被认为是低温介导的凝血功能障碍的一种潜在机制。

在低血容量伤员中，轻度体温过低可能会增加心输出量和氧气需求，而中度或重度体温过低可能会降低心肌收缩力和心输出量。体温过低引起的传导异常，可能在心室颤动之前出现心律不齐，从而加剧心输出量的减少。体温过低的伤员更易发生室上性心律失常，尤其是重度体

笔记

135

温过低伤员通常出现心房颤动。

出血伤员的新陈代谢显著降低，热量产生减少，从而限制了被动复温。外部重新加热有助于防止热量损失，但实际上不会将热量传递给伤员。输注室温的液体或未加热至体温的血液制品会使体温过低持续恶化。伤员需要产生额外的 16kcal 才能将 1L 室温（21℃）晶体液加热到 37℃。如果伤员由于休克减少了氧气消耗而无法产生额外的热量，那么输注 1L 室温液体相当于损失 16kcal/L 的热量。

（二）体温过低诊断

1. 体温的测量　人体的外周组织即皮肤、皮下组织和肌肉的温度称为表层温度，其受环境影响大，不稳定。而机体深部（心、肺、腹腔等）的温度称为深部温度，比较恒定。体温则是指机体深部的平均温度，也称核心温度（core temperature）。临床上常用口腔温度和腋下温度来代表体温。直肠温度的正常值在 36.9 ~ 37.9℃，腋温正常值在 36.2 ~ 37.2℃。

2. 体温过低的临床表现　爆炸伤后体温过低的临床表现根据机体对体温的调节反应的不同而有不同的表现。

在体温降低初期，机体一方面增强代谢，增加产热量，以维持机体的核心体温，表现为心率加快、血压上升、呼吸频率增加、肌肉收缩、寒战；另一方面表现为外周血管收缩、毛孔关闭、停止排汗，以减少散热。如体温继续下降，四肢皮肤温度逐渐降低，可出现皮肤发凉、苍白，而后核心体温下降。当直肠温度降至 33℃时，寒战停止、肌肉活动减少、关节和肌肉发硬、大小便失禁、血压下降。当直肠温度降至 30℃时，伤员表现为知觉迟钝、昏迷，进入衰竭期。

随病情发展，以及体内能源贮备耗尽，体温将继续下降，机体各个系统都由代偿期进入衰竭期。随着体温的不断下降，伤员可出现疼痛性发冷、知觉迟钝至痛觉丧失、意识模糊、意识丧失至深昏迷，逐渐呈假死状态，最后死亡。体液由血管内移至组织间，血液浓缩，同时外周血管收缩，循环阻力增大，冠状动脉血流降低，心输出量减少，血压下降，心率下降，出现传导阻滞甚至心室颤动等。随着体温下降，呼吸中枢受到抑制，伤者可出现呼吸变浅变慢，以至呼吸停止。肾血管痉挛，肾小球滤过压下降，如持续过久，可导致代谢性酸中毒、氮质血症及急性肾衰竭。

3. 体温过低诊断　结合爆炸伤受伤史、大量出血、体温测量结果即可诊断。体温的测量一般测腋下温度，或者直肠温度。一旦明确诊断，应警惕常伴发的致命三联征。

二、凝血功能障碍及其诊断

TIC 是由严重创伤导致的组织损伤引起的、机体出现以凝血功能障碍为主要表现的临床综合征，多发生于严重爆炸伤早期，对预后具有重要影响，须尽早识别、及时处理[4]。体温过低是创伤性凝血功能障碍的独立危险因素，其诱发的酸中毒和凝血功能障碍可进一步加重凝血功能障碍，致使凝血功能障碍出现更早、病情更重。

（一）创伤性凝血功能障碍的病理基础

爆炸伤伤员中，出血未控制及创伤性凝血功能障碍是潜在的、可预防的首位死因。凝血功能障碍的机制主要包括以下 4 种假说：①弥散性血管内凝血（disseminated intravascular coagulation，DIC）- 纤溶假说；②活化蛋白 C 假说；③多糖 - 蛋白质复合物假说；④纤维蛋白原 - 中心假说。而这 4 种假说是相互联系并非相互排斥的。凝血功能障碍是一个动态的随着时间不断进展的演变的过程，任何一个单一的假说都不能解释凝血功能障碍的所有表现。DIC 涉及凝血酶和纤溶酶的失衡，因此 DIC 在出血伤员中的临床表现将由凝血系统与纤溶系统的相对活性决定。组织因子途径抑制物（tissue factor pathway inhibitor，TFPI）的缺乏促进了 DIC 的发生发展，DIC 最常为高凝状态，其特征是微血栓在较小的血管中弥漫性非特异性沉积，引起血栓性微血管病，从而阻碍微血管内血液流动、破坏向组织的氧气输送，并导致器官功能障碍或衰竭。血小板消耗和微血管血栓中的凝血因子引起的凝血功能障碍加剧了出血。

创伤性凝血功能障碍发生的四个机制包括①血小板减少；②弥散性内皮细胞损伤；③凝血因子耗竭；④弥散性血管内凝血或过度纤维蛋白溶解所致的血小板和凝血因子的消耗。

（二）创伤性凝血功能障碍诊断

当出现如下症状时，应高度怀疑存在凝血功能障碍：①严重创伤后，出现不明原因的创面、皮肤黏膜、伤口切缘及穿刺点的广泛渗血；②补充血容量后，失血性休克暂时纠正但很快再次发生；③PT、APTT 延长，凝血因子活性降低；④血小板功能降低；⑤纤维蛋白溶解相关指标异常。常温时，PT>18 秒、APTT>60 秒、凝血酶时间（thrombin time，TT）>15 秒，即可诊断为创伤性凝血功能障碍。部分医师将 PT>18 秒、INR>1.6 或 APTT>60 秒、血小板<100×10⁹/L、纤维蛋白原<1.0g/L 作为诊断凝血功能障碍的基本标准。除传统的凝血检测外，还推荐采用血栓弹力图，其可更准确地判断血小板功能和纤溶状态。体温过低

笔记

时，以上诊断阈值均应进行相应校正，并结合病因和临床表现综合评估。

严重爆炸伤伤员常存在严重休克、大量失血和/或有大量输液、输血史。出现凝血功能障碍时常表现为皮肤、黏膜的出血点、瘀斑或缺血改变，可合并低血压、体温过低。还可能表现为引流管出血不止，但最常表现为非外科原因引起的创面广泛渗血。

PT、APTT、TT 和纤维蛋白原水平测定相对容易、耗时短、成本低，临床医师常根据它们的变化来诊断凝血功能是否异常。但是尽管机体凝血功能已有变化，以上指标仍可处于正常范围。血细胞比容或血红蛋白浓度降低说明存在血液稀释，血液稀释可影响凝血功能。血小板 $<50\times10^9/L$ 时常常伴随出血，视为手术禁忌；血小板 $<10\times10^9/L$ 可发生自发性出血，包括中枢神经系统出血。

血栓弹力图（thrombelastography，TEG）的工作原理是在凝血块开始形成后，血标本中凝血级联反应、凝血块的逐渐形成使探针感受到不同程度的切应力改变，通过传感器转换成数字信号，并在 TEG 分析软件中描记出动态的凝血信息图。它较常规的凝血实验更准确，可动态地监测血栓形成、血小板功能、纤维蛋白原和纤溶等情况，可反映血浆、血小板的相互作用，提供了凝血全过程的信息，甚至被认为是凝血功能诊断的金标准。常通过测量凝血块形成及溶解的 R 时间、K 时间、α 参数、血小板凝聚功能最大幅度（maximum amplitude，MA）和纤维蛋白溶解 30 分钟下降幅度（percent lysis 30 minutes after maximum amplitude，LY30）等参数，来评估 TEG 分析仪显示的图形信息（图 6-1）。

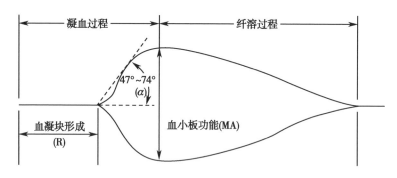

图 6-1 血栓弹性描记示意图

爆炸伤伤员可能有多种或重叠的凝血功能障碍病因，并且这些因素在复苏过程中会频繁、不可预测地变化。因此，通过多种方式动态评估凝血系统是损害控制性复苏的重要组成部分。

三、酸中毒及其诊断

当动脉血 pH<7.35 时，称为酸中毒或酸血症。持续低灌流时细胞能量代谢由需氧代谢变为乏氧代谢，导致体内乳酸堆积，造成代谢性酸中毒。

（一）酸中毒的病理基础

代谢性酸中毒（metabolic acidosis）是以血浆 HCO_3^- 浓度降低，二氧化碳分压（partial pressure of carbon dioxide，PCO_2）代偿性降低，血液pH 降低为主要特征的酸碱平衡紊乱。酸中毒时影响钙离子吸收，易发生低钙血症，因此，纠正酸中毒时要注意适时补钾补钙，预防低钾血症和低钙血症的发生。乳酸酸中毒（pH≤7.20）会降低心脏收缩力并引起心律不齐，造成心源性休克。酸中毒还会降低周围血管的肾上腺素能受体对内源性儿茶酚胺的敏感性，从而使失血性休克反应中的代偿机制失效，刺激炎症并抑制免疫力。严重酸血症的其他不利影响包括抑制血小板活化、降低凝血因子活性和加速纤维蛋白原分解。关键的磷脂－凝血因子复合物相互作用因过量的 H^+ 而不稳定，从而大大降低了凝血因子的活性。因此，死亡率增加。此外，体温过低（中心温度<34℃）会进一步降低生存率。

与碳酸氢盐不同，氨丁三醇（trometamol，THAM）能够更有效地纠正与失血性休克相关的乳酸酸中毒，而不降低细胞内 pH、血清离子钙或影响渗透压。THAM 醋酸盐的 0.3mol/L 溶液的初始装载剂量 = 瘦体重（kg）× 碱缺乏（mmol/L）；对于 70kg 的伤员，最大 24 小时剂量为15mmol/kg 或 3.5L。

（二）创伤后酸中毒的临床表现和诊断

1. 爆炸伤后酸中毒的临床表现 除了创伤所致临床表现外，代谢性酸中毒可有其特殊的临床症状。代谢性酸中毒可以引起中枢神经系统的代谢障碍，伤员可出现乏力、倦怠、神经功能紊乱，甚至意识障碍等，最后可因呼吸中枢和血管运动中枢麻痹而死亡。其机制与酸中毒时谷氨酸脱羧酶活性增强、抑制性神经递质 γ- 氨基丁酸生成增多有关。此外，代谢性酸中毒时，血液中大量 H^+ 在脑组织毛细血管膜电位作用下，迅速靠壁运动，通过 HCO_3^- 的缓冲，生成的大量二氧化碳（carbon dioxide，CO_2）弥散进入脑脊液，脑组织酸中毒，影响氧化磷酸化过程，使 ATP 生成减少，从而造成脑组织能量供应障碍。

伤员在急性代谢性酸中毒早期阶段表现为心率加快，而血压无明显变化。若出现高钾血症，则可能发生室性心律失常。重度高钾血症时

笔记

由于严重的传导阻滞和心肌兴奋性消失，可造成致死性心律失常和心脏骤停。当动脉血 pH<7.2 时，酸中毒阻断肾上腺素对心脏的正性肌力作用，造成心肌收缩力减弱、心肌弛缓，最终发生心功能不全。酸中毒还可降低血管对儿茶酚胺的反应性，尤其对毛细血管前括约肌的作用更为明显，导致血管容量不断扩大、回心血量减少、血压下降。代谢性酸中毒时，呼吸系统以代偿性呼吸加深加快为主，表现为呼吸深大，以利于 CO_2 排出。代谢性酸中毒时，由于细胞的缓冲，细胞 H^+ 和 K^+ 交换加强，以及肾小管上皮分泌 H^+ 增多、排钾减少均可引起高钾血症。

2. **爆炸伤后酸中毒诊断及监测**　依据病史、致伤机制、部位和程度、体格检查和实验室检查等来综合判断是否发生酸中毒。

（1）血乳酸：血乳酸水平可以反映组织氧供和氧需求平衡情况及组织低灌注和休克的严重程度，是判断休克的客观指标。若在复苏的第一个 24 小时内，血乳酸浓度恢复正常（≤2mmol/L），表明休克复苏是有效的。在此期间若病因得以消除，伤员的存活率可明显提高。

（2）碱缺失：碱缺失直接反映血乳酸的水平及全身组织酸中毒的程度。在失血性休克时，碱缺失能准确反映休克的严重程度和复苏效果，达到正常碱缺失可视为复苏的终点。碱缺失与出血量也有一定相关性，碱缺失值越大，说明出血量越大，休克越严重，也说明复苏效果越差。

第三节　爆炸伤损害控制性复苏方法

损害控制性复苏包括立即纠正因出血引起的凝血功能障碍，以及处理复苏后可能出现的几种极端体内稳态失衡，并强调首要目标始终是尽快控制出血。

一、低压复苏技术

在没有中枢神经系统损伤的伤员中，外科手术或介入治疗控制出血之前的复苏重点在于维持较低的目标收缩压 SBP（80～90mmHg），以减少再出血[3-4]。因为可能导致大脑灌注压下降，伴有中枢神经系统损伤的伤员不应使用低血压复苏。在确定的外科手术控制出血前，可以采取直接加压、局部或创腔内止血敷料填塞和 / 或止血带控制出血。在极端情况下，需要进行诸如开胸复苏术等手术。发现出血后应尽快运往手术室。

需要积极复苏的风险因素包括明显的解剖损伤（如存在骨盆损伤，膝盖以上的截肢，多个肢体截肢，明显的胸部或腹部穿透性损伤）、FAST 扫描阳性的区域>2 个、入院时乳酸>2.5mmol/L、到达医院时 INR≥1.4、源自近红外光谱的组织血氧饱和度（oxygen saturation，SO_2）<75%（实际上很少使用）、碱剩余>6mEq/L。

对于体重不足 30kg 的儿童，应以 10 ～ 15ml/kg 的速度输注 RBC、新鲜冰冻血浆或单采血小板。通常每 10kg 体重施用一单位冷沉淀剂。儿童的血容量估计在 60 ～ 80ml/kg。请记住，包含 6 个单位 RBC+6 单位新鲜冰冻血浆＋1 单位单采血液分离血小板的"创伤包"将增加 3 000 ～ 4 000ml 的血管内容量。一个 30kg 孩子的总血容量可能为 1 800 ～ 2 400ml。过度复苏会增加并发症发生率和死亡率。对患儿复苏时输注全血可能更方便且更安全。

氨甲环酸在儿童创伤中通常在选择性手术中先使用静脉内负荷剂量 10 ～ 100mg/kg，再加上 5 ～ 10mg/（kg·h）输注维持剂量。或者推荐负荷剂量为 15mg/ 千克（最高 1 克），然后在 8 小时内维持达到 2mg/ 千克 / 小时（或 8 个小时内最高 1 克）。

二、体温过低防治

积极防范和纠正体温过低对战创伤救治至关重要。体温过低是多因素的，应对策略应针对已查明的多种原因，包括冷暴露、冷复苏液、大量失血和休克等。可能没有加热的流体，流体毯和通风机，但应盖好伤口，使用暖风机、复温毯、热反射罩，室温不宜低于 24℃。多模式体温管理策略适用于所有体温过低伤员。

（一）被动外部复温

脱离低温环境的体温过低伤员可采用自然复温。保留伤员体表的防护装备，条件允许可更换干燥的衣服，尽快将伤员置于绝缘表面，应用加热装置、干热毛毯、雨披衬垫、睡袋或任何其他干燥物品进行覆盖。推荐使用专业救生毯或体温过低预防处置包。

（二）主动外部复温

充气式空气加温是有效且实用的主动外部复温方法，其他复温方法包括红外线灯照射、温水浴、加温（水）毯、加温包裹等。对血容量不足的伤员，外部复温可致血管扩张、容量再分布而引发复温休克和体温后降等，应根据核心温度加强防范。

（三）主动核心复温

静脉输液输血加温、体腔冲洗液加温、吸入气加温湿化、体外循环复温等均是主动核心复温方法。体腔灌洗复温简单、安全、有效。对于重度体温过低伤员，须立即采取紧急气管内插管及主动核心复温。人

笔记

工鼻及气道加热与湿化也是维持体温的有效方法，体外循环复温可迅速恢复伤员的体温和循环功能，适用于原发性、事故性体温过低，尤其是心搏骤停的伤员，但对于重症战创伤伤员，须考虑出凝血问题。应强调在低温环境下转运过程中伤员的保温与复温，确保伤员与地面或担架隔离，并注意头和脚的保暖。在直升机等高速运输过程中，应避免冷风直吹。

三、凝血功能障碍防治

院内损害控制复苏尽管常遵循类似的原则，但因为是否可行手术止血等资源各医院不一致，具体方法有所不同，有时在院前阶段可能已经使用了氨甲环酸等疗法。组织低氧和氧缺乏是凝血功能障碍的驱动因素，组织缺氧的逆转应成为院内复苏的主要目标，在控制出血后应尽快复苏至生理终点（以乳酸和组织血氧饱和度等监测为标准）。黏弹性凝块测试（例如血栓弹力图或旋转式血栓弹力仪）可用于指导成年人输血。

（一）低压复苏

在创伤出血未有效控制时，大量输液不但会增加血液丢失和稀释，还会进一步降低体温，加重凝血功能障碍，故推荐寒冷环境下低压复苏，即维持收缩压 80～90mmHg，以满足重要脏器基本灌注水平为目标[4]。

（二）合理使用血制品

在有效复温、控制活动性出血的基础上，须尽早补充血液制品及凝血因子，有助于防治凝血功能障碍。伤后第 1 个 24 小时，应根据失血量按比例足量输注浓缩红细胞、新鲜冰冻血浆及血小板，目标指标为 PT<15 秒、血小板>100×10^9/L；纤维蛋白原<1g/L 时，应输注冷沉淀，目标指标为 1g/L；条件具备时，可选用新鲜全血。大量失血伤员输注血液制品时，应按照浓缩红细胞∶血浆∶血小板体积比为 1∶1∶1 的比例进行输注。

（三）补充外源性凝血因子

rFⅦa 对战创伤伤员凝血功能障碍的疗效较好。给予浓缩红细胞、血小板、新鲜冰冻血浆和冷沉淀各 10U 仍未能有效纠正凝血功能障碍时，可给予 100μg/kg rFⅦa，必要时可给予更高剂量或重复使用。大量输血或 Ca^{2+}<0.9mmol/L 时，应及时补充钙剂。

（四）纠正酸中毒

笔记

低温环境下的酸碱失衡与常温时不同。呼吸性酸中毒源于温度下降

导致的血液中 CO_2 溶解度增加；代谢性酸中毒是由肝脏排出酸性物质的功能受损、寒战产生的乳酸过多及组织灌注下降、无氧代谢增强所致。单独应用碳酸氢钠等碱性溶液不能解决病因，故对于体温过低伤员，不推荐纠正 pH 和 PCO_2 至正常范围，救治的首要措施为恢复正常体温，以改善组织器官灌注，建议输注温热液体，应用东莨菪碱、银杏叶等药物改善微循环。当体温接近或恢复正常时，应根据检测结果及时纠正酸碱平衡紊乱。

四、酸中毒防治

爆炸伤后代谢性酸中毒主要是休克、体温过低、感染等导致组织缺血缺氧的结果，其中组织细胞缺氧是代谢性酸中毒的直接原因。因此，爆炸伤后及时给予给氧、液体复苏、复温、足量抗生素治疗等均是治疗代谢性酸中毒的重要组成部分，最好用全血或等比例成分血液制品进行复苏。

防止和改善机体缺氧状态是严重多发伤伤员代谢性酸中毒治疗过程中的核心问题。休克、感染等引起氧输送（oxygen delivery，DO_2）和耗氧量（oxygen consumption，VO_2）关系失常，组织氧合障碍和产生氧债（oxygen debt），这也是创伤后脓毒症伤员发生多器官功能障碍的重要因素。在 DO_2 能够满足 VO_2 时，即使继续提高 DO_2，VO_2 仍保持不变；但当 DO_2 逐渐下降至某一阈值，不能满足 VO_2 时，VO_2 也逐渐下降，即在这个阈值之上 VO_2 保持稳定，不随着 DO_2 的升高而变化，这称为 VO_2 的平台现象。但当 DO_2 低于阈值时，VO_2 伴随 DO_2 变化而消长。当 VO_2 处于阈值以下，则组织细胞借助无氧代谢途径生成 ATP，并产生过量乳酸。严重创伤或脓毒症时，机体将处于高代谢状态，其 VO_2、DO_2 都升高，但氧摄取率（oxygen extraction ratio，ERO_2）却有下降趋势，给这类伤员扩容，提高 DO_2 后，VO_2 也相应升高，说明机体出现氧供依赖，存在氧债。对于此类爆炸伤伤员，应监测全身和组织氧合状况，以便更早发现和纠正氧债，从而决定进一步的治疗对策。补碱是为了纠正酸血症。轻度酸血症（pH>7.20 或 $HCO_3^->16mmol/L$）可以少补或不补碱。补碱的目标是将动脉血 pH 提高到 7.20 之上。应在血气监护下，根据碱剩余（base excess，BE）负值和 HCO_3^- 减少的程度，分次补碱。在酸中毒纠正后，因钾离子向细胞内转移，还应注意发生低钾血症的可能；血浆中游离钙在酸中毒纠正后也明显减少，可发生低钙血症。同时，碳酸氢钠和乳酸钠均为含钠溶液，过多过快输入可能诱发或加重心力衰竭。

笔记

第四节 爆炸伤重症监护

重症监护是爆炸伤管理计划的重要组成部分，需要入ICU的爆炸伤伤员通常需要高级医疗干预作为其管理的一部分，包括对呼吸、心血管、肾脏和其他身体系统的多器官系统支持。"四抗二平衡"的危重监护治疗，包括"四抗"的抗休克、抗低温、抗凝血功能障碍、抗酸中毒，"二平衡"的内环境平衡、肠菌微生态平衡。立即解决包括灾难性出血在内的危及生命的伤情，并在适当时及早考虑CT扫描或紧急手术干预[5]。由于存在肺冲击伤、谵妄、耐药菌或真菌所致感染，使得救治更为复杂。肺冲击伤伤员往往需要机械通气和重症监护，少数伤员可能需要气管切开、长期呼吸支持、高频振荡通气和体外膜氧合（extracorporeal membrane oxygenation，ECMO）治疗，所有伤员均应进行肺保护通气。

一、气道及呼吸管理

在治疗原发性肺冲击伤和由三型爆炸伤引起的肺挫伤时，应优先考虑采用无创通气技术和适当的疼痛管理来优化伤员的生理呼吸状况，因为正压通气会加重肺部气压伤并增加伤员发生动脉栓塞的风险[6]。对于气胸或血胸的伤员，及时进行胸腔引流有助于最大限度地减少对正压通气的需求。最后，在需要正压通气的严重肺冲击伤或需要空运的伤员中，应考虑使用预防性胸腔闭式引流术。

肺原发性冲击伤的处理极具挑战，血流动力学状态反映复苏所需的液体量，过多的晶体液会导致肺水肿。因此，在中度至重度肺冲击伤中，应仔细监测液体的复苏，包括应用漂浮导管进行侵入性监测。此外，肺冲击伤会导致肺顺应性较差，其呼吸管理包括正压通气、高频喷射通气、独立肺通气、一氧化氮和ECMO等。需要正压通气时，应使用肺保护技术，包括维持可接受的低氧饱和度（90%）和低潮气量（5～7ml/kg）、压力控制的通气、呼气末正压（positive end-expiratory pressure，PEEP）和允许的高碳酸血症。相比之下，减少动脉栓塞后遗症的策略包括最大限度地提高自发通气，降低PEEP并使用100%吸入气氧浓度（fractional concentration of inspired oxygen，FiO_2）促进栓塞的快速吸收。

如伤员出现气道危险迹象（如心搏骤停、呼吸窘迫或衰竭、缺氧、精神状态改变等），应制订安全的气道管理策略，包括气管插管、插管后的气管切开术。清醒状态时纤维支气管镜下插管是安全地保护颌面部爆炸伤伤员气道的金标准。如果插管失败或在气管切开术前的任何时候伤员出现代偿失调，应紧急行环甲膜切开术。并严密监测伤员生命体征，一旦伤员的氧合状态急剧下降，立即行剖胸手术。通过呼气末 CO_2 分压、双侧胸部呼吸动度及双侧呼吸音来确认气管插管位置。多种保护气道的技术中，气管切开术可维持最长的时间。

气道管理时间延长需要进行气管切开术[7-8]。气管切开术可以采用标准的手术方式或经皮气管切开的微创方式完成。

二、循环通路建立及液体复苏

院前环境的救治包括建立双侧肘前静脉通路、监测生命体征、格拉斯哥昏迷量表评分、应用止血带控制出血。考虑到大量晶体复苏的潜在损害和资源有限，应优化在受伤点、途中和远程损害控制性复苏的复苏液体策略，在院前环境中尽量避免使用大量液体复苏，尤其是晶体液和胶体液。失血性休克复苏首选血液制品。发生休克风险较低的伤员可不必接受静脉输液或辅助药物。

输液的优先顺序应为：①全血；②等比例成分血液制品，浓缩红细胞：血浆：血小板为 1∶1∶1；③RBC∶血浆为 1∶1；④有或没有红细胞的血浆；⑤仅 RBC。低温沉淀可在医院中使用，应将其添加到成分混合物中以创建 1∶1∶1∶1 的产品比例，以便充分供应纤维蛋白原和其他凝血因子（Ⅷ因子、FXⅢ和血管性血友病因子）。伤员需要输血时，如果血液制品的某些成分短缺，取自"移动血库"的全血可挽救其生命。因羟乙基淀粉可能加重凝血功能障碍，应避免使用。高渗盐水不能改善失血性休克的死亡率，仅应用于颅脑损伤和颅内压升高的伤员。

持续监测凝血功能等并调整输血治疗方案被称为目标导向损害控制性复苏。在临床实验室或即时救治中常使用血栓弹力图等作为对凝血块形成和溶解动力学及体外凝血块强度和弹性的物理性质的综合评估，可更准确地反映体内的止血过程。黏弹性凝血试验不能在损害控制性复苏实施后立即提供关键数据，但是，随着损害控制性复苏的进行，这些测定方法可以更具体地确定伤员所需的血液制品，并且更准确地估计所需的量来逆转止血中已发现的任何缺陷。在血栓弹力图系统中，目标定向复苏涉及使用快速血栓弹力图（r-TEG®）诊断和描述损伤后凝血功能障碍并指导血液制品置换。对于快速血栓弹力图，组织因子与白陶土一起添加以激活凝血系统，最近的数据表明，快速血栓弹力图可以在损伤后早期识别出凝血功能异常。血液制品最初可能会以固定比例输注到出血无法控制的伤员中，随后依据快速血栓弹力图数据进行干预。根据快速血栓弹力图数据指导的输血可能包括额外的血浆（10～20ml/kg）。如 R 值延长（>1 分钟），表明凝血因子缺乏或耗竭，如果明显延长时间（>1.5 分钟），则应输注解冻血浆 30ml/kg。但是，如果 MA<50mm，则应输注 1U 单采血小板，如果 MA<45mm，则应输注 2U 单采血小板，而功能性纤维蛋白原 MA<14mm，则应输注冷沉淀（3～5ml/kg），或者 α 角<52° 的 α 角表明纤维蛋白原缺乏。LY30>8% 提示高纤维蛋白溶解，在入院时开始使用抗纤溶剂。

液体优化的关键要素是仔细记录医院前阶段给予的所有液体、干预措施和药物。输注约 4U 枸橼酸血液制品后，对于休克伤员应给予钙剂。理想情况下，应监测离子钙。应使用认可的在线式血液加热器对血液产品进行加热，以将血液制品温度升高至 37℃。

三、血液制品输注

血液制品的输注时间决定了爆炸伤后失血性休克伤员的预后，延迟实施大量输血方案和延迟进行第一次输血的每一分钟都会增加死亡率。在某些严重爆炸伤伤员救治时，在到达医院之前就开始输血以尽早实施损害控制性复苏。及早识别需要大量输血的伤员至关重要，主要基于：①临床表现，如低血压、心动过速、穿透性胸腹损伤或意识障碍；②实验室检测，如凝血功能异常、pH 低、血红蛋白低，或黏弹性测试（如血栓弹力图或旋转血栓弹力测定法）显示凝血功能紊乱。

（一）大量输血方案

大量失血是爆炸伤伤员死亡的主要原因，而战争时期输血与和平时期输血不同，伤员短时内可大批发生，伤情复杂，用血量大，要求急迫，常需紧急输血和大量输血。战争时期大量输血方案（massive transfusion protocol，MTP）目的在于提高伤员血液的携氧能力和凝血功能、最大限度挽救伤员生命。大量输血方案是爆炸伤输血救治中的一项极为重要的技术措施，但如施行不当，也可给伤员造成危害（如凝血功能障碍、体温过低等），早期及时正确实施大量输血方案对降低伤员死亡率有着重要意义。

快速而持续提供大量预定比例成分血制品的"唯一"办法是制订并执行大量输血方案。野战条件下大量输血方案包括以下情况：①伤员一次输血量超过伤员自身血容量的 1～1.5 倍；②1 小时内输血大于 1/2 的自身血容量；③输血速度大于 1.5ml/（kg·min）；④第一个 24 小时内输注红细胞超过 20 单位（国外为 10 单位）。虽然仅有 10% 的战伤伤员需要 MTP，但其耗费了前线外科手术队等医疗机构配备用血的主要部分。当伤员急性失血量达自身血容量的 30%～50% 时，往往需要大量输血。

实施大量输血方案的流程包括外科医师启动、血库配血、按标准比例配发血液制品（通常是 4 单位红细胞、4 单位解冻的血浆、1 袋血小板、冷沉淀，必要时包括 rⅦa）、血库连续准备下一批血液制品等环节，直至外科医师根据出血已控制或血流动力学已稳定而做出停止 MTP 的决定。

实施大量输血方案时应注意以下几点：①急性出血伤员应立刻进行外科止血或手术控制，此为治疗的基础。②尽快建立可快速补液的静脉途径并且确定伤员是否进行大量输血，以提高伤员生存率。③较高的血浆、血小板与红细胞比例能提高伤员的存活率，必要时应给予冷沉淀或凝血因子；因战地条件特殊，在野战条件下无法按照操作指南进行成分输血时，可使用新鲜全血进行输注。④最大限度减少晶体液的输入。⑤恰当使用抗纤维蛋白溶解药物，可使用血液加温器，防治输血过程中体温过低的发生。

（二）战伤新鲜全血输注技术

外军在阿富汗和伊拉克战争中重新采用了这一古老的方法。尽管野战医院等医疗机构建有血库，储备的血液制品种类逐渐配齐，数量也在不断增加，但终究是有限的。在前线外科手术队很可能只备有少量的红细胞，通常不会超过 10 单位，而且还不一定有血浆。在这样的环境中，移动血库便成了一个绝佳的、唯一的选择。而美军将新鲜全血视为一种作战工具，从越战时期就开始大范围使用，认为与传统的血液制品相比其"性价比"更优。

美军野战条件下新鲜全血输注的适应证为出现威胁生命的严重战伤、库存血液不足或库存血液制品输注无效时。

应用时须提前制订并遵循新鲜全血采集和输注的流程，包括献血者的组织和培训、启动时召集查对和筛查、血液采集和标记、输注等。部署或行动前需先筛选并确定准献血者名单，一般包括医院、机动医疗队或者当地机构的相关人员。由专人负责管理此名单（建立联系和保持动态更新）和移动血库工作。启动时需通知、召集献血员和知会所在单位。所有准献血者在献血之前需做一份标准问卷调查以确定其符合献血要求，近期没有献过血。

当确认伤员需要使用新鲜全血时，移动血库管理人员需要将献血者与受血者进行交叉配血（不能仅靠身份识别牌上的血型），确认献血者是否有严重的贫血，然后采集血液至含枸橼酸磷酸葡萄糖腺嘌呤抗凝成分的收集袋内。采血区域离伤员可能就几步之遥，必须把所采血液的信息标记清楚，防止记录错误而导致输注不同血型引起致命的溶血反应。然后将所采集血液送至伤员处并输注。结合临床和常规检查决定何时终止移动血库献血。美军最快时从召集到输注仅需25分钟。

在阿富汗和伊拉克战争中，美军共输注了6 000单位的新鲜全血，结果显示其安全、有效。在一项对美国军事战斗中出现失血性休克的伤员的回顾性研究中，比较了接受新鲜全血输血治疗的伤员（必要时增加红细胞和血浆）与只接受成分输血治疗的伤员（红细胞、血浆和血小板）之间的生存结果。研究表明，采用新鲜全血的复苏策略可以显著提高30天存活率。此外，在另一项回顾性研究中，与只接受单采血小板的伤员相比，在复苏过程中加入新鲜全血作为补充的伤员与前者预后无显著差异。这表明，当血小板不够时，新鲜全血可作为血小板的替代品。类似地，在一项对488名战伤伤员的研究中，红细胞和血浆疗法辅以新鲜全血也显示出了生存获益[9]。其他两项研究，也发现了在战伤伤员中使用新鲜全血的好处[10]。

四、脏器功能评估与支持

推荐使用血流动力学监测（心输出量、下腔静脉变异度、心肌收缩力）、呼吸力学检测、重症超声，以及监测核心体温（鼓膜、食管、直肠或血液温度）、有创动脉血压、麻醉深度、动脉血气、酸碱平衡、电解质、凝血功能、血糖及血细胞比容等。有条件时，推荐监测血栓弹力图。体温过低伤员基础状态的血气分析、凝血功能（包括血栓弹力图）及酸碱平衡的检测结果不能准确反映体内的实际情况，应动态监测其变化趋势[11]。

爆炸伤伤员在清创术和冲洗开放性伤口后，被送入ICU的最初目标是最大限度地减少其他器官衰竭的风险[11]。发生横纹肌溶解时，肌酸激酶水平高表明存在急性肾衰竭的风险。对其进行早期精准的液体复苏治疗，以增加肾脏灌注并稳定尿量，必要时行床旁血液滤过替代治疗。

重点评估以体温过低为核心的致命三联征及其程度，及时防治体温过低、代谢性酸中毒和凝血功能障碍。应强调早期采取有效的保温、复温措施，并贯穿整个损害控制性复苏过程。

体温过低可致胃内容物排空减慢，增加反流误吸风险，须注意意识障碍的伤员。有条件时，推荐诱导前行超声胃内容量评估、超声胃肠功能监测评估；不确定时，所有伤员均按饱胃处理。

体温过低时，药物起效慢且作用时间延长，应减量并尽量选用起效、消除快的麻醉药，如丙泊酚、瑞芬太尼、苄基异喹啉类肌肉松弛药，以及不依赖肝肾代谢的吸入麻醉药。体温过低时，依赖酯酶水解的药物作用时间延长，应予以关注。

【常见错误】

1. 救治致命三联征伤员时，缺乏团队或有效指挥，可导致救治效率低下、沟通不畅及缺乏情境意识。

2. 片面强调损害控制性复苏，延迟外科手术或血管介入控制出血。

3. 最初的复苏期仅给予大量的晶体液或红细胞，没有实施止血复苏。

4. 对中枢神经系统损伤的伤员采用低压复苏。

5. 气管插管时间过长，而没有行气管切开术。

6. 肺冲击伤早期症状轻微，未限制晶体液输注而加重肺水肿，导致呼吸衰竭。

7. 爆炸伤损害控制性复苏时没有监测，或有监测而没有复苏目标。

（王耀丽　艾山木）

 参考文献

[1] GONZÁLEZ POSADA M A，BIARNÉS SUÑE A，et al.Damage control resuscitation in polytrauma patient［J］. Rev Esp Anestesiol Reanim，2019，66(7)：394-404.

[2] NAUMANN D N，KHAN M A，SMITH J E，et al.Future strategies for remote damage control resuscitation after traumatic hemorrhage［J］. J Trauma Acute Care Surg，2019，86(1)：163-166.

[3] CAP A P，PIDCOKE H F，SPINELLA P，et al.Damage control resuscitation［J］. Mil Med，2018，183(suppl_2)：36-43.

[4] DE ROBERTIS E，KOZEK-LANGENECKER S A，TUFANO R，et al.Coagulopathy induced by acidosis，hypothermia and hypocalcaemia in severe bleeding［J］. Minerva Anestesiol，2015，81(1)：65-75.

[5] PIZOV R，OPPENHEIM-EDEN A，MATOT I，et al. Blast lung injury from an explosion on a civilian bus［J］. Chest，1999，115(1)：165-172.

[6] SCOTT T E，JOHNSTON A M，KEENE D D，et al. Primary blast lung injury：the uk military experience［J］. Mil Med，2019，185(5-6)：e568-e572.

[7] SCOTT T E,KIRKMAN E,HAQUE M, et al. Primary blast lung injury–a review［J］. Br J Anaesth,2017,118(3):311–316.

[8] GORDON W,TALBOT M,FLEMING M,et al.High bilateral amputations and dismounted complex blast injury(DCBI)［J］. Mil Med,2018,183(suppl_2):118–122.

[9] NESSEN S C,EASTRIDGE B J,CRONK D,et al. Fresh whole blood use by forward surgical teams in Afghanistan is associated with improved survival compared to component therapy without platelets［J］. Transfusion,2013,53(Suppl 1):107s–113s.

[10] AUTEN J D,LUNCEFORD N L,HORTON J L,et al. The safety of early fresh, whole blood transfusion among severely battle injured at US Marine Corps forward surgical care facilities in Afghanistan［J］. J Trauma Acute Care Surg,2015,79(5):790–796.

[11] XUE Y Q,WU C S,ZHANG H C,et al.Value of lung ultrasound score for evaluation of blast lung injury in goats［J］. Chin J Traumatol,2020,23(1):38–44.

笔记

第七章 爆炸伤伤员后送

 知识点

- 二战以来，包括我军在内的世界各国军队通过实行分级救治，发展完善伤员后送阶梯，从而降低死亡率和残疾率，提高治愈归队率，最大限度地维护与恢复了部队战斗力。
- 伤员后送目的是使伤员尽快地获得完善的救治，其基本原则是前接为主，前接后送结合；严格指征，保证安全后送；专用为主，力求迅速后送。
- 搬运伤员应根据敌情、伤情、地形等情况，选用不同的搬运方法和运送工具，确保伤员安全，实施搬运前应进行急救分类。
- 后送过程中，如果出现大出血，那么控制住大出血则为首要任务。
- 使用止血带止血时应于伤口上方 5～7.5cm 的位置或于近心端"高且紧"绑扎，止血带绑扎最多不超过 6 小时，其中每 1 小时应松解 5～10 分钟，期间应进行压迫止血。
- 后送途中发现伤员呼吸停止或呼吸异常，特别是有舱室爆炸导致的烧伤、吸入性损伤者，应优先维持通气与氧合，预防或减轻各种早期可能发生的呼吸道并发症。
- 当发现伤员有效循环血量不足，如存在失血性休克临床表现或烧伤面积大于 20% 体表面积的伤员，均应进行液体复苏。失血性休克伤员复苏应优先于对烧伤休克伤员的复苏。

第一节　伤员后送概述

伤员后送是军队战争时期将伤员由前线转到后方救治的形式，是医疗后送体制历史演变过程中的一种形式。

 笔记

一、伤员后送简史

在 16—18 世纪的欧洲，随着生产力的发展、战争规模的不断扩大、军队武器装备的不断改善，伤员的数量随之增多，尤其是军队远距离作战，大量伤员"就地治疗"极其困难，统治阶级对雇佣军队士兵的健康极不关心，他们把伤员看作是被损坏的武器，后送仅是为了"清除作战军的累赘"。随着军事医学的发展，人们对消毒观念有了一定的科学认识，而在前方实施救治的环境和条件无法满足技术上的要求，只能机械地求助于后送。当前方、后方救治机构有了初步分工，设备较完善的医院与前方保持一定距离，运输工具有了一定程度的改进，使后送与救治有机结合，伤员经火线（或现场）抢救，通过各级救治机构的分级救治与后送，逐步得到完善治疗。19 世纪普法战争中，普鲁士军队已形成医疗后送阶梯的观点，俄国学者奥佩里于 1915 年提出分级救治学说（当时称阶梯治疗），苏联于十月革命后在红军中开始实行分级救治。第二次世界大战以来，各国军队普遍实行了分级救治，完善了伤员向后方转移的阶梯，从而降低死亡率和残疾率，提高治愈归队率，最大限度地维护与恢复部队战斗力。

20 世纪 80 年代后期，美军结合境外作战后实施的治安战，提出战术作战伤员救护理论，将伤员向后方转移的过程区分为伤员后送和医疗后送，医疗后送的概念与我军战争时期卫勤中的医疗后送概念不同。伤员后送是指非正规地把伤员从受伤现场后送到高一级的医疗救护所（相当于Ⅱ级前线手术队水平或更高）。后送伤员的平台往往是没有红十字标志的武装战斗车辆，但随着装备的发展，如今也可以包括专用的救护直升机。医疗后送是指通过专用的、配备有医护人员和医疗救护设备的医疗后送平台（如地面车辆、直升机等）进行的正规伤员转移。医疗后送平台具有红十字标志和非进攻性武器，医疗后送的伤员转移既包括从战场上清理伤员，也包括把伤员在各种医疗救护机构间转运。通过陆地、空中、海上运输平台从战场上后送伤员时，各种平台可能提供更多的医疗设备和医护人员，因此，战术后送可拓展现场基本处理原则中没有的诊治措施。实际上，在美军的概念中，不管是战术区还是战役区，伤员后送与医疗后送是同时存在于伤员向后方转移的过程中，二者密不可分，因此，美军将伤员后送与医疗后送融合后又提出一个新的概念叫战术后送救护。

我军建军初期，由于尚未建立巩固的革命根据地，卫勤力量薄弱，伤员主要安置在群众家里和当地医院。1932 年在中华苏维埃共和国中央革命军事委员会、各军团和各军都成立了伤员转送组织，1933年开始按兵站线配置兵站医院，初步形成了伤员分级救治的组织形式。抗日战争时期，大部分伤员在各军分区范围内治疗，有的安置在群众家里，有的直接送到根据地后方医院。解放战争时期，开始实行比较正规的分级救治，伤员以逐级后转为主，后送工具主要有担架、马车，部分使用汽车。在抗美援朝战争、中印、中越边境战争中，分级救治医疗后送体制日趋完善和符合现代战争的要求，形成的医疗后送体制是：在战术区，连设抢救组；营、团、师设救护所；在战役后方区设野战医院和基地医院；在战略后方区设后方医院。伤员后送是向救治机构转送的活动，是医疗后送的组成部分，是实现伤员分级救治的重要手段。后送工具也逐步有了救护车、卫生列车、直升机、飞机和医院船等[1-3]。

二、伤员后送原则

伤员后送目的是使伤员尽快地获得完善的救治，不仅要遵从军队医疗后送体制，还取决于社会经济发展状况、军事思想、战略方针和作战原则、军队编制体制、军事医学发展水平和运输工具的现代化程度等因素。其基本原则如下。

（一）前接为主，前接后送结合

各级救治机构，都要指定专人从事分类后送工作，应具备必要的战伤救治经验、卫勤管理知识及收集战伤信息的能力。后送不仅是卫生勤务的专业工作，也是后勤指挥的重要内容，因此，必须在各级后勤首长的统一领导下，纳入后勤保障计划。

伤员后送的基本方式有前接和后转。前接又分逐级前接和越级前接，逐级前接是指按建制由上一级救治机构到下一级救治机构接回伤员，是通常采用的前接方式；越级前接是指上一级救治机构越过下一级或两级的救治机构接回伤员。一般在下一级的救治机构无力前接或准备转移时，越级前接常采取空运的方式。优点是由上级掌握运输力量，统筹伤员后送工作的全局。

后转是下级救治机构组织所属运力将伤员送至上级救治机构的活动。其缺点是各单位运输力量分散，上级不能统筹，有时会出现各单位忙闲不均，不便机动使用。后转也分为逐级后转和越级后转，多在战况不稳定、部队机动频繁、伤员数量少或运输力量比较充足的情况下采用。具体采用哪一种形式，要根据具体情况而定。

（二）严格指征，保证安全后送

1. **严格指征做好准备**　坚持根据后送指征、反指征确定后送及后送前的复查制度。后送前仔细检查伤员的全身和局部情况，确定是否符合后送指征，医疗后送文书（伤票、野战病历、伤员后送文件袋、战争时期伤员登记簿、战斗卫勤日志等）是否齐全。伤情不稳定及休克伤员原则上禁忌后送。对确定后送的伤员要补充进行某些救治处置和预防性的措施，并准备途中急救、护理的药材。

2. **选择快速安全后送工具**　伤员进行空运后送，一般来说没有绝对禁忌证，但有相对禁忌证。应根据情况指派卫生人员护送大批伤员或危重伤伤员，使其保持合适后送体位，随时观察伤员情况，特别注意有无休克、窒息和大出血的发生，及时予以急救。相距较远的两级救治机构之间，可根据情况在途中开设伤员中转机构，供伤员换乘、临时休息、饮食、取暖和急救使用。后送前准备应检查确认伤员救治与后送指征、医疗文书核对，联系好运力，其中程序见图 7-1。

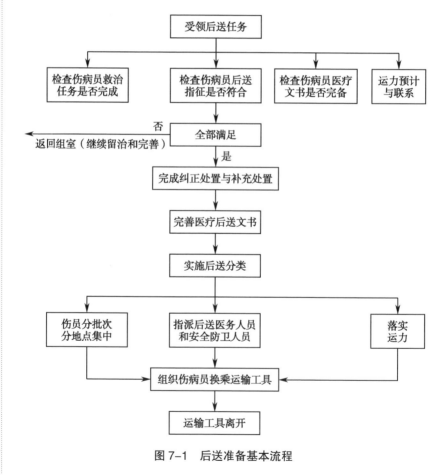

图 7-1　后送准备基本流程

3. 途中救治 应注意途中安全防护，防止发生意外伤害。为了避免更大的损失、保证后送效率和效果，必须首先做好预防和防护工作，保证自身的安全。后送途中要防止因运输工具、道路和气候等原因造成伤员机械性外伤，或引起继发性出血和休克等，加重伤情。为此，除后送前采取防震措施外，一般车辆后送时，还要适当降低车速；冬天后送要特别注意伤员的防寒保暖工作。敌火力打击常对后送道路造成破坏，后送人员要根据敌火力打击的规律，要搞好伪装，力保后送安全。

（三）专用为主，力求迅速后送

卫勤指挥机关应掌握充足的运力，战前要根据减员预计和本级掌握运力情况进行多方筹措和周密安排，必要时提出申请并纳入后（联）勤运输计划内落实。后送以专用运力为主，回程运力为辅，尽量采取快速、安全的运输工具。

运输力量使用要合理及时。战斗发起前，上级应派出一部分运输力量到下级救治机构去，以便争取时间运回伤员。战斗过程中，上级卫勤领导机关要及时了解下级伤员发生及后送情况，根据需要及时派出和适时调整运力。

完善后送组织方法，提高后送效率。主要是根据地形、道路、天气情况合理编组车辆、船只等；担架后送时，采取短程接力法，既能节省人力，又能提高运送效率；加强对后送工具特别是战役后送工具的信息管理，便于及时对后送伤员和后送工具进行调控。根据作战行动和战场情况，灵活组织伤员后送，消除影响伤员后送的不利因素，尽量减少后送时间。有条件和必要时采取越级后送方式。

第二节　爆炸伤伤员搬运技术

搬运伤员应根据敌情、伤情、地形等情况，选用不同的搬运方法和运送工具，确保伤员安全。实施搬运前应进行急救分类。

一、徒手搬运法

徒手搬运有单人徒手搬运与多人徒手搬运之分，搬运过程中应避开伤部。

1. 侧身匍匐搬运法（图 7-2） 救护者侧身匍匐到伤员处，将伤员调整为背向侧卧姿势（图 7-2A）；提起腰带，将伤员腰、髋部垫在救护员屈曲的大腿上，伤员两手置于胸前，救护者上侧手臂穿过伤员上侧腋下，绕胸抱住伤员下侧上臂三角肌下缘，救护者紧贴伤员身体，以下侧前臂和肘部撑于地面，蹬足向前（图 7–2B）。此方法适用于安全条件受限情况下，不利于长时间搬运，当腰背、脊椎受伤时不适用。

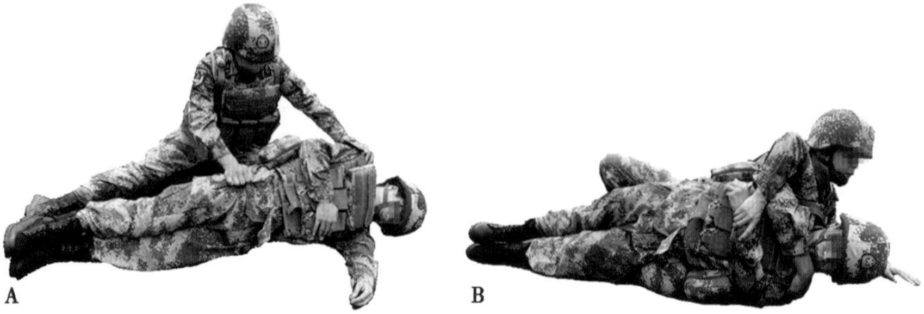

图 7–2 侧身匍匐搬运法

2. 匍匐背驮搬运法（图 7–3） 救护者同向侧卧于伤员前侧并紧贴伤员身体，以下侧手从上侧肩部拉紧伤员上臂后，上侧手再抓住伤员臀部（图 7–3A）；合力猛翻将伤员转上身，低姿匍匐向前运动（图 7–3B）。此方法适用于安全条件受限情况下，不利于长时间搬运，当胸、腹部受伤时不适用。

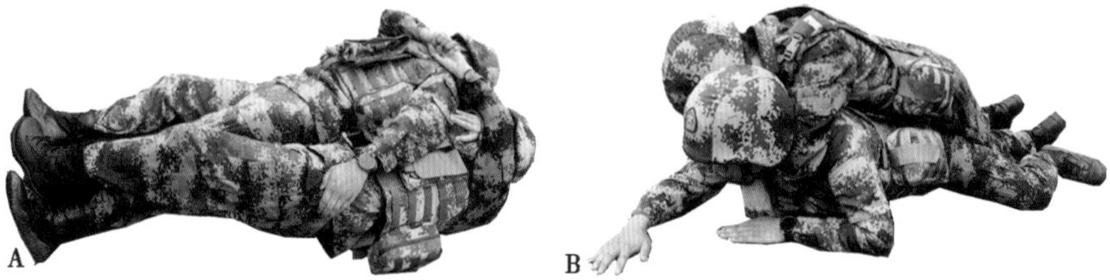

图 7–3 匍匐背驮搬运法

3. 掮法（图 7–4） 救护者站于伤员一侧，扶起伤员后，双腿屈曲，一手将伤员两臂并拢放于救护者颈侧并抱紧（图 7–4A），另手抱紧伤员两腿，站起行进（图 7–4B）。此方法适用于安全条件下，可长时间搬运，当胸、腹部受伤时不适用。

4. 背法（图 7–5） 救护者背向伤员，膝关节屈曲，将伤员双手搭于肩上（图 7–5A），双手抱住伤员双下肢，站起行进（图 7–5B）。此方法适用于安全条件下，可长时间搬运，当胸、腹部受伤时不适用。

笔记

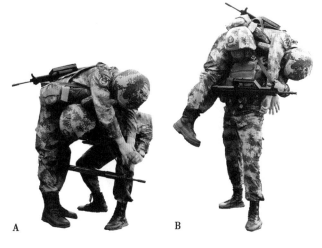

图 7-4　掮法

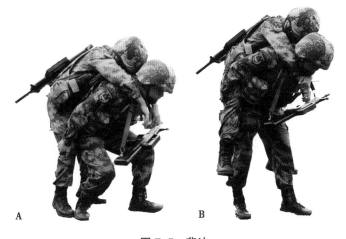

图 7-5　背法

5. **抱法**（图 7-6）　救护者站于伤员一侧，膝关节屈曲，将伤员一臂搭于救护者肩上（伤员两臂可环绕救护者颈部）（图 7-6A），救护者一手托伤员背部，另一手托伤员下肢抱起行进（图 7-6B）。此方法适用于安全条件下，可长时间搬运。

6. **椅托式搬运法**（图 7-7）　救护者一人的右手和另一人的左手相牵托于伤员臀部（图 7-7A），一人的左手和另一人的右手互搭，置于伤员背部成椅子形（图 7-7B）。伤员两手分别搭于救护者肩部，托起伤员行进（图 7-7C）。此方法适用于安全条件下，可长时间搬运，当脊椎、骨盆损伤时不适用。

笔记

157

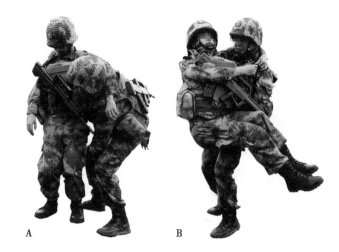

图 7-6 抱法

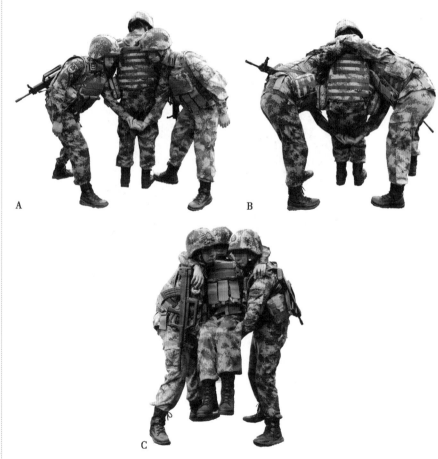

图 7-7 椅托式搬运法

7. **拉车式搬运法**（图7-8） 救护者一人抱住伤员腋下，伤员双手臂搭下，另一人双手分别抱住伤员膝关节部位（图7-8A），向前行进（图7-8B）。此方法适用于安全条件下，可长时间搬运，当脊椎、骨盆损伤时不适用。

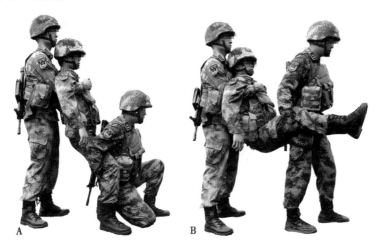

图7-8 拉车式搬运法

二、器材搬运法

器材搬运有制式器材与就便器材之分。制式器材主要有担架、制式外腰带、挽带（背包带）和Y型带。

1. **担架搬运法**（图7-9） 将担架置于伤员的伤侧，解除其装具，取出其口袋内的坚硬物品。由2名担架员在伤员健侧，一人托住伤员的头部和肩背部，另一人托住伤员腰臀部和膝下部（图7-9A）。协作发力将伤员轻放在担架上，并扣好扣带（图7-9B）。搬运过程中应使伤员保持头后脚前，上坡或登车时伤员头前脚后，以便于观察伤情（图7-9C）。使用担架搬运伤员应关注伤员体位，昏迷与颅脑损伤伤员应保持在侧卧或俯侧卧位；胸部损伤伤员应取斜坡卧位或侧卧位；腹部损伤伤员一般用仰卧位，亦可用斜坡卧位；骨盆损伤伤员应先用三角巾将骨盆包扎固定，然后仰卧于担架上，膝下稍垫高；脊柱与脊髓损伤伤员应使脊柱保持伸直的姿势，不可使颈部和躯干前屈和扭转。绝对禁止无器材条件下搬运脊柱与脊髓损伤伤员，以免使伤员发生脊髓损伤或加重脊髓的损伤。此方法适用于安全条件下，可长时间搬运。

2. **硬质软担架搬运法**（图7-10） 将硬质软担架展开于伤员一侧，枕侧与伤员头部平行，根据伤员伤情将伤员抬（推）至硬质软担架上

笔记

（图7-10A）。将硬质软担架各扣带对应锁紧从而固定伤员（图7-10B），将硬质软担架枕侧拖拽带展开斜挎于救护者单肩，救护者持枪拖运伤员（图7-10C）。此方法适用于战术条件下，可长时间搬运。

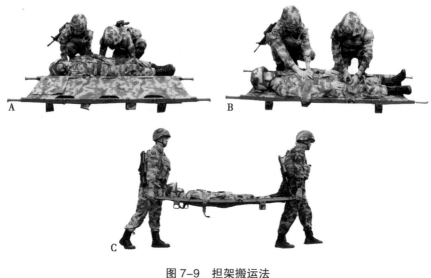

图7-9 担架搬运法

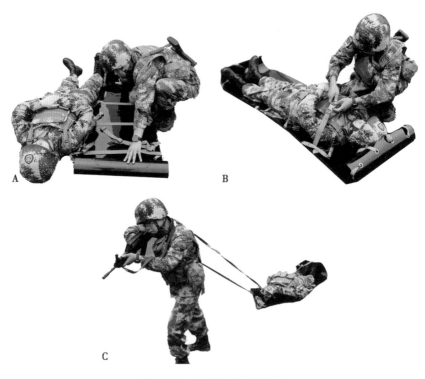

图7-10 硬质软担架搬运法

3. **腰带搬运法**（图7-11） 将腰带结成一个较大的环，救护者站于伤员一侧，首先将环套于伤员臀部，然后斜套于救护者肩部（图7-11A），将伤员抱起行进（图7-11B）。此方法适用于安全条件下，可长时间搬运。

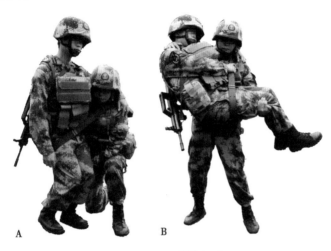

图7-11 腰带搬运法

4. **挽带搬运法**（图7-12） 将挽带按伤员身高展开，绕过伤员颈部延伸到腹股沟绕过，从背部向两侧拉至双侧肩部并穿过胸前挽带打结成环（图7-12A）。救护者将双侧挽带环（或两人各将一个带环）套于肩部，双手持枪并拖动伤员（图7-12B）。此方法适用于非安全条件下，不可长时间搬运。3人使用挽带时，将挽带按伤员身高展开，绕过伤员颈

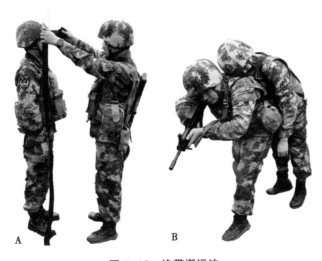

图7-12 挽带搬运法

部延伸到腹股沟绕过，从背部向两侧拉至双侧肩部并穿过胸前挽带打结成环，两人分别提挽带环上肩，一人抱住伤员双侧腘窝（膝关节处）快速搬运。此方法适用于战术条件下，可长时间搬运。

5. **Y形带搬运法**（图7-13） 将Y形带（又称"龙"系统）单根带尾端有快挂，可挂住伤员单兵作战携行具背侧上端MOLLE带或一侧肩带，也可将单根带环绕双踝后用快挂锁住。将Y形带双根带环套于救护者一侧肩部，救护者双手持枪迅速拖动伤员撤离（图7-13A）；或双人各将一根带环套于肩部，二人合力拖动伤员并据枪还击，快速撤离（图7-13B）。此方法适用于战术条件下，不可长时间搬运。

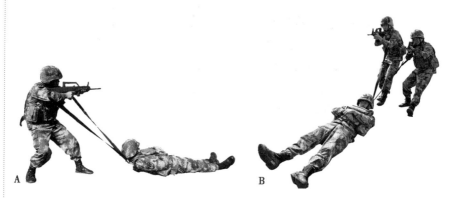

图7-13 Y形带搬运法

第三节 爆炸伤伤员后送技术

一、爆炸伤伤员后送准备

（一）明确后送方式及时机

伤员医疗后送的基本形式有前接与后送两种，一般情况下以逐级前接为主，前接与后送相结合。应根据战争时期情况变化、后送道路条件、运输力量多少及敌军的袭扰等情况进行综合判断，提前做好伤员后送的准备工作，然后依据当前态势、后送装备可使用情况进行计划，明确后送方式及时机。有条件时也可采取越级前接或越级后转。

（二）检查本级救治工作情况

伤员后送前，应在本级救治机构复查后送指征与反指征，检查必要救治措施完成情况，如查伤部包扎是否牢固、止血是否彻底、休克是否纠正等。根据救治机构后送工具情况和救治能力，进行后送分类，确定伤员的后送次序、后送工具和后送体位。

（三）检查医疗文书是否齐全

医疗后送文书是战争时期救治机构记载和传递伤员伤病情况及救治经过的文字材料，是战争时期救治机构救治伤员的依据，用以保持伤员救治连续性、继承性。同时，也是战后总结卫勤保障经验教训和进行军事医学研究的重要资料。我军规定统一使用的医疗后送文书有伤票、野战病历和后送文件袋，各级救治机构应按照规定认真填写。

（四）检查后送工具准备情况

伤员后送的速度决定了得到救治的时间，快速后送将缩短伤员受伤到确定性治疗的时间，因此，实施后送前应合理选择并检查好后送工具。由于后送途中不能排除伤情反复，但又无法彻底进行治疗，所以需要选择具备维持性治疗和护理器材的后送工具。伤员后送途中的救治活动是在运输工具上和运送过程中的救治，受到环境和运输工具的影响，作为分类后送人员和卫勤指挥员，应充分认识后送工具对伤员伤情的影响和对救护工作的影响，合理选择快速后送工具，既要保证伤员快速到达上一级救治机构，也要保证后送途中的安全。

（五）落实后送防护安全措施

随着高技术局部战争伤员立体后送的广泛实施，特别是批量伤员已从单纯陆地运输转向海运、空运、铁路运输后送的联合实施，伤员立体后送的组织指挥和后送途中安全更加突显，涉及各军种军事、后勤和卫勤多部门联合行动。伤员后送过程应实施不间断的指挥与监控，以确保伤员后送的安全、准确和及时，从而提高后送效率与安全性。

二、爆炸伤伤员后送平台

1. **救护车**　救护车是运送伤员并能在途中实施急救处置的专用车辆。救护车包括普通救护车和装甲救护车两类。普通救护车通常配备专用担架及减震固定支撑装置，急救复苏器材与医疗用品，以及通风、取暖、降温、照明、通信等设备。小型救护车可载运卧姿伤员 $1 \sim 3$ 名，或坐卧姿伤员 $4 \sim 6$ 名，或坐姿伤员 $8 \sim 10$ 名，大型救护车载运卧姿伤员 $8 \sim 12$ 名，或坐姿伤员 30 名左右。装甲救护车有轮式和履带式两种。对枪弹和炮弹弹片具有一定的防护能力，供战争时期火线抢救、后送伤员使用。通常可载运卧姿伤员 4 名，或坐姿伤员 $6 \sim 8$ 名。

2. **卫生列车**　是后送伤员并能在运行途中施行救治和提供生活保障的专用铁道列车。具有载运量大、速度快、行驶平稳、能在短时间内转运大批伤员等特点。通常用于战役、战略后方后送伤员和平时抢险救灾使用。卫生列车的各种车厢按一定顺序排列编组，配备相应的卫生人员、救治药材、护理用品及通信联络器材，以利途中救治。制式卫生列车由寝车、餐车、诊疗车（手术车）、伤员车等 12 节车厢组成。每节车厢除两头有小门外，还另有一个大门，以便于担架伤员上下车。诊疗车厢设有手术室、X 线室、化验室。伤员车厢有轻、重伤病员和传染病伤员车厢之分，共设 344 个铺位，能装载伤员 300～340 人。每节车厢均设有医护人员值班表，备有药品器材，可随时为伤员实施急救和治疗。卫生列车通常配备由 40 人组成的列车医疗队和一个 40 人左右的包乘组。

3. 螺旋翼救护飞机　用于救护和后送伤员。分为专用救护直升机和运输救护直升机。专用救护直升机是经过改装的专门用于伤员空运救护的直升机；运输救护直升机则是在救护工作需要时，机内临时装上担架及便携式医疗卫生装备，用于伤员空运救护的直升机。救护直升机主要用于和平时期和战争时期各类伤员的空运后送、自然灾害伤员的医学救援和重大交通事故（航空、航海、铁路、公路）伤员的救护，也可用于海上、丛林、沙漠、寒区等条件下遇险人员的营救。机上配有卫生人员，负责伤员的现场抢救和后送途中机上的医疗护理。我军用作救护直升机的机型主要有：米 –8、米 –17、直 –8、超黄蜂和黑鹰。各型直升机载卧位伤员的人数分别为：米 –8、米 –17 型 12 名，直 –8、超黄蜂 15 名，黑鹰 4 名。

4. 固定翼卫生飞机　运送伤员，并能在飞行中进行医疗护理的专用飞机。卫生飞机和平时期可用于抢险救灾、边远地区和其他情况下伤员的运送和救治，战争时期可用于伤员的快速医疗后送。机上配有卫生人员，负责空运途中伤员的医疗护理。我军使用的卫生飞机由军用运输机改装而成。主要机型有安 –26、运 –5、运 –8，其中运 –5 可运载卧姿伤员 6 名，或坐姿伤员 12 名，运 –8 可运载伤员 60～96 名。

5. 后送船舶　后送船舶是用于后送伤员并能在后送途中进行医疗护理的勤务船只。其中卫生运输船的医疗装备比较简单，卫生人员配备少，主要用于保证伤员的安全后送。战争时期主要动员地方民船作为卫生运输船使用。卫生救护艇，主要配备内外科急救医疗装备和精干的卫生人员，多用于近岸伤员救护与后送。根据伤员发生的数量、类型、海区距离、战争时期敌我态势和作战样式，卫生运输船和卫生救护艇可以配合使用，也可单独完成伤员的救护和后送任务。为适应未来海战伤员救治的需要，后送船舶可与救护直升机、水上救护机等组成一个完整的海空结合的海上救护后送体系。

6. 伤员后送运输工具 ①担架类：主要用于短距离后送，包括制式担架、折叠担架，雪橇担架、水陆两用担架、驮式担架、舰船担架、网状担架等。②换乘类，主要是伤员在转乘不同类型后送工具时的传送装置和载运用具。传送装置根据空间途径分为垂直传送装置和水平传送装置，主要包括：海上传送装置和陆空传送装置。前者用于海上伤员舰船之间的垂直换乘和水平换乘，主要有索道、滑轮、吊运设备等。后者用于直升机与陆地之间的换乘，主要有空吊设备及其配套设备。载运用具有吊篮、吊架、吊兜、海军担架和充气橡皮艇等。③附加装置类，主要是安装在运输工具上可拆卸、用于伤员后送的担架固定装置。可安装在运输汽车、直升机、运输机和舰船上。我军装备的伤员后送附加装置有运输车后送附加装置、空运后送担架的固定装置等。运输车伤员后送附加装置可安装在解放 CA10BE、东风 EQl40、东风 EQ240 等运输车上，可载卧位伤员 6 ～ 9 名。空运后送担架的固定装置安装后，米 –8 直升机可载卧位伤员 12 名，直 –8 直升机可载卧位伤员 15 名，安 –26 运输机可载卧位伤员 24 名，运 –5 运输机可载卧位伤员 6 名。目前，陆军特色医学中心研制的车载伤员附加装置可适用于各类车型，猛士车可载卧位 4 名，运输车可载 8 ～ 12 名。

三、爆炸伤伤员后送途中处置

爆炸伤员的后送应在指挥员控制下实施，指挥员需实时监控伤员并根据现场情况变化调整后送方案，力求使危重伤伤员及时得到医疗后送。在医疗后送途中，医护人员应运用医学技术、利用后送平台上的卫生器材对伤员进行医学监护，并及时进行必要的处置。

外军将战术区的后送区分为伤员后送与医疗后送两种形式。伤员后送指非正规地把伤员从受伤现场后送到高一级的医疗救护所（相当于Ⅱ级前线手术队水平或更高），后送伤员的平台往往是没有红十字标志的武装战斗车辆，但随着装备的发展，如今也可以包括专用的救护直升机；医疗后送指的是通过专用的、配备有医护人员且装备有医疗救护设备的医疗后送平台（如地面车辆、直升机等）进行的正规伤员转移，医疗后送平台具有红十字标志和非进攻性武器，医疗后送既包括从战场上清理伤员，也包括把伤员在各种医疗救护机构间转运[4]。

我军医疗后送的组织体制与外军不同，我军战术区与外同战术区不属同一概念，伤员的医疗后送途中，不管是否有专用运输平台，均会携带相应急救器材（如军医背囊、卫生员背囊等）对后送伤员进行途中医学监护（具体技术见第三章）。医疗后送过程中的转运、换乘、搬运等情况下，应严密关注包扎、固定的效果。首先检查已知伤口，若伤口未得到处理，则先进行包扎、固定处理，再检查有无其他未知伤口并进行处置[5]。

（一）大出血控制

后送过程中，如果出现大出血，那么控制住大出血则为首要任务。四肢止血常使用止血带，其他部位使用压迫止血，止血完成后进行再评估以确认效果。

1. 止血带止血 评估是否有未被处置的大出血，对可能致死的四肢外伤大出血或所有需要截肢的情况，应立即使用止血带绑于伤口上方5～7.5cm的位置或于近心端"高且紧"绑扎。止血带绑扎最多不超过6小时，其中每1小时应松解5～10分钟，期间应进行压迫止血。对于无法使用止血带的躯体大出血，应立即使用填塞的方式进行止血。

2. 压迫止血 在可采用压迫止血的伤情或预计后送的时间超过2小时，需松解（或拆除）止血带，可采用无菌纱布直接压迫于伤口3分钟以上的方式止血。对失血性休克的伤员进行复苏后，在撤去止血带时必须确保复苏措施有效。

3. 止血再评估 对先前应用的止血带进行再评估，暴露伤口后决定是否继续应用止血带。如果需要，应将止血带从衣服外移除，直接在伤口上方5～7.5cm的位置紧贴皮肤绑上止血带。若不需要止血带，用其他的方法控制出血。如进行末梢脉搏检查发现仍然存在出血，可以继续加紧止血带或在近心端紧挨着第一条加用另一个止血带来消除末梢脉搏。使用红色伤标。暴露所有止血带的位置，并用记号笔清楚地在伤标上标记止血带的应用时间。

（二）气道管理及呼吸功能维持

后送途中发现伤员呼吸停止或呼吸异常，特别是伴有舱室爆炸导致的烧伤、吸入性损伤，应优先维持通气与氧合，预防或减轻各种早期可能发生的呼吸道并发症。对颈椎贯通伤的伤员应进行颈椎固定。

1. 保持呼吸道通畅 无气道梗阻的无意识伤员应采用抬头仰颏法或托下颌角术开放气道，或放置鼻咽通气管，将伤员摆至复苏体位。气道梗阻或有气道梗阻危险的伤员应采用抬头仰颏法或托下颌角术开放气道，或放置鼻咽通气管，帮助伤员调整有利于保护气道的体位。将无意识的伤员摆至复苏体位。后送途中可使用喉罩或插管型喉罩、气管－食管联合导管、气管导管等急救器材。紧急情况下可采用环甲膜切开术，对于有意识伤员在行环甲膜切开术前应使用利多卡因行局部麻醉。

2. 气胸处置 发现伤员有渐进性呼吸窘迫时，应结合伤员战伤史，判断是否有特殊伤情并迅速处置。对于所有可致开放性气胸的胸部损伤，均应立刻用封闭敷料封堵缺口，注意监测伤员随后可能出现的张力性气胸。若伤员有渐进性呼吸窘迫，应结合躯干受伤考虑张力性气胸。可使用 14 号、8.26cm 长的穿刺针或制式胸腔穿刺针在伤侧的锁骨中线、第二肋间进行胸腔穿刺。当出现落空感后，应拔出内针芯并固定穿刺针。如情况没有改善或者可能要进行长途运输，考虑胸部留置导管。

3. 辅助供氧 一般情况下，不需要对伤员进行辅助供氧，但对于血氧饱和度低或损伤可影响氧合作用的伤员、无意识的伤员、有外伤性脑损伤的伤员（血氧饱和度大于 90%）、休克的伤员、处于高海拔环境中的伤员，可进行辅助供氧。

（三）休克与复苏紧急处置

当发现伤员机体有效循环血量不足，存在失血性休克临床表现时或对于烧伤面积大于 20% 体表面积的伤员，均应进行液体复苏。若伤员存在失血性休克，其复苏应优先于烧伤休克伤员的复苏。

评估伤员伤情是否需要开放静脉注射通道，如果需要可建立 18 号针的静脉注射通道或开放静脉留置针通道。若需要复苏抗休克时静脉注射通道难以获得，可以建立骨内注射通道。

对失血性休克伤员应严密监测途中情况，包括无颅脑损伤的前提下是否出现精神状态或脉搏的改变。若没有进入休克状态，不需要进行静脉输液，若意识清楚且吞咽功能良好可口服液体。若已进入休克状态，应立即开始液体复苏。液体可以采用乳酸林格液、普通生理盐水或人造血浆。若使用人造血浆，最大用量不能超过 1 000ml。若还需继续补充，则根据需要补充乳酸林格液或普通生理盐水。

对于体重 40 ~ 80kg 的成人，静脉注射或骨内注射的初始液体量按烧伤面积占体表面积百分比 ×10ml/h 进行计算。体重大于 80kg 的成人，每增加 10kg 体重，则在初始液体量基础上增加 100ml/h。若伤员因伴有外伤性脑损伤而出现意识不清、外周脉搏无力或缺失，则要对其进行复苏，可以将收缩压维持在 90mmHg 以上。

（四）体温过低的紧急处置

休克的伤员不能以正常速率产生体热，因此发生体温过低的危险性较大。如果没有采取维持核心体温的合理措施，即使是处于温暖的环境中伤员也很容易发生严重的体温过低。后送伤员过程中应积极预防伤员热量的流失，特别是风吹和高海拔所导致的体温过低。使用保温毯裹住伤除面部以外的全部身体，并尽量让伤员避开风口，这样可以达到预防体温过低的效果。必要时还要对伤员进行复温，途中复温主要使用以保温毯、棉被等裹住全身的方法。

（五）伤员后送途中镇痛

对于不需要开放静脉注射或骨内注射通道的伤员可肌肉注射 5mg 吗啡，30 分钟后进行再评估；如果需要可再肌肉注射 5mg，24 小时内最多不超过 15mg。建立了静脉注射或骨内注射通道的伤员可静脉注射或骨内注射硫酸吗啡 5mg，10 分钟后如疼痛仍剧烈，则根据情况每 30 分钟重复一次并密切监测以免出现呼吸抑制。能够口服的伤员可舌下含服强效其他阿片类镇痛药。战术区后送途中使用吗啡或其他强效阿片类镇痛药时，严禁同时使用其他镇静药物，以防止产生协同作用导致伤员呼吸抑制，甚至死亡。

（六）伤员穿透性眼伤处理

后送途中怀疑伤员有穿透性眼伤时，应给伤员戴上硬质的防护眼罩（不可用压力性眼罩，更不可在眼部放置敷料后进行加压包扎），口服莫西沙星 400mg。如伤员处于休克状态或意识不清状态，应缓慢静脉注射 2g 头孢替坦或肌肉注射 1g 厄他培南。

伤员在后送运输平台上，由于高噪声、振动强，加之夜间为了安全禁用灯光，进行医学监督十分困难，应根据伤情连接脉搏血氧仪及其他监测重要生命指标的电子仪器进行生命体征监测。

【常见错误】

- 伤员的后送过程中未有效掌握各点位伤员情况，造成各救治机构忙闲不均，从而影响救治效率。
- 在搬运过程中尤其是徒手搬运时，未注意各种搬运方法的禁忌证，搬运方法选择错误造成伤员二次伤害。
- 使用止血带时间过长，或未按要求定期（1 小时）松解止血带。
- 对伤员气道和胸部检查不彻底，导致气道梗阻、气胸等伤情致使伤员窒息。
- 忽视对休克伤员采取维持核心体温的合理措施，很容易发生严重的体温过低。

（张　戎　许　川　王琪鸿）

 参考文献

[1] 中国人民解放军总后勤部卫生部 . 军队卫生勤务学 [M]. 北京 : 人民军医出版社 ,2012.

[2] 中国人民解放军总后勤部卫生部.战伤救治规则(2006)〔P〕.北京:中国人民解放军总后勤部卫生部,2006.

[3] 部队一线救治能力建设试点专项办公室.部队一线救治能力建设试点研究成果汇编〔P〕.北京:中央军委后勤保障部卫生局,2019.

[4] 刁天喜,李丽娟.美陆军技术出版物 ATP4-02.2 医疗后送〔M〕.北京:军事医学出版社,2017.

[5] 中央军委后勤保障部卫生局.战伤救治规则(征求意见稿)〔P〕.北京:中央军委后勤保障部卫生局,2019.

第八章 和平时期爆炸事件救援

知识点

- 和平时期训练爆炸伤现场急救遵循"有限生命拯救；快速安全后送"，即有效地利用急救资源，尽快将重伤伤员后送到有救治能力的医疗机构进行手术、输血等。

- 脑伤和出血是爆炸伤的两大杀手。脑伤一旦发生预后较差，其严重程度和救治效果是决定预后的关键。

- 危险化学品爆炸事件是指由工业或交通事故所致爆炸，或经炸弹爆炸喷射释放出对人和环境有毒的气体、气溶胶、液体和固体等造成的人员伤亡、财产损失或环境污染事故。

- 危险化学品爆炸事件现场救援的首要问题是须识别化学事件并保护事件相应救援人员。除非相应救援人员意识到危险，否则很可能成为化学环境的受害者。

- 爆炸导致大规模伤亡事件救援时，为最大限度地降低重症伤员病死率和致残率，应遵循"集中重症、集中资源、集中专家、集中救治"的原则。

- 因爆炸物易获得、易携带和易实施，暴恐袭击事件占恐怖袭击的80% ~ 90%，除造成生命财产的巨大损失外，还导致社会恐慌，已成为全人类的公害。

- 恐怖分子往往选择在人口密集度高的地方或狭小空间实施恐怖事件，现场可能还有未爆炸的爆炸物品，极易因救援人员移动、撞击、热力等外力作用再次引发爆炸。

- 暴恐袭击现场救援需要刑事侦查、医疗急救、消防等部门的协同。

- 积极推进创伤救治规范化培训，加快创伤救治中心建设，如实战般开展灾难应急医学演练，做好重大事件应急医学救援保障，总结不足、持续改进应急医学救援，将有助于持续提升应对此类灾难的救援能力。

笔记

除发生在战场外，爆炸伤也是暴恐事件中的最常见伤类，2014 年全球共发生 13 463 起恐怖袭击，造成 32 700 人死亡，其中 42% 由爆炸事件所致[1]；在我国，爆炸伤主要见于各种安全生产事故。据统计，2000—2015 年国内共发生 174 起爆炸事故，导致 2 749 人死亡，4 313 人受伤，平均伤亡 40.59 人/起[2]。可见爆炸伤并没有随经济的发展而减少，也没有因和平环境而罕见。特有的多维致伤机制导致爆炸伤伤情复杂、危重，常出现批量伤员，救治难度大，医护人员常缺乏救治经验，从而导致救治不规范、效果不佳等。提高军地各级医疗机构医护人员对此类损伤的特点和救治策略的理解，遵循标准的创伤救治规则和损害控制策略，建设区域性急救医疗体系，制订爆炸伤批量伤员救治预案，并坚持演练和改进，可望显著提升对爆炸伤的救治能力。

第一节　和平时期训练爆炸伤救治

爆炸伤致伤机制复杂，几乎涵盖了所有致伤因素。与战伤救治类似，军事训练所致爆炸伤应实施阶梯救治，包括现场急救、附近医疗机构或保障医疗队紧急救治和区域性医疗中心的早期救治，以及各级阶梯之间的转运等。和平时期训练爆炸伤多发生于实弹演习或投弹训练，也有高原雷击所致爆炸伤的报道，且多为群体伤。本节通过一例手榴弹投弹训练所致爆炸伤的真实案例来详细阐述和平时期训练爆炸伤的全救治流程。

一、和平时期训练爆炸伤防护

爆炸伤一旦发生，常伤情复杂、严重，救治难度较大。缺乏有效的综合性防护措施是造成爆炸伤严重后果的重要因素之一。因此，和平时期训练中，接触爆炸物品前应严格穿戴相应级别防护装具，按照操作规程安全施训。

机体在冲击伤暴露时，以空腔脏器最易受损，听觉器官和眼部由于与空气接触也是易于受损的靶器官。由于和平时期训练的爆炸冲击伤往往复合其他致伤因素，因此实体脏器损伤并不鲜见。同时，大量研究证实颅脑由于解剖结构复杂，是原发性和继发性冲击伤毁损的重要靶器官。爆炸冲击伤是对冲击波的有效吸收、耗散和导引。目前对于冲击波防护主要集中在颅脑、胸部和腹部，对于听觉器官、眼部和肢体其他部位的防护，采用基于有效材料的协同防护措施往往可以取得效果。

早期防护材料研究表明，石膏、塑料等材料对空气冲击伤有一定防护效果。随后，发现人造革、泡沫塑料、发泡镍和聚氨酯等材料，都有

笔记

一定的抗冲击减压效能，并可降低伤死率。

　　针对冲击波靶器官的防护还须考虑防护装备的可穿戴性、柔韧性、智能性及阻燃性等诸多环节，以实现爆炸冲击波防护基础上临床诊治的精准度和前瞻性。

二、和平时期训练爆炸伤急救

　　和平时期训练爆炸伤现场急救遵循"有限生命拯救；快速安全后送"，即有效地利用急救资源，尽快将重伤伤员后送到有救治能力的医疗机构进行手术、输血等。

　　对爆炸伤伤员初期的现场急救十分重要。评估救治环境，确保救援人员的安全后，爆炸现场人员应快速开展自救互救。对已经意识不清的伤员，要注意保持其呼吸道通畅，可以采用仰头提颏法开放呼吸道，但如果是坠落伤或头背部受伤，则要注意保护颈椎，谨慎使用这个手法。呼吸心搏停止时，立即进行口对口人工呼吸和胸外心脏按压。就地取材，进行止血、包扎、固定，尽可能选用无菌敷料、三角巾或较清洁的布，以避免二次污染。搬运伤员时，注意使脊柱损伤伤员保持在水平位置，以防止骨折移位压迫脊髓而发生截瘫。烧伤时要迅速清除烧灼的衣物，尤其是化纤类的物质，防止形成二次灼伤；烧灼伤伤口不要立即涂药，应采取降温、保护创面等措施。

　　爆炸伤伤口以保护性包扎、控制出血为主；颅脑损伤有耳鼻流血者禁忌堵塞；胸部有伤口随呼吸出现血性泡沫时，应尽快封住伤口；腹部内脏脱出时不要将其送回去，而要用湿的消毒无菌的敷料覆盖后用碗等容器罩住保护，免受挤压，尽快送医院处理；外耳道出血时可清除外耳道异物，保持耳道内干燥，禁止滴入油液和冲洗，勿用力擤鼻，防止水灌入耳内，并给予抗生素预防中耳感染。

　　爆炸现场尤其要注意防护有毒有害气体。防护好眼睛、呼吸道和皮肤等，阻断有毒有害气体侵入的途径，穿戴护目镜、头盔、口罩、手套、靴子、防护服等，有条件的救援队员应穿戴专业的防护装备，如带供氧装置的防护服。脱离现场后脱去染毒服装及时进行洗消，包括冲洗眼睛、全身淋浴。对已发生气体中毒的人员，应快速转移到安全的地点进行急救。

三、手榴弹爆炸伤救治案例

（一）病例简介

　　男，28岁，投弹训练手榴弹爆炸致伤；受伤时所穿戴有头盔和警用防弹背心等防护装具（图 8-1）。

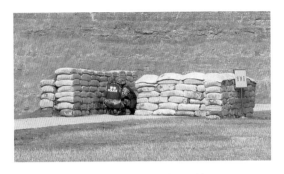

图 8-1　爆炸发生时现场情况

【现场救治】（12 分钟）

- 11：20 发生爆炸，昏迷，全身多处流血、右前臂缺如。
- 11：21 团卫生员解除伤员装备、清理呼吸道、右手断肢包扎、左小腿包扎，救护车转运。
- 11：32 伤员抵达当地县医院。

【当地县医院救治】（6 小时 54 分钟）

- 11：32 送入，GCS：3，血压 102/70mmHg，心率 130 次 /min，呼吸 40 次 /min，右上肢残端出血，颜面部、左下肢及左上肢点状出血（图 8-2）。

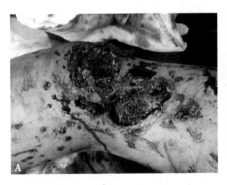 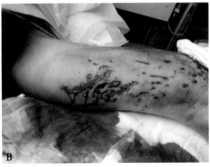

图 8-2　伤员下肢受伤情况

皮肤表面可见多个穿透伤伤口，为手榴弹内置原发投射物钢珠所致二型爆炸伤。A. 右下肢；B. 左下肢。

- 11：45 血压 80/45mmHg，心率 146 次 /min。
- 12：10 深静脉置管，肾上腺素 0.5μg/（kg·min）泵入。
- 13：26 动脉血气：pH 7.10，乳酸 11.5mmol/L，血细胞比容<15%，血红蛋白无法测出，无尿。

笔记

- 15：45 休克加重，气管插管、机械通气，双上肢加压包扎止血后循环逐渐稳定。
- 16：00 全身 CT 检查。
- 17：15 泌尿、眼科、口腔、耳鼻喉科等会诊。
- 复苏液体晶体 3 500ml，PRBC 2 800ml，血浆 1 400ml，冷沉淀 8U，葡萄糖酸钙 40ml。

【后送】（1 小时 4 分钟）

- 经联系军医大学某附属医院后，18：26 开始转运。
- 途中心率 120 ～ 130 次 /min，血压 90/55mmHg，未用血管活性药物。
- 输注红细胞 4U，血浆 800ml，未输液。
- 机械通气：SIMV+PSV 模式，FiO_2 100%，SaO_2 99% 以上。
- 中度贫血貌，意识浅昏迷，双瞳孔 0.3mm，对光反射敏感，全身皮温低。
- 19：30 抵达，评估后直接入 CT 室行全身增强 CT 检查（图 8-3）。

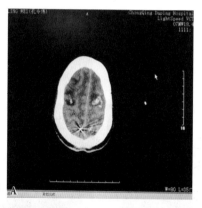

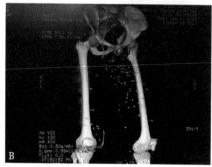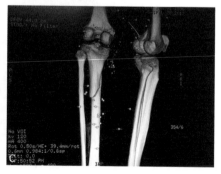

图 8-3　入院 CT 情况

A. 颅内 4 枚钢珠伴出血；B、C. 双下肢见大量散在钢珠

 笔记

【附属医院救治】

院内术前（20 分钟）

- 20：00 到达手术室（图 8-4）。
- 心率 110 次 /min，血压 115/65mmHg。
- 机械通气，血氧饱和度 90%。
- 双侧瞳孔 0.3cm，对光反射迟钝。

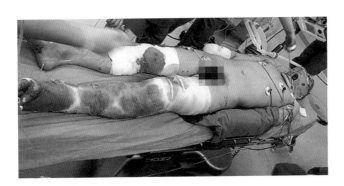

图 8-4 伤员到达手术室情况

第一次手术（20：20～次日 01：50）

- 双侧额颞顶开颅探查、脑内血肿清除、右侧额极切除、双侧去骨瓣减压术，右侧眼球剜除术（图 8-5A）。
- 四肢清创（图 8-5B）。
- 左小腿内后侧骨筋膜间室切开减压术。
- 左前臂及左下肢外支架固定术（图 8-5C、D）。
- 术中失血量 4 000ml。
- 补液：晶体 2 300ml，胶体 3 000ml，血液制品 7 400ml〔红细胞 23U，血浆 800ml（我院）+1 200ml（外院带入），冷沉淀 20U，血小板 1U〕。
- 术后转入重症医学科。
- 入 ICU 时情况：意识深昏迷状态，瞳孔 0.5cm，对光反射消失，无自主呼吸。
- 未用血管活性药物。
- 气管插管呼吸机辅助呼吸，FiO_2 45%。
- 急性生理学和慢性健康状况评价Ⅱ（acute physiology and chronic health evaluation Ⅱ，APACHEⅡ）28 分，死亡风险系数 55%。

笔记

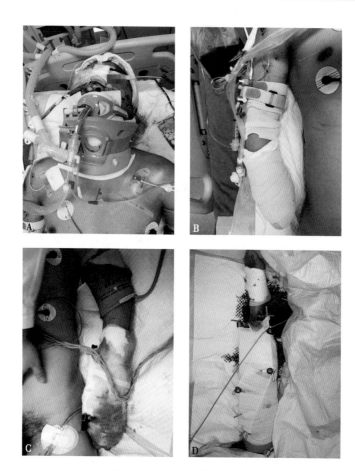

图 8-5　伤员入 ICU 时情况

【诊断】见表 8-1。

表 8-1　伤员最后诊断

一、爆炸致复合、多发伤（ISS 50）
1. 头颈部伤（GCS 8，插管状态）
1.1 双侧额顶叶脑挫裂伤（AIS 5）
1.2 双侧额顶叶血肿（AIS 4）
1.3 外伤性蛛网膜下腔出血（AIS 3）
1.4 颞叶沟回疝（AIS 5）
1.5 颅内金属异物存留
2. 颌面部伤
2.1 右眼爆裂伤（AIS 2）
2.2 左眼睑裂伤（AIS 1）

笔记

续表

2.3　双侧鼓膜破裂（冲击伤）（AIS 1）

2.4　双侧中耳损伤（AIS 1）

2.5　左外耳廓裂伤（AIS 1）

2.6　颌面部开放性骨折（AIS 1）

3. 胸部伤

双肺冲击伤（AIS 3）

4. 腹部伤

4.1　会阴部挫伤（AIS 1）

4.2　阴茎金属异物存留

5. 四肢伤

5.1　右前臂创伤性截肢（AIS 3）

5.2　左尺桡骨开放性骨折并尺侧软组织缺损（AIS 2）

5.3　左尺动静脉、尺神经断裂并缺损（AIS 3）

5.4　左腕部屈肌腱部分断裂并缺损（AIS 1）

5.5　左膝关节穿透伤（AIS 2）

5.6　左髌骨开放性骨折（AIS 2）

5.7　左胫骨上段开放性骨折（AIS 3）

6. 体表伤

皮肤软组织损伤、缺损伴金属异物存留（颌面部、右肩、左上臂、左腕、左大鱼际、左指、右膝、左大腿、左膝、左小腿）（AIS 2）

二、左小腿骨筋膜室综合征（AIS 2）

三、失血性休克

四、凝血功能障碍

五、代谢性酸中毒

六、横纹肌溶解综合征

七、中枢性尿崩症

八、多脏器功能不全（脑、肾、肝）

九、高钠血症

十、低蛋白血症

第二次手术（伤后 1 天）

- 伤后 1 天复查头颅 CT。
- 双侧脑内血肿清除、双侧额极切除、ICP 探头植入术。
- 右前臂残端延期一期缝合术、四肢创面负压封闭、左膝关节腔穿刺术（图 8-6），并行耳镜检查，见双侧鼓膜穿孔（见图 1-1）。

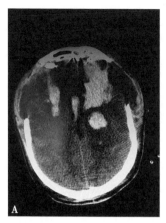
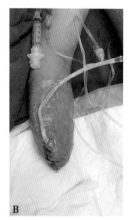
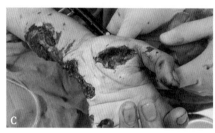
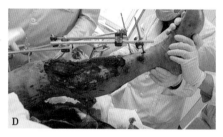

图 8-6 伤员伤后 1 天情况

A. 头颅 CT；B. 左手创面；C. 左上肢残肢断端；D. 左下肢创面

第三次手术（伤后 6 天）

● 经皮气管切开术（图 8-7）。

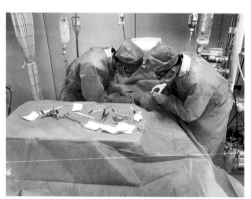

图 8-7 伤后 6 天行经皮气管切开术

第四次手术（伤后 7 天）

● 阴茎异物取出术。

● 四肢清创、负压封闭术（图 8-8）。

178

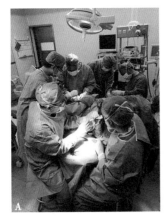
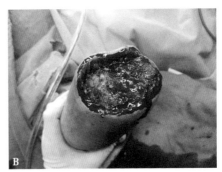
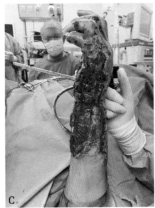
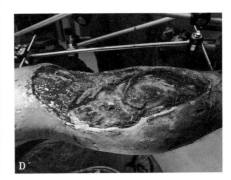

图 8-8　伤后 7 天，第四次手术

A. 3 组医师同时进行左上肢清创、阴茎异物取出和左下肢清创；B. 右上肢残肢创面；C. 左上肢创面；D. 左下肢创面

第五次手术（伤后 14 天）

- 四肢清创、植皮（左前臂及左膝部）、负压封闭术。
- 胃镜引导下经皮胃空肠造瘘术（图 8-9）。

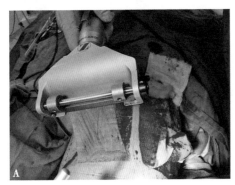
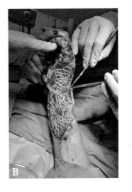

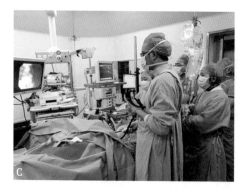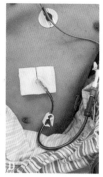

图 8-9　伤后 14 天手术情况

A. 右大腿取皮；B. 左上肢创面植皮覆盖；C、D. 胃镜引导下经皮胃空肠造瘘术

第六次手术（伤后 21 天）

- 因左下肢肌肉软组织大量坏死，行左大腿中段开放截肢术（图 8-10）。

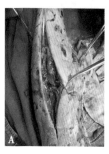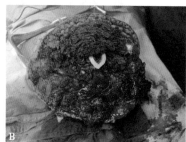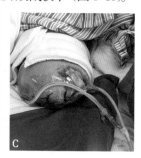

图 8-10　左大腿中段开放截肢术

A. 左下肢截肢后剖开见肌肉软组织大量坏死；B. 左大腿开放性截肢后创面情况；C. 行负压封闭引流关闭残端创面

第七次手术（伤后 28 天）

- 左大腿残端清创、左小指截指术（图 8-11）。

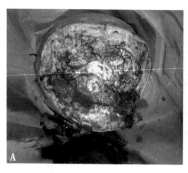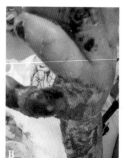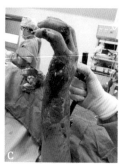

图 8-11　伤后 28 天

A. 左大腿残端创面；B. 左小指缺血坏死；C. 行左小指截指术

第八次手术（伤后 36 天）

- 左上肢及大腿创面新鲜，行清创植皮术覆盖创面（图 8-12）。

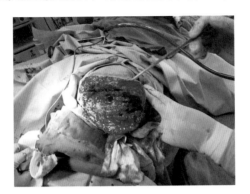

图 8-12　清创植皮术

伤后 38 天情况（图 8-13）

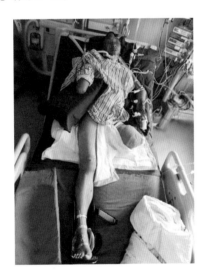

图 8-13　伤后 38 天伤员情况

（二）救治经验总结

脑伤和出血是爆炸伤的两大杀手，此例伤员均有发生。脑伤一旦发生预后较差，脑伤的严重程度和救治效果是决定预后的关键。在战场上穿透性颅脑损伤检伤分类属于期待治疗，但和和平时期期应努力救治。

该伤员在训练时受伤，有较好的卫勤保障，院前救治、基层医院急救和教学医院确定性治疗等及时、得当，但各个环节仍然有提升空间，以下所述存在的经验教训是未来爆炸伤救治研究应该关注的重点。

1. **院前阶段** 时间就是生命，一定要快，落实 C-A-B 原则。

2. **基层医院阶段** 损害控制性复苏是该伤员存活的前提。包括控制出血＋血液制品＋血管活性药物等，限制晶体液及人工胶体液输注，控制出血的措施包括伤口加压包扎、血液制品输注的止血复苏等。

3. **附属教学医院救治** 及时实施损害控制颅脑手术是伤员存活的关键。但此类贯穿颅腔的穿透伤去骨瓣减压术后再出血风险极高，首次血肿清除、去骨瓣减压后要严密观察，包括颅内压监测和复查 CT，必要时再次手术减压。全身创面的多次清创和负压封闭引流应用、左下肢截肢都是控制感染的关键，包括计划性分次有限清创、创面负压封闭引流、限期截肢、抗菌药物。该伤员全身多处钢珠存留，但钢珠不是手术目标，原则上非必须不必专门实施钢珠取出手术。该伤员伤后 4 天开始肠内营养，第 7 天达到全肠内，因植物生存状态及时行经皮胃造瘘，建立了长期的肠内营养途径；早期连续性肾脏替代治疗（continuous renal replacement therapy，CRRT），避免横纹肌溶解产物、造影剂造成肾损害，两周后停止 CRRT。

第二节 危险化学品爆炸

危险化学品爆炸事件是指由工业或交通事故所致爆炸，或经炸弹爆炸喷射释放出对人和环境有毒的气体、气溶胶、液体和固体等造成的人员伤亡、财产损失或环境污染事故。怀疑或明确是危险化学品爆炸救援时要考虑对救援人员和伤员的个人保护，并提供转运和治疗伤员时的集体防护设施。

一、危险化学品爆炸概述

（一）危险化学品爆炸定义

危险化学品（hazardous chemicals）是指具有毒害、腐蚀、爆炸、燃烧、助燃等性质，对人体、设施、环境具有危害的化学品。

危险化学品爆炸可见于工业或交通事故。化学袭击（chemical attack）是故意释放可毒害人和危害环境的有毒气体、液体或固体。

应注意，"危险"化学品不同于化学品的"威胁"。危险化学品是化学性质本身决定的，但只要正确防护可以基本避免"威胁"。然而，一旦出现了危险化学品爆炸，则将成为严重的健康"威胁"，需要非常积极的医学救治及洗消预防干预措施。危险化学品爆炸事故常具有突发性、群体性、紧迫性、复杂性和高度致命性的特点，危害极大，给社会带来的心理恐慌大，在瞬间即可能出现大批化学中毒等伤员，救援难度大。

（二）危险化学品爆炸识别

对人和环境有害的液体、气体等化学制剂可能无嗅无味且有即时（在几秒或几分钟内）或延迟（2～48小时）效应。在户外，化学制剂消散的速率各不相同，具体取决于化学制剂本身的类型（液体还是气体）及化学制剂所沉积表面的类型。草、沙和土壤表面可能会吸收化学制剂，吸收时长从几分钟至约4小时不等。涂漆表面也可吸收液体化学制剂，但耗时更长，1～6小时不等。诸如玻璃或未涂漆金属等不透水表面遭受液体危害持续时间较长，除非移除制剂否则难以消除。

以下情况需要考虑化学事件可能：大量动植物不明死亡、动物垂死或昆虫不足；多位受害者，严重疾病、恶心、定向障碍、呼吸困难、抽搐、不明原因的伤亡；异常液体、喷雾或蒸汽、飞沫、油膜；不明气味、低层云或与天气无关的雾；可疑的装置包裹、常金属碎片、废弃的喷雾装置或不明弹药。

化学制剂致伤时可能毫无预警。症状可在几秒钟、几小时甚至几天内出现。化学制剂释放的迹象包括呼吸困难、眼睛发炎、失去协调、恶心或呼吸道有灼烧感。

二、危险化学品爆炸救援

现场救援的首要问题是须识别化学事件并保护事件相应救援人员。除非相应救援人员意识到危险，否则很可能成为化学环境的受害者。危险化学品种类繁多，可复合多种种类，相关制剂的识别变得尤为艰难，可能无法从受化学制剂影响的人员所出现的症状来确定危险化学品。

现场救治原则是先救命后治伤，尽快脱离事故现场。采取"一戴二隔三救出"的急救措施，"一戴"即施救者应首先做好自身应急防护；"二隔"即做好自身防护的施救者应尽快隔绝毒气避免中毒者继续吸入；"三救出"即施救者在"一戴、二隔"的基础上，争分夺秒地将中毒者移离毒源区，进一步作医疗救护。

（一）危险化学品救援现场管控

怀疑可能存在化学制剂时，应注意以下救援策略：①抵达现场之前，穿上专为危险化学环境而制作的个人防护装备；②谨慎靠近现场，勿要急于冲进去救援受害者，在全面评估情况之后方可救援其他人；③远离现场至安全范围，勿入危险区域，隔离可能或疑似污染区域，保证人员和环境安全；④识别危险，评估所有可用信息；⑤评估情形应考虑是否有火灾、溢出或泄漏？天气状况如何？地形类型如何？哪些人员、财产或环境将面临风险？是何种风险？应采取何种行动？有预先安排的疏散地或避难所吗？或需要何种资源（人力和设备）？能否直接使用？现在可做些什么？⑥创建一条安全可靠的绿色救援通道，确定现场入口，提醒救援人员安全进出现场的路线；⑦管控现场和污染区，设立明显标志，制止无关人员和车辆进入，不断重新评估形势并相应调整应对措施，确保自己及区域内其他人员安全，勿靠近或触摸溢出物质或材料，避免吸入烟气、烟雾和蒸气，注意不得假定气体或蒸气无害，因为无味气体或蒸气仍然可能有害；⑧报告需求援助，向上级、消防部门或其他机构寻求援助。

（二）危险化学品救援时净化

净化是必要的、耗时和耗力的，需要后勤保障处理受污染的衣物并提供清洁衣物和清洁用品。应立即迅速脱离受伤环境，终止化学物质对机体的持续损害。当化学物质接触皮肤后，化学物质浓度越高、接触皮肤时间越长，对机体的损害越重。按照以下流程自行净化和协助他人净化：①谨慎脱掉所有衣物和与身体接触的其他物品，应剪掉需要经头部脱掉的污染衣物，避免接触眼睛、鼻子和嘴，把污染衣服和物品放进塑料袋封存，用肥皂和清水清洗双手，取下眼镜或隐形眼镜并将镜片放入家用漂白剂（稀释 0.5%）进行净化，接着冲洗和干燥。②冲洗的目的是稀释和机械冲洗，将化学物质从创面和黏膜上去除。冲洗时可能产生一定的热量，但持续的冲洗可使热量迅速消散。冲洗包括用清水冲洗眼睛；用肥皂和水轻轻清洗头面部和身体其他部位，然后用清水彻底冲洗，冲洗持续时间一般要求在 1 小时以上。③换上未受污染的衣服。④在抢救化学制剂损伤的同时，尤其要注意检查有无直接威胁生命的复合伤或多发伤存在，如窒息、心搏及呼吸骤停、脑伤、骨折或气胸等，若有则应按严重创伤急救原则作相应的紧急处理。⑤送往医疗机构进行筛查和专业治疗。

为保护自己和其他人免受可能出现在衣物上的任何化学物质的伤害，应遵循特别的流程处理污染衣物。个人洗完后把衣物放进塑料袋中，避免接触在污染区域穿过的衣物。如果无法避免不接触受污染区域或者不确定污染区域位置，则应戴上橡胶手套或者用钳子、工具手柄、棍子或类似工具将衣服放进袋中。凡接触过污染衣物的东西均

笔记

应放于袋中，包括隐形眼镜。封存袋子，再把袋子密封于另一塑料袋中。

（三）危险化学品爆炸救援流程

应制订适合本单位、本地区的危险化学品爆炸救援预案，包括资源和后勤补给的标准规范。并经过演习不断修正行动规范，以求在实际运用的时候能够保护自身安全，从而实施有效救援。与其他类型的爆炸相比，危险化学品爆炸可能发生在自然灾难后，即次生爆炸，比如地震海啸、滑坡、洪水导致的相关设施破坏；也有可能出现在意外疏忽造成的人为事故，以及恐怖袭击中。因此，针对危险化学品爆炸采取的救援策略，从预案演习准备开始，就必须将发生原因考虑在其中，制订不同的救援策略和机制。

可疑危险化学品爆炸，处置过程包括侦测、设立洗消点、现场急救和快速后送、医院内救治等（图8-14）。

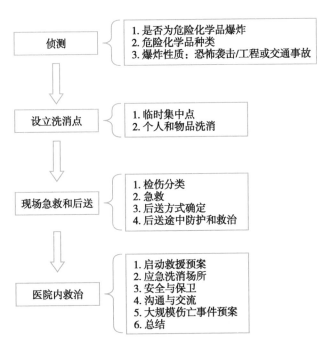

图8-14　危险化学品爆炸处置基本流程

三、危险化学品爆炸救援防护

无论什么原因导致的危险化学品爆炸，救援的首要原则即是防护，包括人员防护和环境防护。

185

（一）人员防护

化学爆炸与普通爆炸事故救援响应的根本差异在于所有的操作必须在完成个人防护用品（personal protective equipment，PPE）的穿戴以后实施。使用PPE前需进行使用培训，并且成绩合格。同时还必须认识到，没有任何一种PPE能够完全防护所有危险品。PPE的正确使用应遵循两大基本原则，一是防止有毒化学品危害个人，二是预防PPE导致的损害。PPE分为如下四级。

1. **A级**　最高级别的防护，保护呼吸道、皮肤、眼睛及黏膜。为全身气密性防护，包括抵抗有毒性或腐蚀性的衣物、靴子（靴子具有钢头脚尖），以及抵抗化学腐蚀的手套、硬质头盔及在防护服内部的呼吸装置。

2. **B级**　呼吸道防护为最高级别，但皮肤、眼睛及黏膜的防护级别较低。与A级防护的不同是非全身气密性防护，可以是二件式。

3. **C级**　适用于已知的任何形式的气溶胶存在时，包括完全的面部保护、空气过滤（非净化）及抵抗化学物品的衣物。对皮肤的保护与B级防护同级，但是对呼吸道的防护级别低于B级。

4. **D级**　本质上为工作服。没有呼吸道保护和最低的皮肤保护，因此不适用于任何存在呼吸道或皮肤污染危险的区域。

（二）环境防护

包括①污物袋：如危险品袋等，供存放污染物品；②专业医用物资：手套、手术衣、口罩等；供洗消用棉织物，如毛巾、床单、伤员衣服；液体肥皂等；③地面保护物资：如塑料薄膜和地垫，污水收集或去污染系统。

四、危险化学品爆炸现场急救与后送

（一）现场急救组织

现场救治响应的第一步，需要明确伤员的多少，一般分为一名伤员、多名伤员及大规模伤员。如果发生在工作场所或家里，尤其是较小的地方，往往只出现单人或多人受伤，涉及人数通常不会超过当地的救治资源，而且周围环境相对单纯；但如果是大规模伤亡事件，涉及人数往往超出当地的急救资源，恐怖袭击或特大型事故的周围环境可能会很复杂，常存在潜在的二次伤害或其他不利情况。但无论面对何种情况，现场急救的第一步均为去沾染或洗消，除非救命措施，否则严禁实施于没有进行洗消的伤员。洗消场地分为热区、温区和冷区，热区为污染区，温区为交界地带、冷区为清洁区（图8-15）。

186

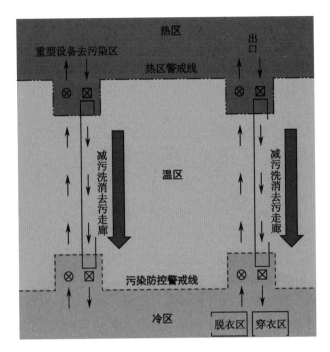

图 8-15 化学爆炸后洗消设置示意图

人员单向流动，从热区出来时需经减污洗消去污走廊才能回到冷区

（二）危险化学品爆炸急救和后送

如果允许，医院内处置危险化学品暴露伤员前应完成：①再次复习根据单位特点制订的预案；②仔细审核病历等记录，了解有毒化学物品暴露伤员的生命体征等；③针对性的化学暴露解毒处理；④了解可能导致化学暴露加重的既往史；⑤必须采集爆炸伤员的过敏史、个人史及家族过敏史，需要获得可能加重化学爆炸冲击波造成的损伤和化学品本身的毒性作用相关的所有基础疾病史。

如果不知道危险化学品爆炸种类，就要尽可能对所有潜在沾染的物品及部位（如衣服、皮肤等）进行彻底清洗；如果尚未沾染，就需要尽可能采用最高级别的防护方案。急救处置的相关人员，必须先穿戴 PPE，但是 PPE 可能造成沟通和交流的困难，因此需要做好相应的准备。

1. 去除危险化学品沾染 比明确化学品种类更为重要。任何危险化学品爆炸急救的第一步为尽可能减少伤员进一步暴露于危险化学品。为了减少污染其他伤员，在处理被化学品污染伤员之前，医师护士及其他相关人员必须进行防护，包括明确位于上风区、有适合的个人防护装备。去除沾染的方法包括去除被污染的衣服，以及用大量水清洁皮肤、

187

眼睛等，主要目的是减少化学品与人体接触的时间，主要方式为喷淋冲洗。如涉及儿童，需要注意：一方面，儿童容易受低温影响，因此在去污染的时候保暖是很重要的，尤其对于严重创伤儿童；另外一方面，儿童很容易被 PPE 惊吓到，因此尽量不要让儿童与他们的父母或者监护人分开。

化学爆炸后的救治首要原则是尽可能去除化学有毒物质，减少化学有毒物品的沾染是关键，此外，还应注意保护伤员隐私。尽可能解释伤情，以减少去沾染过程中的恐慌，以避免伤员误认为去沾染可能耽误救治，避免不必要的时间耽误。

洗消前用剪刀剪开衣物，将其脱除，置于指定区域，并且需要明确标志"危害物"；不能从头上脱掉衣物，因为污染较重的衣物可能污染头部等污染程度较轻的部位；还需要保护伤员隐私，如果可能，予以干净衣物或伤员服保证温暖。

2. 暴露于危险化学品伤员处置 洗消完成后，进行伤情评估，评估要点为短期内的生命威胁及长期的化学物质沾染后的影响，包括躯体和心理两方面。危险化学品爆炸往往造成群体伤员，而且危险化学品爆炸以后，有毒物质可通过空气、水源扩散，使许多伤员同时出现类似的症状和体征。一般来说，不同原因的化学爆炸潜在影响的区域范围不一致，如果是意外发生的，风向和强度是最重要的影响因素，通过疏散人群到上风区可以降低染毒的风险；但是如果是针对某一特定环境的恐怖袭击或其他人为因素的爆炸，则影响范围和人群不可预测。

查体应遵从创伤评估的原则，按照初次评估和二次评估流程，进行全身全面查体。查体时尤其注意眼部症状，如果出现眼部症状，必须彻底冲洗眼部，冲洗时间最好要超过 15 分钟，要注意隐形眼镜导致不适的可能。

（三）危险化学品爆炸的救治

危险化学品爆炸的救治必须同时考虑爆炸冲击波造成的损伤，以及化学品的毒性作用。以下简述危险化学品的毒性作用及其救治。

1. 危险化学品的毒性作用 毒性作用是剂量依赖的。暴露剂量与化学品的化学形式、分解产物、物理性质和状态及浓度、容器、暴露途径（吸入、接触、误食）有关；毒性作用也受人员本身身体状态、媒介和其他化学物质及气候环境的影响。以四氯乙烯为例，空气中浓度为20ppm（1ppm=0.001%）时，人就能闻到气味，1 000ppm 暴露 1 ~ 2 分钟就可能出现眩晕、眼部刺激及呼吸道刺激症状。暴露剂量、时间与神经系统的症状呈剂量依赖关系（表 8-2）。

表 8-2　四氯乙烯的暴露剂量、时间与症状的关系

空气中的浓度	暴露时间	神经系统的症状
50ppm	—	嗅觉阈值
100ppm	7h	头痛、头晕
200ppm	2h	眩晕、不协调
600ppm	10min	眩晕、欣快感
1 000ppm	1～2min	严重的眩晕、不能忍受的眼部不适、呼吸道刺激症状
1 500ppm	30min	昏迷

2. 危险化学品中毒伤员救治　在急救阶段，一定要注意慢性疾病如慢性阻塞性肺疾病、肾衰竭等与化学毒性物品暴露的关系，这些基础疾病可能会与化学毒性物质共同作用而导致救治困难。急救人员必须对化学毒性作用的表现有很强的知识储备，以下几个方面是必须考虑的：①暴露途径是什么？如何减少继续暴露？②急性症状是否提示潜在暴露可能？③是否潜在危险因素：比如儿童或老人，是否合并慢性病？④是否能初步估计暴露剂量？

对于涉及大规模伤亡的危险化学品爆炸事件，必须要基于"ABC"、检伤分类和洗消，需要有指定的伤员收集点，而且可能需要更加复杂的大规模伤员现场处置体系，这与一般的爆炸事件出现的大规模伤员处置有所不同。

（1）**现场伤员救治要点**：①遵循所有爆炸伤救治的原则，进行"ABCDE"和洗消；②情况允许条件下再完成的初次和二次评估，争取获得危险化学品的信息；③如果出现脊柱损伤，在洗消过程中注意保护脊柱；④多名伤员出现时，要检伤分类，不能过度分拣也不能分拣不足；⑤针对性按剂量给予解毒药品（表 8-3）；⑥伤员完成洗消以后，再予以防护措施；⑦只有在无污染区域才能实施有创操作；⑧要反复多次对伤员进行评估，因为与冲击波相比，化学毒性作用的滞后效应更明显。

表 8-3　常见的毒性物质和解毒药品

毒性物质	解毒剂
有机磷农药和神经毒剂	阿托品
有机磷农药和神经毒剂	氯解磷定
氰化物	氰化物解毒包
高铁血红蛋白	亚甲蓝
服用的有毒物质	药用炭
氢氟酸或氟化物	葡萄糖酸钙
一氧化碳	氧气

（2）后送：任何未经初步整体洗消的伤员不能被后送。仅经初步大体洗消的伤员被后送时，必须在转运过程中进行特别防护，防止救护交通工具被污染。如果不能进行二次洗消，应该将伤员全身包裹起来，需要注意，全身包裹后可能造成体温升高，加速化学有害品经皮肤途径被吸收。如果存在呼吸系统问题，需要及时予以氧气吸入，但是需要注意可能需要密闭氧气吸入；转送过程中，任何人员都必须重视呼吸道防护。同时，接收医院必须要重视尽量获得可能被污染伤员的信息。此外，危险化学品爆炸伤伤员后送还应注意以下几个问题：

- 在后送前要尽可能清洁
- 避免与污染接触；车辆要给予防护，正确穿戴个人防护装备
- 根据当地情况和当地规范提供救治
- 离开现场前，记录所有可能的信息
- 为伤员和驾驶员提供干净空气
- 在抵达医院前明确对方医院的指令后再进入医院
- 为可能潜在的呕吐准备专门的呕吐物袋，并且小心地处置呕吐物，防止污染
- 持续用生理盐水或清水清洁后送被沾染伤员，所有车辆必须走预先设计的通道
- 直到获得医院人员的批准，才能够将伤员送进急诊室
- 当伤员被运送下车辆后，要保证车辆接受合适的去沾染措施
- 对暴露过的急救人员进行去沾染

（3）院内急救预案：任何危险化学品爆炸事件的成功处置，一定具有很好的处置预案，尤其是储存、制造或使用危险化学品当地。在预案制订前要考虑以下几方面：①明确需要制订方案的单位；②明确危险化学品爆炸后的转送路线；③明确责任相关机构；④响应的方式和规范；⑤指定联络人和协调人；⑥对外公开的规范；⑦决定需要通知的受影响的范围；⑧响应的紧急设备和机构；⑨疏散方案和训练方案。

事实上，大多数医院并没有经过验证的、应对大规模危险化学品爆炸的预案，可能潜在导致：①事件在最初的掌控就存在很大的问题；②交流渠道障碍，无明确途径或正式途径；③医疗单位与相关其他单位的整体合作没能系统整合，导致严重的应对大规模伤亡人员的医疗能力欠缺。因此，医院平时就需要积累相关预案，并通过各种形式的演习、演练进行测试。制订预案时，同样需要从三个层次考虑：单一伤员、多名伤员及大规模伤员。如果有多名伤员，尽管可能由一家下级医院接收伤员，但可能还需要当地救援体系的支持。如果是大规模伤员事件，则可能涉及额外的急

190

救力量的补充，可能需要邻近或其他地区的支持，可能由多家不同水平的医疗机构接收伤员，甚至需要整个体系或者其他体系的支持。

医院救治预案的内容必须包括：①医疗管理指导：当地的急救或基层医院遇到危险化学品爆炸事件时必须通知当地急救网络，明确如何实施医疗管理；②伤员救治收治：医院急诊科需要提供相关的支持，在某些情况下，必须专科救治，不仅针对爆炸伤害，还需要进行化学毒物的专科处理；③相关基层医院应该迅速通知当地卫生主管部门，相关的危险化学品管理机构应相应做出对医院的指导和处置管理意见；④洗消和医疗管理：预案内容必须包括获得现场和医院信息，比如通过电话指导洗消和医疗管理；⑤制订联合收治机制：烧伤中心和创伤中心、高压氧及其他单元必须联合提供合适的针对不同伤情的专科救治。

媒体公众对化学有害物品爆炸非常关注，应及时向社会公布危险化学品事件。危险化学品爆炸的影响通常是局部的，但向社会公布的内容应包括危险化学品的种类、剂量、潜在风险区域及运送伤员路线，爆炸导致的危险化学品性质与爆炸、泄露、火灾及大气污染的关系等。

（4）院内伤员救治：不能冒着医护人员受污染的风险对伤员进行处置。分诊是最重要的，要在安全的前提下对伤员进行处置。尽早完成对伤员的去沾染，尽早使伤员获得确定性治疗。

急诊按 ABC 原则进行处理，同期要进行去污染。一旦出现威胁生命的情况，需要即刻处置，只要没有威胁生命的情况出现，需要即时进行去沾染并同时进行二次评估。

爆炸所致损伤与有毒物质导致的损害相互叠加，可增加肺、心血管、胃肠道、血液系统等功能不全的风险，以及可能加重全身或局部症状，而且还可具有延迟性，相关症状可能在 48 小时甚至更长时间后出现，甚至有可能多年后出现恶性肿瘤，毒性作用具体举例如表 8-4。

表 8-4　化学有毒物品的毒性作用举例

靶点	靶器官	可能试剂	急性毒性作用	慢性毒性作用
致癌性	多器官	苯	皮炎	急性骨髓抑制，胸部紧束感，白血病，头痛，眩晕感
肝脏毒性	肝脏	四氯化碳	呕吐	肝硬化，腹痛，脂肪肝，头晕，皮疹
神经毒性	神经系统	铅	恶心	手腕无力，呕吐，智力受损，腹痛，脑病
肾毒性	肾脏	镉	恶心	肾脏损害，腹泻，贫血，胸痛

笔记

肺为爆炸冲击波的首要靶器官。危险化学品爆炸的同时伤员可吸入有毒化学物质，将导致有毒化学物质直接损害被冲击波损伤的肺，使呼吸功能严重受损。同时，呼吸道是最主要和最常见的暴露途径。而且，化学有害物品可迅速通过呼吸道途径入血。吸入水溶性化学物质的伤员早期即可出现症状，如咳嗽、喉部刺激，某些水溶性化学物质还可能进入下呼吸道，使伤者的症状延迟（12～24小时）出现。在原发性肺冲击伤基础上可能出现更严重的呼吸困难、肺水肿、咯血，从而导致全身缺氧，进入恶性循环。因此，当爆炸后出现临床不能解释的低氧血症，一定要考虑到危险化学品爆炸可能，并要更积极地处理呼吸系统症状。

接触也是较常见的途径，主要经皮吸收，但快速彻底的洗消可以大大降低进入人体的量。通过眼部接触的吸收量有限，而更少见的进入途径是胃肠道。合并爆炸时，要鉴别故意还是意外，是否潜在出现投毒或自杀的问题。

爆炸可能导致危险化学品进入人体，化学有害物吸收取决于本身的量和在体内的时间。需要特别注意的是儿童，由于儿童的体重较轻，同样剂量的暴露对儿童的危害较成人重，另外儿童更易中毒，可能与有毒气体较空气重，身高较矮的儿童反而吸入更大浓度的有毒气体；或者儿童发育不完善，中枢神经系统、肝脏及肾脏更容易受损；或者儿童可能通过手口途径误食。

优先对开放创面进行去沾染，因为开放创面可以迅速吸收有毒物质。利用正常生理盐水进行彻底的冲洗，组织里如果有异物残留需要进行深部组织清创和扩大创面。眼部需要以流水轻柔冲洗的方式去沾染，压力必须要小，以避免有毒物质进入鼻泪管。外耳道和鼻腔的污染也必须轻柔地冲洗，并边冲边吸，避免有毒物质进入更深的部位。不能用热水冲洗、不能用硬质刷子使劲刷洗，这些会增加有害物质通过皮肤吸收的风险。

救援、救治、运输及治疗化学爆炸致伤伤员过程中，有毒物质均可能污染个人、设备及所有与伤员有接触的设施。参与救护的人员应去沾染，其重要性包括：①保护医院其他人员免受污染；②保护社区不会因为医院受到二次沾染；③保护在院伤员的安全。

避免接触是最根本和最简单的方法，但是，如果无法避免污染，那么就要重视对处置污染物品的工作人员的防护。用于盛放污染物品的塑料袋或者密闭钢桶是必不可少的。

笔记

医院工作人员技术性去沾染步骤包括：①小心撕去防护手套、靴子与防护服的密封胶带；②去除外层手套，去除过程时使其里面朝外；③除去防护服，使其里面朝外，并且边裹边脱，避免晃来晃去；④脱去一只靴子或鞋子保护套后，进入洁净区域，然后再脱去另外一只鞋，跨过洁净线；⑤去除面罩，最后一名脱去面罩的人员应该在脱下防护服和手套前带着手套用肥皂水清洗所有面罩后，将面罩置于塑料袋中，并由清洁线后的同事用另一干净塑料袋套装后将所有物品送往去污点；⑥将内层手套脱去，并在污染区内将其置于污物桶中；⑦隔离污染区域直到确定了污染级别并予进行相应的清洁之后，人员才能进入淋浴区域，除去内层衣物，将其置于塑料袋中，使用双重塑料袋包裹并做好标记；⑧人员需要淋浴后重新着工作服并接受医学观察。

五、危险化学品爆炸救援案例

2019 年 3 月江苏响水发生特别重大危险化学品爆炸事故，以下综述文献及国务院调查组认定的事故过程、人员伤亡和救援情况，供响应危险化学品爆炸事件时参考。

（一）事故概述

江苏省盐城市响水县生态化工园区的天嘉宜化工有限公司于 2019 年 3 月 21 日 14 时 45 分 35 秒起火，14 时 48 分 44 秒发生爆炸。随后消防车和救护车陆续赶到现场，展开救援[3]。后经国务院事故调查组认定，江苏响水天嘉宜化工有限公司"3·21"特别重大爆炸事故是一起长期违法贮存危险废物导致自燃进而引发爆炸的特别重大生产安全责任事故[4]。

（二）事故经过和破坏情况

1. **爆炸发生过程** 调查组调取 2019 年 3 月 21 日现场有关视频，有 5 处视频记录了事故发生过程（图 8-16）[4]。于 14 时 48 分 44 秒视频中断，判断为发生爆炸。从冒出白烟到爆炸历时 3 分 9 秒。

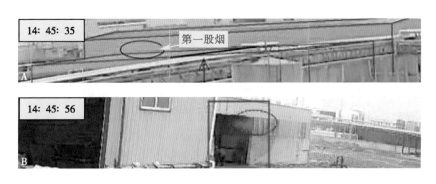

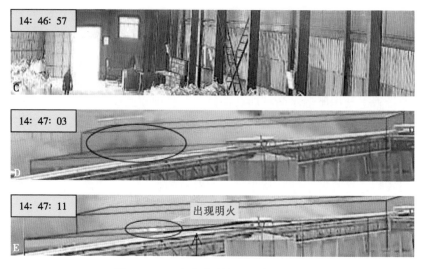

图 8-16 现场视频监视显示爆炸过程

A. "6#罐区"视频监控显示 14 时 45 分 35 秒,旧固废库房顶中部冒出淡白烟;B. "新固废库外南"视频监控显示 14 时 45 分 56 秒,有烟气从旧固废库房门内由东向西向外扩散;C. "新固废库内南"视频监控显示 14 时 46 分 57 秒,新固废库内作业人员发现火情,手提两个灭火器从仓库北门向南门跑去试图灭火;D. "6#罐区"视频监控显示 14 时 47 分 03 秒,旧固废库房顶南侧冒出较浓黑烟;E. "6#罐区"视频监控显示 14 时 47 分 11 秒,旧固废库房顶中部被烧穿有明火出现,火势迅速扩大

2. 事故现场破坏情况 事故现场划分为事故中心区和爆炸波及区。爆炸后形成直径 120m 积水覆盖的圆形坑,中心基准点是旧固废库硝化废料堆垛区,爆坑直径 75m,深 1.7m。爆炸冲击波造成周边建筑、门窗及玻璃不同程度受损,其中严重受损(建筑结构受损)区域面积约 14km²、中度受损(建筑外墙及门窗受损)区域面积约 48km²(图 8-17)[4]。

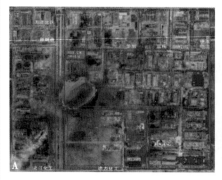
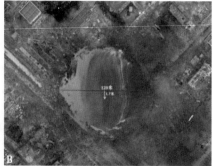

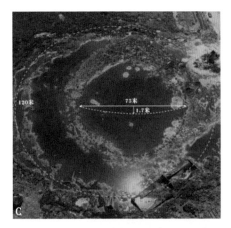

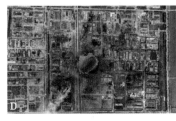

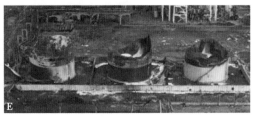

图 8-17　事故现场破坏情况

A. 事故中心区；B. 爆炸后积水坑；C. 排水后积水坑与爆坑航拍示意图；D. 周边企业受损严重；E. 天嘉宜公司受爆炸冲击起火燃烧后的苯和甲醇储罐

中国地震台网测得此次爆炸引发 2.2 级地震。经测算，此次事故爆炸总能量约为 260 吨 TNT 当量（死亡半径约 106m）。爆炸冲击波造成建筑物门窗玻璃受损，向东最远达 14.7km，向西最远达 11.4km，向南最远达 10.5km，向北最远达 8.8km。响水县、灌南县 133 家生产企业、2 700 多家商户受到波及，约 4.4 万户居民房屋门窗、玻璃等不同程度受损，这次特别重大爆炸事故已造成 78 人死亡、187 人受伤（76 人重伤）、640 人住院（图 8-18）[3-4]。

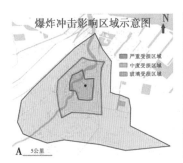

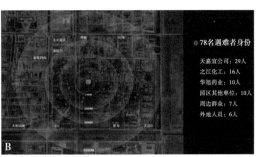

图 8-18　爆炸冲击波影响区域及遇难者位置发布

A. 爆炸冲击波波及区域示意图；B. 遇难者位置分布及身份

（三）事故后救援

1. 消防救援　3月21日14时52分，盐城市消防救援支队响水大队接到报警。随后江苏省消防救援总队指挥中心立即调派南京、泰州、盐城、连云港、淮安、宿迁、南通、常州、扬州、镇江的消防救援支队和培训基地共35个中队、86辆消防车、389名消防员赶赴现场处置。3月22日5时，8处明火全部扑灭。消防救援人员经过7轮排查搜救，于3月24日24时，失联人员全部找到。盐城16家医院共收治伤员640例，其中危重症和重症伤员117例，多为复合伤，包括爆震伤、烧伤、吸入性损伤等。伤员头面部、四肢、眼睛等外露部位的损伤常见，多由被爆炸冲击波产生的玻璃、金属等碎片击伤。部分伤员存在鼓膜穿孔、听力下降等耳损伤[3-5]。

2. 危险化学品监测及中毒情况

（1）空气、饮用水和蔬菜监测：本次应急处置共采集样品417份（空气样品348份、饮用水样品55份、蔬菜样品14份），并获得有效数据2 604个（空气数据2 012个、饮用水数据550个、蔬菜数据42个）。

检测结果显示，空气样品：3月28日，各空气监测点均检出苯，其中位于下风向的盐城泰和化学有限公司门口监测点（距爆炸点500m处）苯浓度较高，经与南京消防现场核实，结合中华人民共和国生态环境部公布信息，主要原因为天嘉宜公司苯罐存在泄漏点，导致大量苯挥发；食品样品：3月23日，在各监测点青菜中检出苯和甲苯；饮用水样品：3月23—25日，2个监测点末梢水耗氧量超过标准要求；其余空气、饮用水样品各项检测指标均在正常范围。3月29日后，事故周边空气、饮用水和蔬菜监测结果已恢复正常[6]。

（2）疑似中毒病例监测和诊断：3月22—24日，公共卫生组配合国家公共卫生专家组对事故伤员进行中毒病例排查，发现1例疑似急性刺激性气体中毒、5例刺激性气体导致的刺激反应病例，并指导中毒病例的针对性救治。3月22—29日，周边医疗卫生机构监测报告12例出现以头晕、恶心、咳嗽、咳痰等为主要症状的病例，无典型中毒症状病例报告。3月29日，处理一起消防救援人员疑似食物中毒事件[6]。

3. 医疗救援[3]　3月21日14时49分响水急救站接到报警电话，派出第一辆救护车赶往现场。21日15时左右，响水急救站工作人员紧急向盐城120急救调度中心报告情况，盐城急救中心负责人在10分钟内，从盐城急救中心集结15名急救人员，携带呼吸机、除颤监护仪、骨折固定板等急救设备，分乘5辆救护车紧急赶赴响水；20分钟后第一辆救护车已接上一名伤者；后续盐城共调派92辆救护车、300多名急救人员参与抢救。江苏省共调派调集周边县市救护车 116 辆参加救援。

事故爆炸发生后，大量伤员第一时间涌入响水县人民医院、响水县中医院等，医院快速对伤员分级转运。确定伤员转运的原则为重症伤员转运到市级医疗机构救治，一般轻伤伤员在县级医院救治。同时实行二级检伤分类，响水县人民医院进行初步检伤分类，盐城急救中心进行再次检伤分类并确定转运方向。确保在第一时间检伤分类准确，并及时安全分级转运至全市各医院。

3 月 21 日，国家卫生健康委员会派首批专家到达事发地，来自江苏省人民医院、东南大学附属中大医院、南京鼓楼医院等的 65 名专家陆续赶到响水和盐城指导并参与救治。北京协和医院、首都医科大学附属北京天坛医院、首都医科大学附属北京同仁医院等医院抽调包括 3 名院士在内的 16 名顶尖专家驰援响水。根据后续治疗需要，江苏省及其他省（自治区、直辖市）再次增派 4 批次专家前往盐城参与救治工作。先后参与盐城救治的江苏省及其他省（自治区、直辖市）专家共计 108 名，累计会诊 2 985 人次。

截至 3 月 24 日 12 时，盐城共累计救治住院伤员 604 人；截至 3 月 27 日 14 时，累计抢救危重症伤员 122 人次，开展手术 250 台。

（四）救援总结

1. **"四个集中"原则** 为最大限度地降低重症伤员病死率和致残率，采取"集中重症、集中资源、集中专家、集中救治"的原则，响水、滨海、射阳等地的县人民医院、县中医院及邻近的中心乡镇卫生院作为中度、轻度、一般伤员定点收治医院；盐城市第一人民医院、盐城市第三人民医院、盐城市中医院等三级医院作为危重症伤员的集中定点收治医院；江苏省人民医院、东南大学附属中大医院、南通大学附属医院等省级或国家级紧急医学救援基地医院，做好后续收治危重症伤员的准备。国家、省、市级专家分组进驻各收治医院，被分为重症组、急诊中毒组、创伤骨科组、烧伤组等专业治疗组，对危重症伤员实行"一人一小组""一人一方案"，进行针对性治疗。"四个集中"已经成为我国应对特别重大突发事件医学救援的基本策略，此次事故救援中，危重症伤员向盐城的三级医院集中，便于专家对危重症伤员做出决策，便于开展相应治疗，取得了良好效果[3]。

2. **个人防护有待加强** 在此次响水"3·21"爆炸事故救援现场中，据 119 接线员透露，此次发生爆炸的是该厂内一处生产装置，爆炸物质为苯。苯是一种对人体有毒的有机物，爆炸产生的毒性应该是急性吸入，主要以呼吸、神经系统急性中毒为主。在应对此类危险化学品爆炸事故时，应设有预案、准备相应的防护用品，评估现场环境后，每一位救援人员都应穿戴合理的个人防护用品方可参与救援[3]。

3. **检伤分类不及时** 爆炸发生后，早期参与救援的急救人员冲进火场转运伤员，对事故性质、波及范围、人员伤情等未能及时掌握，未能及时检伤分类。第一批涌入医疗救援人员能自行就诊的轻伤伤员；而当救护车送第二批重伤伤员到达时，已经远远超出医疗救援人员的救治能力，此时才进行检伤分类，二次转运患者。但医院通常没有设置专门的应急救援后备场所，在急诊设立检伤分类区域面积不足，伤员多时容易造成混乱。同时，需增派大量救护车二次转运，瞬间增加院前急救资源压力。因此院前急救人员进行现场评估及在安全场地进行检伤分类对应对大型灾害事故尤为重要[3]。

总的来说，危险化学品爆炸后的医疗救援与普通爆炸后的医疗救援相比，最重要最根本的区别在于去污和清创及处理危险化学品的远期效应，组织和管理是否及时和合理是影响预后的根本，及时的洗消不仅是救命更是影响远期效应的第一步。做好危险化学品爆炸后医学处置过程的整体管理是保证预后的关键，需要每一名相关人员常记于心并内化为"本能反应"，成功救援依赖于医疗人员和所有参与其中的非医疗人员的共同协作努力。

第三节　暴恐袭击救援

恐怖袭击是战争以外的个人或组织出于某种政治或社会目的而采取的特殊暴力行为，严重威胁世界和平与发展。因爆炸物易获得、易携带和易实施，暴恐袭击事件占恐怖袭击的 80%～90%，除造成生命财产的巨大损失外，还可导致社会恐慌，已成为全人类的公害[7]。如 2013 年的美国波士顿马拉松爆炸案，导致 3 人死亡、281 人受伤；2014 年我国乌鲁木齐南站爆炸案，造成 3 人死亡、79 人受伤；2015 年泰国曼谷爆炸案，造成 19 人死亡、123 人受伤。20 世纪 90 年代以来，"东突"势力大量组织实施暴力恐怖活动，严重侵害新疆各族人民的生命财产安全。近年来，由于中央依法打击"东突"恐怖势力在境内的非法活动，新疆的暴恐事件呈逐年下降的趋势。

一、暴恐袭击特点

恐怖分子往往选择在人口密集度高的地方或狭小空间实施恐怖事

件，可造成严重伤亡，如伴有人员踩踏事件发生，可进一步加重人员的伤亡。现场可能还有未爆炸的爆炸物品，极易因救援人员移动、撞击、热力等外力作用再次引发爆炸。炸毁的建筑物再次倒塌，若爆炸空间狭小可引起伤员缺氧窒息。爆炸后的烟雾及有害气体会引起吸入性肺损伤、人体中毒，常见的有害气体包括一氧化碳、氮氧化合物等。爆炸现场电器设备仍然带电，可引发火灾或电击伤，进而引发次生损害，群体恐慌踩踏等。

暴恐袭击发生后，立即死亡率达 13%，幸存者住院率达 30%，在确保现场人员安全、缉拿恐怖分子的同时，需立即救治受伤人员，以减少死亡和伤残。但城市暴恐袭击事件应急医学处置面临诸多困难，主要包括：①爆恐事件突然间短时间内产生大批量伤员，需短时间内调动和获得足够的医疗资源；②可能冲击伤、放射性损伤、毒剂伤和烈性传染病等同时发生，其中部分损伤类型平时少见，不为多数临床医师熟悉；③因爆炸所致建筑物坍塌，常有人员被掩埋，导致人员脱困时间长，黄金时间内难以实施确定性止血、控制污染和体腔减压等损害控制性救治措施；④爆炸导致城市交通设施、照明设备破坏，现场不确定因素多，增加了抢救、搜寻、搬运、后送的困难[7]。

二、暴恐袭击救援组织

（一）救援组织

1. **立即与外界建立联系**　快速呼救，拨打 110、119、120 向公安、消防及医疗机构求救，讲清地点、说明险情，留下姓名，有条件时，可提前到附近标识比较明显的地点，如路口或巷口，等候并指引救援人员。进行自救互救，侦查疏散通道或者安全通风位置，尽快安全有序撤出危险区域，通常距离危险物不小于 80m，可根据炸弹大小判断安全距离，原则是越远越好。

2. **现场评估**　当专业排爆人员对周围从低到高、从左至右、从近至远进行搜查后，确定安全的医疗救援地域，展开现场救治工作。如果还存在暴恐威胁，立即疏散，检查是否还存有爆炸物残留和爆炸引发的火灾、建筑物坍塌、燃气泄漏等次生损害。

3. **人员分类**　对伤员进行检伤分类，并注意甄别隐藏在伤员中的恐怖分子，一旦发现可疑人员，应该采取边救治边隐蔽报告的措施。

4. **联络**　根据现场伤员的数量和损伤严重程度向上级报告情况，决定是否需要增派救护小组。

（二）暴恐袭击现场急救与后送

暴恐袭击现场救援需要刑事侦查、医疗急救、消防等部门的协同。爆炸伤治疗中最大的难题是处理不同致伤因素带来的治疗困难和矛盾，如平衡治疗烧伤的迅速输液与治疗肺冲击伤慎重输液的矛盾等。

1. 暴恐袭击发生后自救 在爆炸发生时，首先看到的是光或者闪电，随后是爆炸声，先别着急逃跑，在安全距离内的人员应立即卧倒，脚朝向爆炸点方向。保持身体伏低不但可以最大限度降低爆炸带来的伤害，还可以防止吸入过多有毒烟雾。在确保短时间内不会发生第二次爆炸后，选择时机伏低身子、缓慢前进迅速离开现场，逃生过程中要时刻观察周围环境。若因爆炸燃烧或高温辐射导致衣物着火，一时难以脱下时，应迅速滚动灭火，或用水、潮湿物品扑灭火焰。不可惊慌乱跑，以免风助火势。如果发生有肢体出血，先压迫或用止血带止血。

2. 急救 检查伤员受伤情况，先救命、后治伤，先救重伤，后救轻伤。按照伤情的轻重缓急立即进行现场救治：止血、通气、包扎、固定、搬运、基础生命支持。对需要紧急处置的伤员（上呼吸道梗阻、张力性气胸、大血管出血等），应在安全区域进行紧急手术治疗。组织能行走伤员和担架伤员有序撤离到指定的安全后送区域。

3. 后送 在安全区域内以红黄绿黑四个颜色划分区域：①红色：紧急后送（重伤）；②黄色：优先后送（中等度伤）；③绿色：缓送（轻伤）；④黑色：死亡。在各个颜色区域进行后送分类处理结束后，利用医疗运输工具（救护车、装甲救护车、医疗救护艇或医疗直升机）对红区伤员进行紧急后送，利用剩余医疗运输工具和普通运输工具对黄区、绿区伤员进行后送。

三、简易爆炸装置爆炸救援案例

（一）2013年美国波士顿马拉松爆炸及布列根和妇女医院救援概述

2013年4月15日14时50分，美国波士顿国际马拉松比赛时，恐怖分子用背包将高压锅制作的简易炸弹随身带入，在终点站、肯尼迪图书馆先后引爆，造成3人死亡、183人受伤。该事件被认定为有组织的暴恐事件，旨在制造重大影响的事件。从陆续发表的医学文献及媒体报道中，均对此事件的医疗救援给予极高的评价[8]。此次暴恐事件被当地国家卫生部门称为"计划性大规模伤亡事件"（planned massive casualty incident）。以下简述布列根和妇女医院（Brigham and Women's Hospital，BWH）的应急医疗救援工作[7]。

14 时 50 分，波士顿消防与紧急医疗服务广播了有关爆炸事件，BWH 急诊病区接到应急指挥中心电话，通报了爆炸事件及随之而来的 8 名伤员。接警后，病区主任、主管护士、应急管理主任随即忙碌起来，救援工作如平时工作样有条不紊展开。医院启动了黄色预警（一种全院范围的灾难响应）；迅速评估科室拥挤状况，立即清理急诊科现有患者；有医师提醒应急团队要考虑有害物质威胁的可能性，应急管理主任指挥安保人员随即封闭医院，打开危险物质净化单元；内科医师团队将现有患者转移到其他病房；创伤外科、麻醉师、整形外科医师到急诊科集中，迅速组成多学科团队；随后两个病区团队集合；一位神经病学 ICU 人员承担起了一位丘脑出血患者的救护。

15 时 8 分，第 1 位幸存者运抵医院，随后半小时内医院接收了 19 名幸存者；创伤团队在医院门厅进行从头到脚的检查，插管、大量输血等复苏工作在 4 个急诊病区内有条不紊地完成。其中一个团队对一位服用过华法林的右踝开放性骨折伴烧伤和面部伤的失血性休克老年男性伤员进行了救治：急诊医师行初始评估和再次评估、创伤外科医师用止血带控制右腿出血、另一位急诊医师行气管插管、一位整形外科医师行静脉切开、一位护士输注血液和新鲜冰冻血浆。

15 时 25 分，展开了第一台手术。手术室主管同创伤及整形外科团队的负责人进行沟通，协调伤员不经术前准备区直接进入手术室的流程。随后 1 小时内又有 7 名幸存者送抵医院，当天 13 名伤员因开放性骨折、截肢、肢体血供阻断、烧伤等进行了急诊手术，整形、创伤和骨科分别为 8 例、3 例和 2 例。

随后的几小时，该院共收治 39 例伤员，从爆炸到伤员到达医院平均时间 97 分钟（43～139 分钟），共进行手术 72 例，很多伤员需二次、三次甚至四次手术，包括碎片洗脱、坏死组织清除、血管重建、外支架固定、内固定、缺失组织皮瓣修复等，其中整形、骨科、血管、创伤和其他科室进行的手术例数分别为 26 例、25 例、10 例、9 例和 1 例。全部 181 个住院日中，整形、创伤、骨科和血管分别为 85 天、73 天、19 天和 5 天[9]。

（二）波士顿爆炸案应急医学救援启示

1. 积极推进创伤救治规范化培训　爆炸伤常累及多系统多部位，需要系统管理，以最大限度地改善预后并减少漏诊风险；医师对于特殊类型损伤（如穿透伤、火器伤等）、特殊人群损伤（如妊娠妇女、儿童和老人等）的救治经验普遍不足；创伤死亡原因中，除 50% 死于中枢神经系统损伤外，30% 的创伤死亡原因为致命性失血，大多数伤员死于现场

笔记

或抵达医院后 4 小时内，因此救治对时效性要求较高；将严重创伤伤员收治到指定的创伤中心，可明显降低死亡率及并发症发生率，说明创伤救治有其固有规律，标准化的流程和技能有助于提高救治效果。另外，即使是由各外科专家组成的团队也常因时间紧迫而出现失误，如救治中对于每例创伤伤员的特殊性、生理参数等沟通不够；未能预见休克或致命三联征的进展、大量输血的需求，没有个性化调整标准救治方案或流程；受过充分培训的人员不足，团队成员对整体救治计划不认同，或者医院内其他专科不提供技术支持等。

由经过系统培训的成员组成的创伤团队是创伤救治的基础。为在突发事件中的伤员第一时间提供有效创伤处理措施至关重要。2016 年创办的"中国创伤救治培训"（China trauma care training，CTCT®），针对院前和院内参与创伤救治的医护人员，依据创伤紧急救治循证医学原则、国际最新进展，并结合国内现状，制订了的一天半的培训教程，可使经过培训的人员能安全、规范和高效地评估和处置严重创伤和批量伤员。同"加强创伤生命支持"（advanced trauma life support，ATLS）、"初级创伤救治培训"（primary trauma care，PTC）一样，CTCT® 也传承创伤一体化救治的先进理念、最新成果和成功经验，以培训形式逐步提升爆炸伤救治能力。

2. 加快创伤救治中心建设　以美国为代表的发达国家自 20 世纪 70 年代就构建了以分级救治为主体的创伤救治体系，根据救治水平不同，设立了 I～IV 级创伤中心。相对于其他医疗中心，创伤救治中心被赋予了更多的社会责任与使命，在灾难救援中承担重要责任。波士顿爆炸案中，BWH 在 35 分钟后展开了第一台手术，显示了极高的效率。近年来，国家相关部门先后发布了《突发事件紧急医学救援"十三五"规划（2016—2020 年）》《关于印发 2017 年深入落实进一步改善医疗服务行动计划重点工作方案的通知》《关于进一步提升创伤救治能力的通知》等文件，积极推进创伤中心建设，极大地推进了相关学科建设和人才培养。

3. 如实战般开展灾难应急医学演练[10]　在马拉松爆炸的前 8 年中，BWH 共进行了应对现实生活中突发事件的 78 次启动紧急响应团队的演练，包括化学袭击、原油泄漏、火车相撞、暴风雪灾、建筑坍塌等。还进行了 8 次针对大规模伤亡事件的演练，模拟由爆炸导致的放射性尘埃、飞机失事等，响应涉及全急诊科、全院、全市乃至全州，主要做法包括医院取消择期手术、腾出手术台和床位、转移急救室的非紧急患者等，要求工作人员熟悉流程、缓解紧张情绪、行动常规化。高水平的应急救援能力正是来源于高密度、实战化的训练，启动转移伤员、取消择期手术等措施，为迎接大批量伤员的到来做好准备。

4. 做好重大事件的应急医学救援保障　波士顿爆炸案发生时，因是爱国者日，又有马拉松比赛，依据传统做法，当天 8 时，医院应急管理总监打开了医院紧急医疗应急中心大门；14 时 49 分，护士统计急诊科 55 张床位已饱和，其中 47 位患者在病床上，6 位患者在走廊中，6 位在候诊室，还有 4 位患者在分诊区；42 间手术室中有 30 间正在使用，另 8 间可供手术前等候区的 4 位患者使用；还有 15 间可供忙碌的周一备用。在如此短的时间内调整出病床及手术台，体现了该院强大的应急能力。我国已经形成重大事件卫勤保障制度，应针对其中医学救援环节，包括对批量伤员的救治、当地区域性医疗资源分配、信息沟通等具体问题提出应对解决方案，以进一步提高爆恐事件中等伤员救治能力。

5. 总结不足持续改进应急医学救援　在该事件救援中，BWH 放射科对 31 例伤员进行了放射学检查，包括 57 例次普通放射学检查、16 例次 CT 检查，取消了 62 例次普通放射学和 14 例次 CT 检查。伤员到达急诊科后至开始检查平均耗时 24 分钟（12 ～ 25 分钟），完成检查平均耗时 49 分钟（26 ～ 70 分钟），检查完成至口述报告发出平均耗时 75 分钟（19 ～ 147 分钟）[11]。他们在成绩中不断总结缺陷，努力缩短检查、救援时间的做法，值得借鉴。近年来，我国历经多起恐怖或工程爆炸事件，应急医学救援队伍起了重要作用，积累了丰富的经验，进一步总结其中的经验教训将有助于持续提升我国应对此类灾难的救援能力。

【常见错误】

- 危险化学品爆炸救援时，认为去沾染可能耽误救治。
- 危险化学品爆炸应急响应时，救援人员穿着普通作训服或白大褂等，或者仅佩戴普通的手术帽、手术口罩、手术手套，防护级别没有达到应有的标准。
- 爆炸发生后，早期参与救援的急救人员冲进火场转运伤员，对事故性质、波及范围、人员伤情等没有及时掌握，未能及时进行检伤分类，导致轻伤伤员最早到达医院，影响对随后才到达的重伤伤员的救治。
- 暴恐袭击造成的伤员基本无任何防护装备，发生多发伤、多处伤的比例比较高，尤其是爆震伤。在检伤分类中，如果伤员有耳鸣、耳聋、耳痛、头痛、眩晕、耳道内出血，应该警惕存在鼓膜损伤而且合并有肺部爆震伤。

- 自制炸弹中除了混有铁片、螺钉等金属外，还会有玻璃和硬塑料等碎片，爆炸后可形成不同程度的不规则损伤。硬塑料和玻璃碎片即便使用影像学检查也很难准确检查出来，需要仔细地检查创面和伤道。

（李　阳　张岫竹　唐　颖　张连阳）

 参考文献

[1] WILKERSON G R，LEMON C，FALCONE R E. Blast injuries［J］. Trauma Reports，2016，17（3）：1–19.

[2] 杨策，蒋建新，杜娟，等. 2000—2015 年国内 174 起爆炸事故冲击伤诊治分析［J］. 中华诊断学电子杂志，2016，4（1）：36–40.

[3] 陈桄，韩鹏达，娄靖，等. 江苏省响水"3·21"爆炸事故的救援启示［J］. 中华急诊医学杂志，2019，28（5）：574–575.

[4] 国务院事故调查组. 江苏响水天嘉宜化工有限公司"3.12"特别重大爆炸事故调查报告［EB/OL］.（2019–11–17）［2020–07–16］. https://www.doc88.com/p-7744747259013.html.

[5] 查文章，嵇友林，郭建军，等. 区域性医疗中心在突发事件医学救援中的主导作用—响水"3·21"爆炸事故救援思考［J］. 中华急诊医学杂志，2019，28（11）：1363–1365.

[6] 朱宝立，张恒东，韩磊，等. 响水事故公共卫生应急工作思考［J］. 劳动保护，2020（3）：36–38.

[7] 张连阳. 重视城市爆恐事件应急医学救援准备［J］. 中华诊断学电子杂志，2016，4（1）：7–9.

[8] 张海波. 波士顿爆炸案：美国灾难应急样本观察［J］. 检察风云，2013（12）：55–57.

[9] CATERSON E J，CARTY M J，WEAVER M J，et al. Boston Bombings：a surgical view of lessons learned from combat casualty care and the applicability to Boston's terrorist attack［J］. J Craniofac Surg，2013，24（4）：1061–1067.

[10] 庞涛. 实战如训练——波士顿爆炸案后的公共卫生应急反应［J］. 中国信息界（e 医疗），2013（6）：20–21+8.

[11] BRUNNER J，ROCHA T C，CHUDGAR A A，et al. The Boston Marathon bombing：after-action review of the Brigham and Women's Hospital emergency radiology response［J］. Radiology，2014，273（1）：78–87.

舱室爆炸伤救治规范

1 范围

本标准规定了舱室爆炸伤舱内抢救、舱外急救和早期外科救治的技术要求。本标准适用于战时对装甲车辆、舰艇、坑道工事等作战舱室爆炸伤实施战（现）场急救、紧急救治、早期治疗的各级救治机构和有关人员。平时建筑物、公共汽车、地铁、民船等闭合环境内爆炸伤院前抢救和院内急救也可参照使用。

本标准不适用于舱室爆炸释放化学、生物或放射性战剂或物质造成人体伤害的救治。

2 术语和定义

下列术语和定义适用于本标准。

2.1 作战舱室（confined space for military operation）

具有防护功能的闭合作战环境，如装甲车辆舱室、舰艇舱室、地面与地下工事。

2.2 舱室爆炸伤（blast injuries in confined spaces）

炮弹、炸弹、导弹、地雷等爆炸性武器弹药在作战舱室内外爆炸造成的舱内人员直接或间接损伤，按照致伤机制可分为穿透伤、冲击伤、烧伤、吸入性损伤、挤压伤、撞击伤等。

2.3 穿透伤（penetrating injuries）

具有一定能量的物体穿过人体皮肤进入深层组织所形成的开放性损伤，

DOI：10.3760/cma.j.issn.1001-8050.2018.08.001

主要起草人：赖西南、沈岳、王正国、王建民、赵玉峰、宗兆文、张连阳、郭庆山、姚元章、刘良明、许民辉、黄显凯、罗奇志、叶剑、梁华平、葛衡江、段朝霞、蒋东坡、陈强、周健、王如文、唐颖、屈纪富。

本标准（GJB 9012—2017）经中央军委后勤保障部批准，2017 年 4 月 17 日实施。

如炮弹弹片伤、舱体破片伤等。

3 总则

3.1 救治类别

3.1.1 舱内抢救：属我军战伤救治技术体系中战（现）场急救环节，包括进入爆炸后舱室搜寻、搬运伤员和在舱内安全状况允许下对伤员实施止血、通气、包扎、固定等初级急救。

3.1.2 舱外急救：属我军战伤救治技术体系中战（现）场急救和紧急救治环节，包括对移出爆炸后舱室的伤员实施初级急救和容量复苏、环甲膜切开、胸腔穿刺等紧急救治。

3.1.3 早期外科救治：属我军战伤救治技术体系中早期治疗环节，包括为挽救生命和保全肢体实施的损害控制手术（DCS）、紧急手术以及复苏、复温和抗感染措施，以便能够安全后送伤员。

3.2 救治要求

执行舱室爆炸伤救治的各级救治机构和有关人员，应针对打击作战舱室武器的高毁伤性和舱室爆炸环境闭合、伤类复杂、伤势重、救治难度大等特点，按照本标准的救治要求，着眼战场环境和卫生保障资源，正确、灵活地开展救治。

4 舱内抢救

4.1 原则

爆炸后舱内环境危险，应尽快将伤员抢运出危险舱室，舱内急救以完成止血带控制肢体致命性出血为主。

4.2 搜寻

4.2.1 搜救人员进入舱室前应了解舱室爆炸类型、舱室结构与人员分布，评估舱室毁伤程度和安全性，确定进入舱室搜救的时机、方法和个人防护措施。

4.2.2 低姿进入充满烟雾的舱室搜寻伤员。扑灭伤员衣物余火时，禁用塑料布、化纤织物覆盖着火部位。

4.2.3 发现伤员后应立即评估其生命体征，迅速识别肢体大出血、窒息等致命威胁。

4.2.4 采取防护措施，避免伤员再次受伤。

4.3 急救

4.3.1 爆炸后舱室环境危险，应尽快将伤员搬运出舱，避免在舱内进行耗时长的急救操作；如爆炸后舱室环境相对安全，可在舱内完成初级急救。

4.3.2 以止血带控制大血管破裂、创伤性截肢、大面积软组织撕脱等肢体致命性出血。止血带应扎于伤口近心端 5～8cm 处，紧急时可直接扎于出血部位近端衣裤表面。如应用皮带、布条、纱布条等作为临时止血带时，带宽不应 <5cm。

4.3.3 迅速清理上呼吸道梗阻伤员口腔或鼻腔内血凝块、异物或分泌物，将伤员置于侧卧位或将头偏向一侧。

4.3.4 选择扶、架、背、抬、拖、吊或用担架将伤员移至舱外安全区域。

4.3.5 搬运头、颈、背部钝性伤伤员时，应稳定住头、颈部，保持伤员头部与脊柱长轴一致，最大限度减少脊柱动度。

5 舱外急救

5.1 原则

在爆炸舱室以外安全区域展开急救，迅速评估伤情，区分伤类，优先处置危及生命的损伤，重视不同伤类救治的特殊处置要求。

5.2 伤情评估

5.2.1 评估伤员通气、呼吸、循环状况。通过呼唤、检查运动及睁眼情况、对疼痛刺激的反应，了解意识程度，迅速识别威胁生命的损伤。

5.2.2 以血压计（仪）测定肱动脉血压。无法应用血压计（仪）测定时，应以手触摸外周动脉搏动情况进行大致判定；可触及颈动脉、股动脉、桡动脉搏动时，动脉收缩压（SBP）分别为 60～70mmHg（1mmHg=0.133kPa）、70～80mmHg、80～90mmHg 以上。

5.2.3 判定舱室爆炸致伤因素，区分伤类。

5.3 开放气道

5.3.1 对昏迷伤员、已发生或可能发生气道梗阻的伤员，应采用仰头提颏法或托下颌法开放气道，随后对昏迷伤员可置入口咽或鼻咽通气管，插管后取侧卧位（复苏体位）；清醒伤员可置入鼻咽通气管，插管后取维持气道通畅的任何体位。疑有颈部伤或严重头部伤时禁用仰头提颏法；颌面伤或有脑脊液鼻漏、耳漏等颅底骨折症状时禁用鼻咽通气管。

5.3.2 经上述处理后，如气道梗阻症状改善不明显，可选择环甲膜穿刺或切开置管，有条件时可放置喉罩、食管气管双腔导管或气管导管。

5.4 呼吸

5.4.1 用不透气包扎物封闭胸部开放性和（或）吸吮性伤口。

5.4.2 如呼吸道通畅的胸部伤伤员出现进行性呼吸窘迫，疑有张力性气胸时应立即穿刺减压。穿刺部位为伤侧锁骨中线第 2 肋间，也可选择腋前线第 4 肋间或第 5 肋间。如穿刺后症状无改善或预计后送转运时间长，可置入导管并建立胸腔闭式引流。

5.4.3 宜以绷带、胸带、棉垫加压包扎等固定连枷胸伤员胸壁，消除反常呼吸运动。

5.4.4 有条件时，脉搏血氧饱和度（SpO_2）<90%、昏迷、休克、胸部伤、严重头部伤、吸入性损伤伤员均应吸氧。

5.5 止血

5.5.1 检查已扎止血带，对非致命性出血可改为加压包扎；如扎止血带肢体远端脉搏仍可触及，应重扎或在已扎止血带近心端相邻处另加扎 1 根止血带，直至远端脉搏消失；如扎在前臂或小腿的止血带无法控制出血，应改扎上臂或大腿；标注扎止血带时间。扎止血带时间不宜超过 2h，期间不能随意松解。如扎止血带时间超过 2h，可谨慎放松止血带，检查止血效果；如再次发生大出血，应立即重扎。松解休克伤员止血带应在确认容量复苏有效后进行。已扎 6h 以上（含 6h）的止血带宜在有截肢手术条件的救治机构松解。

5.5.2 应用止血剂、止血敷料或加压包扎、填塞、手压或指压等控制躯干、颈部、腹股沟、腋窝等处出血；如上述方法无效，也可尝试由伤口插入气囊导管，膨胀球囊以压迫止血。

5.5.3 包扎固定骨盆骨折处以减少出血。

5.5.4 钳夹、结扎止血仅限于其他止血措施无效时应用；禁止盲目钳夹。

5.5.5 抗休克裤可用于控制下肢大块软组织伤出血或骨盆骨折出血。

5.6 包扎

5.6.1 以无菌敷料包扎伤口。对外露脑组织、脱出腹腔肠管禁止回纳，采用保护性包扎。用不透气包扎物封闭胸部开放性和（或）吸吮性伤口并密切观察呼吸状况，一旦发生张力性气胸体征应立即穿刺排气。肢体包扎时应暴露手指、足趾以利观察，防止包扎过紧造成肢体缺血。

5.6.2 对插入体内较深的异物不得随意拔出，应保持原位稳定包扎。

5.7 固定

5.7.1 可采用制式夹板、就便器材等超关节固定长骨骨折、大关节损伤、肢体挤压伤和大面积软组织损伤，固定前后需检查肢体循环和神经功能状况，固定松紧度以能触及远端动脉搏动为限。

5.7.2 脊柱、脊髓损伤时应固定伤者脊柱；仰卧位固定时应保持颈、腰段脊柱的生理曲度。

5.7.3 采用三角巾、骨盆固定带等包扎固定骨盆骨折。

5.8 心肺复苏

5.8.1 对窒息、电击、低温、中毒等因素所致呼吸、心搏骤停的伤员应立即开展心肺复苏。

5.8.2 对无生命体征的冲击伤、穿透伤伤员可不实施心肺复苏。

5.9 失血性休克容量复苏

5.9.1 有意识并可吞咽的伤员可口服补液。出现下列情况之一的伤员宜在伤后 1h 内静脉输液：

a）无头部伤但出现精神状态改变和 / 或桡动脉搏动减弱或缺失；

b）SBP<80mmHg。

5.9.2 推荐以 18G 静脉输液针或留置针建立静脉通路。如静脉穿刺困难，可以骨髓腔输液针穿刺胸骨、胫骨、肱骨近端等处骨松质部位，建立骨内输液通路。骨内针保留时间不可超过 24h，应尽快改为静脉通路。除高渗液体外，所有静脉输注的液体、药物均可由骨内输入。

5.9.3 输入液体为现场能获取的任何晶体液或胶体液。推荐首选胶体液，如羟乙基淀粉、右旋糖酐、明胶等；其次为晶体液，如乳酸钠林格液等复方平衡盐液。有条件时，可输全血或其他血液制品。

5.9.4 采取低压容量复苏策略，每输入 500ml 液体后应检查伤员，达到以下至少 1 项复苏目标时停止输液：

a）伤员意识改善（可唤醒、抬头）；

b）可触及桡动脉搏动；

c）SBP 80～90mmHg；

d）平均动脉压（MAP）50～60mmHg。

5.9.5 维持低压复苏的时间不宜超过 90min，在此期间应完成止血处置。

5.9.6 去甲肾上腺素、多巴胺等血管活性药与正性肌力药仅在已控制出血和足量输液前提下仍存在低血压时应用。

5.10 镇痛

5.10.1 能继续战斗的伤员可口服非甾体抗炎镇痛药，如美洛昔康（又称莫比可）片、对乙酰氨基酚（又称扑热息痛）片等。

5.10.2 对难以继续战斗、疼痛严重但无休克或呼吸窘迫伤员可应用阿片类镇痛剂，推荐静脉或骨内注射吗啡 5mg，必要时间隔 10min 重复注射。异丙嗪有协同阿片类药物镇痛和缓解恶心、呕吐的作用。

5.10.3 对难以继续战斗、已有或可能发生休克、呼吸窘迫的伤员可肌肉注射氯胺酮 50mg，必要时间隔 30min 重复注射；也可静脉或骨内注射氯胺酮 20mg，必要时间隔 20min 重复注射，直至疼痛缓解或出现眼震。

5.10.4 应用阿片类镇痛剂、氯胺酮时应密切观察伤员意识及循环、呼吸状况，及时对症处理。静脉或肌肉注射纳洛酮可拮抗阿片类镇痛剂抑制呼吸的不良反应。

5.11 预防性抗生素应用

5.11.1 对预计伤后 3h 内能送至旅 / 师救护所或相当救治机构的穿透伤伤员，可参考附录 A 应用抗生素。

5.11.2 对预计伤后 3h 内无法送达或后送可能延迟的穿透伤伤员，推荐应用以下抗生素：口服左氧氟沙星 500mg 或莫西沙星 400mg；对休克、无法口服药物的伤员，静脉或肌肉注射头孢曲松 1g/d 或头孢唑林 1g/6 ～ 8h。

5.12 保温

尽量减少伤员身体暴露；换下潮湿衣服，用热反射保温毯或其他保温材料包裹伤员；有条件时，静脉输入液体可加温至 40 ～ 42℃。

5.13 几种类型舱室爆炸伤的舱外急救

5.13.1 冲击伤

5.13.1.1 以下伤员疑有脏器冲击伤：

a）鼓膜破裂、外耳道流出血性液体或口、鼻有血性泡沫分泌物；

b）无明显外伤处于休克状态；

c）胸痛、呼吸困难、咳血或腹痛、血尿等。

5.13.1.2 保持伤员呼吸道通畅；对出现张力性气胸症状的伤员，应及时实施减压措施；吸高流量氧，吸氧后 SpO_2 仍 <90% 的伤员伤情重，预后差。

5.13.1.3 伤员出现动脉空气栓塞征象时，应将其置于头低左侧卧位，经面罩或气管插管吸入纯氧；有条件时，应迅速后送伤员进行高压氧舱治疗。

5.13.1.4 有腹痛、恶心呕吐和腹膜刺激阳性体征的腹部冲击伤伤员不应经口补充液体和食物；发生麻痹性肠梗阻时应放置鼻胃管行胃肠减压。

5.13.1.5 防止输入过量液体加重心、肺冲击伤病理进程。

5.13.2 烧伤与吸入性损伤

5.13.2.1 以冷水冲洗烧伤创面，冲洗后用烧伤敷料或干燥、清洁布单覆盖包裹创面；采取保温措施。

5.13.2.2 烧伤面积 <20% 的伤员可口服补液，推荐烧伤饮料（100ml 含氯化钠 0.3g，碳酸氢钠 0.15g，苯巴比妥 0.005g，加适量糖）。

烧伤面积≥20% 的伤员应输入晶体液（乳酸钠林格液或等渗盐水）。体重 40 ～ 80kg 的成年人液体输入速度为 X%（烧伤面积）×10ml/h。

5.13.2.3 对有面颈部烧伤、痰液有碳粒、声音嘶哑或失声、呼吸窘迫，听诊肺部有哮鸣音、干性啰音或捻发音等吸入性损伤征象的伤员，应密切观察其通气状况；如出现气道梗阻症状和体征，应紧急行环甲膜切开或气管插管，吸氧，维持 $SpO_2>92\%$。

5.13.2.4　采取镇痛措施。

5.13.3　挤压伤

5.13.3.1　挤压伤伤员脱离挤压前应至少静脉输注等渗盐水 1 000ml，输液速度 1 000～1 500ml/h；如无法输液，脱离挤压前应在受压肢体近心端扎止血带，直至容量复苏后解除；脱离挤压后继续输液；避免输入含钾或含乳酸盐液体。

5.13.3.2　碱化尿液；静脉滴注碳酸氢钠，第 1 天总量为 200～300mmol，相当于 5% 碳酸氢钠溶液 300～500ml。

5.13.3.3　应妥善固定脱离挤压的伤肢、骨盆；不应使用抗休克裤固定或弹力绷带加压包扎。

5.13.3.4　应用抗生素防治感染，禁用对肾功能有害的药物。

5.13.3.5　应用镇痛、镇静药物。

5.13.4　复合伤

5.13.4.1　优先救治复合伤伤员。

5.13.4.2　应按主要致伤因素选择容量复苏策略。

5.13.4.3　失血性休克和其他类型休克并存时，应优先开展失血性休克容量复苏。

5.13.5　撞击伤

5.13.5.1　搬运头、颈、背部撞击伤伤员时应固定头部和脊柱。

5.13.5.2　对躯干撞击伤伤员容量复苏时应防止过量输液加重脏器损伤。

5.13.5.3　脊髓伤神经源性休克容量复苏液体宜选择晶体液，复苏应达到 $SBP \geqslant 110mmHg$ 或 $MAP \geqslant 80mmHg$。必要时，输入 2 000～3 000ml 液体后可应用去甲肾上腺素、多巴胺等血管活性药物调节血管张力。

5.13.6　眼部损伤

5.13.6.1　检查眼伤伤员视力，对有残存视力的伤员应尽快后送至专科救治机构。

5.13.6.2　以硬质眼罩保护眼球开放伤，切忌挤压伤眼。对结膜或角膜异物，可行眼冲洗或在眼部表面麻醉下用无菌湿棉签将其移出。

5.13.7　创伤性脑损伤（TBI）

5.13.7.1　评估头部伤伤员生命体征和意识程度，观察瞳孔大小，监测动脉血压、SpO_2。

5.13.7.2　对失血性休克伤员宜快速静脉输注 3% 或 5% 高渗盐水 250ml/15min，总量不应超过 500ml，随后用等渗晶体液或胶体液；复苏目标为 $SBP>90mmHg$、$MAP>60mmHg$。

5.13.7.3　维持呼吸道通畅，吸氧至 SpO_2>92%。

5.13.7.4　对出现运动不协调，单侧或双侧瞳孔固定、扩大，伴有意识障碍加深等高颅压症状的伤员，宜快速（15 分钟内）静脉输注高渗盐水 250ml，转运途中宜持续静脉滴注 50～100ml/h，总量不应超过 500ml；如无高渗盐水，对有尿伤员也可静脉注射甘露醇；抬高伤员头部 30°；采取镇静、降温措施。

5.13.7.5　参考附录 A 预防性应用抗生素防止感染。

6　早期外科救治

6.1　原则

完成挽救生命和保全肢体的 DCS、紧急手术，开展复苏与复温，稳定伤员生理状况，防止感染发生，以便伤员安全后送。

6.2　伤情评估

应开展体格检查和必要的辅助检查，对伤员心脏及循环系统、胸部及呼吸系统、腹部、脊柱、头、骨盆、四肢、动脉、神经的损伤程度和范围进行评估，监测伤员生理功能，发现威胁生命和影响肢体功能的主要损伤，决定救治措施和先后顺序。

6.3　DCS

6.3.1　适应证

对以下重伤员应以 DCS 方式控制脏器出血、大血管伤出血和破裂胃、肠道内容物溢出造成的污染，纠正低体温、酸中毒、凝血功能紊乱，待伤员生理状况稳定后转运或行确定性手术：

a）多部位、多脏器伤与大血管伤，如腹部多脏器伤合并大血管伤；腹膜后血管伤；胰、十二指肠伤；骨盆开放性骨折或骨盆血肿破裂；胸部大血管伤或肺严重撕裂伤；多处创伤性截肢等。

b）容量复苏后，SBP<90mmHg，血流动力学状况不稳定的伤员。

c）达到或接近以下 1～2 项检测指标的重伤员：中心体温 <34℃；血液 pH<7.25；凝血国际标准化比值（INR）>1.4 或凝血酶原时间（PT）>19 秒和 / 或活化部分凝血活酶时间（APTT）>60 秒。

d）发生大批量伤员时。

6.3.2　腹部 DCS

6.3.2.1　进腹后用手或敷料直接压迫腹腔出血处控制出血。如腹部动脉出血明显，应手压膈孔处腹主动脉，暂时阻断血流后以结扎、侧壁修复、临时性血管转流、血管腔内气囊阻断等方法控制血管破裂出血。腹腔填塞敷料可有效控制肝、骨盆、腹膜后等处出血，填塞敷料应在 24～48 小时内取出。如填塞后血压回升不明显，可采取缝合、切除、修补等方法控制实质脏器破裂出血。

6.3.2.2 可采取胃、肠断端夹闭、结扎、U形钉钉合、修补、切除等方法控制破损胃肠道内容物溢出。腹膜外直肠损伤应行结肠外置或造口。胆管、胰管损伤可行外引流。肠系膜上动脉左侧胰腺损伤应行胰腺切除、引流，右侧损伤可适度清创、封闭引流。

6.3.2.3 推荐以负压包扎暂时性关闭腹腔，也可用聚丙烯网、静脉输液袋片、人工补片等缝合关闭，不宜采取巾钳夹闭、缝合器或连续缝合皮肤的方式关闭腹腔。

6.3.3 胸部 DCS

6.3.3.1 控制肺脏伤大出血可采取切割吻合器行楔形肺切除；也可用两把长钳夹住肺脏伤口两端后切开伤道，直视下结扎止血和控制漏气；对于严重毁损肺叶，可行肺叶切除术。

6.3.3.2 控制大血管破裂出血可行临时血管转流术或插入 Fogarty 球囊导管阻断血流；紧急情况下可进行肺门暂时性结扎。

6.3.3.3 气管损伤时，可由损伤处插入气管导管。对严重支气管裂伤宜行相关肺叶或一侧全肺切除。

6.3.3.4 对食管损伤宜取改道和引流，不宜进行确定性修补。

6.3.3.5 连续缝合关闭胸壁，不宜采用巾钳夹闭。

6.3.4 其他 DCS

6.3.4.1 对可修复肢体大血管损伤宜在伤后 3h 内行临时性血管转流术，包括血管损伤探查、切除血栓、恢复远端血供、伤肢筋膜切开减压等，伤后 12h 内应完成损伤血管修复；如无条件，也可行临时性血管结扎，在伤后 4h 内应完成损伤血管修复。

6.3.4.2 控制骨盆骨折出血宜选择外固定或耻骨联合上切口行腹膜外骨盆填塞术，有条件时可行血管栓塞术。髂内动脉结扎术仅在其他措施无效时应用。

6.3.4.3 对脑疝症状持续加重的 TBI 伤员宜实施颅骨钻孔减压或去骨瓣减压术。

6.4 复苏与复温

6.4.1 容量复苏

6.4.1.1 在未控制出血前应采取低压容量复苏。

6.4.1.2 有条件时，对符合下列情况之一的失血性休克伤员宜输新鲜全血或血液成分，输入新鲜冰冻血浆与悬浮红细胞的比例为 1:1：

a）实施 DCS 的重伤员；

b）未控制出血，如躯干、颈部、腋、腹股沟等部位出血；

c）血红蛋白（Hb）<60g/L 或红细胞压积（Hct）<25%；

d）已输入 3L 晶体液。

6.4.1.3　推荐在伤后 3 小时内，对拟输血伤员经非输血静脉通路输入氨甲环酸 1g/100ml 等渗盐水或平衡盐液，输 10 分钟以上。如需要，8 小时后再用。

6.4.1.4　控制出血后，虽经积极容量复苏，但血 pH<7.2，须应用碳酸氢钠或三羟甲基氨基甲烷（THAM）等碱性药物纠正代谢性酸中毒。

6.4.1.5　监测尿量、血电解质，有条件时应检测肝、肾功能，采取相应措施纠正其紊乱。

6.4.1.6　控制出血后容量复苏终点应满足以下所有指标：

a）SBP>110 ～ 120mmHg，MAP>65 ～ 70mmHg；

b）尿量 >0.5ml/（kg·h）；

c）碱剩余（BE）>-2mmol/L 或血清乳酸 <2mmol/L。

6.4.2　呼吸支持

6.4.2.1　宜采取面罩吸氧，维持动脉血氧饱和度（SaO_2）>92%。

6.4.2.2　当出现下列情况之一时，应插管并实施机械辅助通气：

a）气道梗阻；

b）呼吸暂停；

c）过度呼吸做功或呼吸急促，出现呼吸衰竭征象；

d）意识水平下降，格拉斯哥昏迷评分（GCS）≤8 分；

e）吸入氧浓度（FiO_2）>50% 时，SaO_2<90%、动脉氧分压（PaO_2）<60mmHg；

f）动脉二氧化碳分压（$PaCO_2$）>60mmHg。

6.4.2.3　对急性肺损伤伤员行机械辅助通气时应取小潮气量 5 ～ 8ml/kg、限制气道峰压 / 平台压（≤35cmH_2O）（$1cmH_2O=0.098kPa$）和最佳呼气末正压 5 ～ 10cmH_2O 的肺保护性通气模式。

6.4.2.4　实施机械辅助通气以及凝血病、TBI、烧伤面积 >30% 伤员须应用雷尼替丁等 H_2 受体阻断剂或奥美拉唑等离子泵抑制剂，防止应激性胃肠出血。

6.4.3　复温

6.4.3.1　复温至中心体温 >34℃。当中心体温 <32℃时不可实施 DCS。

6.4.3.2　可采取下列复温措施：

a）盖被（毯），升高环境温度；

b）吸入加温、加湿氧气，输入加温液体；

c）以 37 ～ 39℃温水灌洗胃、结肠、膀胱；

d）术中以温水冲洗胸腔或腹腔等。

6.5 紧急手术

6.5.1 为维持气道通畅可行气管插管或切开；对血胸、气胸可行胸腔闭式引流术；对开放性气胸可行封闭术。

6.5.2 对胸、腹部脏器损伤、躯干、四肢血管伤可行探查、修补、切除、吻合、结扎等手术。

6.5.3 对出现筋膜间室综合征的伤肢可行骨筋膜切开术；对长骨骨折可行外固定架或夹板、塑型石膏固定；对创伤性截肢可实施残端截肢术。

6.6 感染防治

6.6.1 在伤后 6h 内应尽早对爆炸伤伤口实施清创，延期缝合；如去除坏死组织不彻底，宜在伤后 24 ~ 48h 再次清创。对已感染伤口，应敞开伤口，充分引流。

6.6.2 应以足量等渗盐水、无菌水或饮用水冲洗伤口，直至伤口清洁。

6.6.3 对符合下述条件的穿透伤伤口宜采取非手术治疗：

a）仅伤及皮肤、肌肉的体表穿透伤；

b）出口或入口最大直径 <2cm；

c）无大血管、神经损伤，无骨折；

d）未伤及胸膜、腹膜；

e）污染轻。

6.6.4 非手术治疗包括消毒皮肤，取出伤口污染物，冲洗伤口，放置引流后包扎伤口，全身应用抗生素。对非手术治疗伤员，应定期观察伤口，一旦出现感染征象，应按感染伤口处理。

6.6.5 有条件时，对已感染伤口应当根据分泌物的细菌培养和药物敏感试验结果，选择使用有针对性的抗生素。如无条件，可参照附录 A 应用抗生素。

6.6.6 对破伤风、气性坏疽应采取针对性预防和治疗措施。

6.7 几种类型舱室爆炸伤的早期外科救治

6.7.1 冲击伤

6.7.1.1 对疑有胸、腹部脏器冲击伤的伤员宜行伤部 X 射线、创伤重点超声评估（FAST）、常规超声检查；监测动脉血压和 SpO_2，有条件时宜检测动脉血气。

6.7.1.2 对严重呼吸困难可行气管插管或气管切开，清除气管内分泌物，采取肺保护通气模式行机械辅助通气；对血、气胸应行胸腔闭式引流。

6.7.1.3 对肺冲击伤伤员手术时宜采取局部麻醉或椎管内麻醉；吸入麻醉时应维持低气道压力，防止发生气胸或空气栓塞。

6.7.1.4 对腹部冲击伤脏器破裂者应及时剖腹探查。

6.7.2　烧伤与吸入性损伤

6.7.2.1　烧伤面积≥20% 和 / 或吸入性损伤伤员应吸入高流量氧。

6.7.2.2　吸入性损伤伤员机械辅助通气应采取肺保护通气模式。

6.7.2.3　伤后第 1 个 24h 输液量：烧伤面积 ×100ml（适用于体重 55～65kg），过重或过轻者加减 1 000ml，加日生理需要量 2 000ml（5% 葡萄糖），胶体液（5% 白蛋白液、血浆、羟乙基淀粉、明胶等）和晶体液（乳酸钠林格液等复方平衡盐液）比例为 1：2，水、晶体液和胶体液交替输入。应于伤后 8 小时内输入总量的 50%，余量于后 16 小时补完；如已输液，应扣除已输液体。第 2 个 24 小时需要的胶体及电解质液量为第 1 个 24 小时实际输入量的 1/2。

6.7.2.4　输液维持尿量 30～50ml/h；如连续 1～2 小时小于该值，应将平衡盐液输注速度提高 25%；如大于该值则输注速度减少 25%。有效容量复苏的其他指标为意识清楚，安静，肢体转暖，呼吸平稳，SBP>100mmHg，心率 100～130 次 /min，BE 值升高。

6.7.2.5　对严重影响呼吸功能的胸部环形焦痂性烧伤应行焦痂切开术，沿腋中线和肋缘切至深筋膜，用碘伏纱条填塞切口。

6.7.2.6　清洗、消毒创面，引流水泡液，以碘伏纱布覆盖创面后包扎或暴露，注意保暖。

6.7.3　挤压伤

6.7.3.1　输液维持尿量 >100ml/h，直至尿液转清。输注碳酸氢钠，维持尿液 pH 值 >6.5。如伤员尿量 <300ml/h，可给予甘露醇溶液静脉输注，l～2g/（kg·d），输注速度 <5g/h。维持水、电解质平衡，如血钾 >5.5mmol/L 并有明显心电图异常，宜采取以下措施降低血钾，治疗过程应连续监测血钾和心电图：

a）葡萄糖酸钙或氯化钙静脉注射；

b）碳酸氢钠与葡萄糖 – 普通胰岛素维持静脉滴注；

c）口服阳离子交换树脂（降钾树脂）；

d）对有尿伤员给予呋塞米静脉注射。

6.7.3.2　清创，纵向切开深筋膜减压。对无成活可能的伤肢应行截肢术。参照附录 A 应用抗生素防治感染。

6.7.4　复合伤

6.7.4.1　烧伤、穿透伤救治时应排除是否合并冲击伤、撞击伤。如果合并冲击伤，救治时应重视气道开通和呼吸维持，避免输入过量液体，慎用抗休克裤；如果合并撞击伤，救治时不应忽略可能存在闭合性胸腹腔脏器伤或脊柱、长骨骨折。

6.7.4.2 宜以外固定架固定复合烧伤的肢体开放性骨折。

6.7.5 撞击伤

6.7.5.1 对疑有 TBI 或胸、腹腔脏器损伤、脊柱、脊髓损伤、骨折的伤员应行伤部 X 线、FAST、常规超声、心电图（ECG）及其他辅助检查，监测动脉血压和 SpO_2，有条件时应检测动脉血气（ABG）。

6.7.5.2 心肌挫伤伤员应卧床、吸氧，限制液体输入，应用正性肌力药物（多巴胺、多巴酚丁胺）增加心肌收缩力。对心包积血引起的心脏压塞应行心包腔穿刺减压。

6.7.6 眼部损伤

6.7.6.1 对面部穿透伤或视力严重丧失、眼球结构破坏、眼球突出、瞳孔变形、眼球运动障碍的伤员应尽快后送至专科救治机构，宜在伤后 6h 内完成清创和其他外科处置。

6.7.6.2 参照附录 A 应用抗生素防治感染。

6.7.7 TBI

6.7.7.1 头部穿透伤、颅骨开放性骨折、GCS≤13 分的头部伤伤员应尽快后送至专科救治机构；GCS 14 ～ 15 分的头部伤伤员可酌情后送。GCS 参见附录 B。

后送伤员生理参数应维持在 SBP>90mmHg、MAP>60mmHg、SaO_2>92% 和 PaO_2>80mmHg。

6.7.7.2 对出现瞳孔扩大、血压升高、心动过缓等脑疝体征者，宜快速静脉滴注甘露醇 1g/kg 体重，必要时间隔 4h 快速静脉滴注 0.25g/kg 体重。甘露醇禁用于低血容量、无尿或心力衰竭伤员。

6.7.7.3 有条件时，对经脱水治疗但脑疝体征改善不明显或加重的伤员，可实施开颅减压术；术后应留置观察，待伤情稳定后再转运。

6.7.7.4 参照附录 A 应用抗生素防治感染；应用苯二氮䓬类、巴比妥类药物防止脑穿透伤伤员癫痫发作。

附录 A （资料性附录）部位伤抗生素应用推荐表

表 A 部位伤抗生素应用推荐表

损伤部位		首选抗生素	次选抗生素
肢体损伤	无开放性骨折	头孢唑林 1g 静脉注射，1 次 /6 ～ 8h	克林霉素 300 ～ 450mg 口服，4 次 /d 或 600mg 静脉注射，1 次 /8h

续表

损伤部位		首选抗生素	次选抗生素
胸部损伤	有开放性骨折	头孢唑林 1g 静脉注射，1次 /6～8h	克林霉素 600mg 静脉注射，1次 /8h
	胸部穿透伤无食管破裂	头孢唑林 1g 静脉注射，1次 /6～8h	克林霉素 300～450mg 口服，3次 /d 或 600mg 静脉注射，1次 /8h
	胸部穿透伤有食管破裂	头孢唑林 1g 静脉注射，1次 /6～8h+ 甲硝唑 500mg 静脉注射，1次 /8～12h	莫西沙星 400mg 静脉注射，1次 /d 或左氧氟沙星 500mg 静脉注射，1次 /d
腹部损伤	腹部穿透伤有或疑有空腔脏器破裂和内容物溢出污染	头孢唑林 1g 静脉注射，1次 /6～8h+ 甲硝唑 500mg 静脉注射，1次 /8～12h	莫西沙星 400mg 静脉注射，1次 /d 或左氧氟沙星 500mg 静脉注射，1次 /d
颌面颈部伤	颌面开放性骨折、颌面骨折固定后	头孢唑林 1g 静脉注射，1次 /6～8h	克林霉素 600mg 静脉注射，1次 /8h
中枢神经系统伤	脑穿透伤	头孢唑林 1g 静脉注射，1次 /6～8h+ 甲硝唑 500mg 静脉注射，1次 /8～12h	头孢曲松 1g 静脉注射，1次 /d+ 甲硝唑 500mg 静脉注射，1次 /8～12h。青霉素过敏者，改为万古霉素 1g 静脉注射，1次 /12h+ 环丙沙星 400mg 静脉注射，1次 /8～12h
	脊髓穿透伤	头孢唑林 1g 静脉注射，1次 /6～8h	头孢曲松 1g 静脉注射，1次 /d+ 甲硝唑 500mg 静脉注射，1次 /8～12h。青霉素过敏者，改为万古霉素 1g 静脉注射，1次 /12h+ 环丙沙星 400mg 静脉注射，1次 /8～12h
眼部损伤	烧伤或擦伤	氟喹诺酮类或氨基糖甙类眼膏，4次 /d	氟喹诺酮类或氨基糖甙类滴眼液，4次 /d
	眼穿透伤	左氧氟沙星 500mg 静脉注射 / 口服，1次 /d	

附录 B （资料性附录）格拉斯哥昏迷评分（Glasgow coma scale，GCS）

表 B GCS（分）

睁眼反应	计分	言语反应	计分	运动反应	计分
正常睁眼	4	回答正确	5	按吩咐动作	6
呼唤睁眼	3	回答错乱	4	刺痛时能定位	5
刺痛能睁眼	2	词句不清	3	刺痛时躲避	4
无反应	1	只能发音	2	刺痛时肢体屈曲（去皮层强直）	3
		无反应	1	刺痛时肢体过伸（去大脑强直）	2
				无反应	1

注：GCS 为格拉斯哥昏迷评分。

参考文献（略）

附录二

《舱室爆炸伤救治规范》解读

一、国家军用标准主要内容和编写原则

（一）救治技术范围

本规范所涉及舱室爆炸伤救治技术为我军战伤救治技术体系中专科治疗环节以前急救、紧急救治、早期治疗应用的野战外科急救技术，包括舱内抢救、舱外急救、早期外科救治技术，不涉及核、化、生武器伤急救技术，也不涉及留置轻伤伤员的治疗技术。

历次战争的救治经验已证实，战伤死亡（阵亡和伤亡）90%以上发生在专科治疗以前的救治阶梯，即急救、紧急救治、早期治疗的救治水平决定了战伤整体救治质量。20世纪80年代我军对越自卫反击作战，87%伤员死亡（阵亡和伤死）发生在早期治疗以前（含早期治疗）的救治阶梯。在21世纪初爆发的伊拉克战争、阿富汗战争中，美军97%死亡发生在相当于我军战（现）场急救、紧急救治、早期治疗的Ⅰ、Ⅱ救治阶梯。目前世界各国军队均将提高战伤救治水平的重点放在专科救治以前。美军通过在参战部队作战人员中强化《战术环境下战伤救治指南》（Tactical combat casualty care，TCCC）指导下的战场急救训练，对危重伤员开展损害控制外科等措施，大幅度降低了伤员死亡率。

（二）主要内容

针对舱室爆炸伤特点，考虑到作战环境和我军战时卫勤保障体系的要求，本规范将舱室爆炸伤救治技术分为舱内抢救、舱外安全区域应用的急救技术和在旅/师救护所及相当救治机构应用的早期外科救治技术。舱内抢救为舱内作战人员和卫生兵、连抢救组或相当救治机构人员在爆炸后舱室危险环境下完成的初级救护，其核心是将伤员尽快由舱室转运至舱外安全区。舱外安全区急救技术包括伤员脱离舱室危险环境后由连抢救组、营/团救护所

及相当救治机构卫生兵、卫生士官、军医实施的急救技术。除止血、通气、包扎、固定、搬运、基础生命支持等初级救生技术外，还包括环甲膜切开术、胸腔穿刺引流、容量复苏等战伤高级救生技术。旅/师救护所早期外科救治技术包括为挽救伤员生命或肢体实施的损害控制简明手术、紧急手术、重伤监护和抗感染等技术。

在舱室爆炸伤救治中，冲击伤、烧伤、吸入伤、挤压伤、复合伤的救治原则和技术有其特殊性，故在舱外急救和初期外科救治技术中分别列出了几种舱室爆炸伤的救治技术。此外，考虑到颅脑损伤（traumatic brain injury，TBI）、眼伤在舱室爆炸伤中发生率较高，故也一并列出。

（三）编写原则

着眼舱室爆炸伤特点，符合《战伤救治规则》规定的战时伤员救治体系、任务，与我军各级救治机构的技术能力和保障能力一致。

1. **着眼舱室爆炸伤救治特点** 舱室爆炸伤是现代战伤的重要部分，属特殊环境战伤。现代战争中作战人员大都依托地面舱室（坦克、装甲车、野战/地面永备工事）、地下舱室（坑道）、水面舱室（舰船）、水下舱室（潜艇）作战。由于目前反装甲/穿地武器的高毁伤性和作战舱室封闭或半封闭特点，舱室爆炸伤存在与开阔地爆炸不同的多种特殊杀伤效应，如冲击波超压增强的压力波壁反射效应，燃烧热能、烟雾的封闭聚合效应，舱壁后"碎片云"破片场效应，以及舱体运动的震动加速度效应等，因此舱室爆炸伤呈现众多与开阔地爆炸不同的特点：如伤类复杂、伤情重，冲击伤、烧伤、钝性撞击伤、挤压伤发生率高，失血性休克、TBI、眼损伤高发的特点。本规范撰写将着眼上述舱室爆炸伤特点，阐述在舱内抢救、舱外急救和早期外科救治的主要技术要点。

2. **符合目前我军战伤救治体系及任务，个别技术适度超前** 本救治规范所列救治技术分为舱内抢救、舱外急救、旅/师救护所早期外科救治。舱内抢救和舱外急救技术与我军《战伤救治规则》规定的急救、紧急救治阶段救治任务相吻合，旅/师救护所初期外科救治应符合早期治疗阶段任务要求。"个别技术适度超前"是指目前我军虽未开展，但可能在未来战场应用的技术。如目前我军仅在旅/师救护所阶梯开展输血，营/团救护所不开展输血。在伊拉克、阿富汗战争中，美军在有血源保障的前提下，已将输血前伸到战现场急救阶梯。目前我军执行火线转运任务的新型装甲救护车也已配备了运血装置。考虑到未来我军野战供血的发展，故在本规范中提及"在条件许可时，可输全血或血制品"。

3. **符合时效救治要求** 在最佳的救治时机选择最适宜的救治技术是战伤救治的基本原则。本救治规范应体现舱室爆炸伤救治技术的时效点和救治流程的时效性。救治技术的时效点取决于损伤组织的病理时程特点，如肌肉、周围神经缺血耐受时间 3～4 小时，因此止血带应用时间不应超过此时限。又如低血容量休克伤员处于动脉收缩压 90mmHg 时，脏器组织灌注不足，通常存活时间为 188 分钟，因此维持收缩压 90mmHg 的低压容量复苏持续时间不应超过 90 分钟。救治流程的时效性不仅与损伤组织的病理时程特点有关，还取决于战场环境、可利用救治资源。如爆炸后舱室环境恶劣，舱内急救仅限于以止血带控制致命性出血，伤员和救护人员应尽快脱离爆炸后危险舱室。又如旅 / 师救护所缺乏 CT、血管造影等诊断手段，开展开颅减压、血管吻合等手术风险大，成功率低。以往研究证实在伤后 4 小时内后送至专科救治机构实施手术的 TBI（硬膜下血肿昏迷）伤员的死亡率为 30%，超过 4 小时手术死亡率为 90%；TBI 伤员如在伤后 2 小时内确诊硬膜下血肿，伤员死亡率可减少 70%。因此中、重度 TBI、血管伤伤员宜在伤后 4 小时内送至专科救治机构等。

由于舱室爆炸伤救治流程的时效性规范应由我军卫生管理部门发布，故在本技术规范中，凡涉及舱室爆炸伤时效救治流程时效性要求的条款，均采取有推荐含义的"宜……"的提法，救治技术的时效点采取"应……"的提法。

4. 应在战时卫生资源承受能力内 本规范所涉及的医疗装备应为我军 2、3 代卫生装备，所列药品应在我国、我军现行药品目录范围内。如目前控制肢体和躯干结合部、颈部出血的器材和止血材料以结合部止血带、局部加压装置、止血剂效果较好，但目前我军战场急救仅配有止血敷料和止血剂，尚无结合部止血带、局部加压装置，故本规范要求采取填塞止血敷料和应用止血剂来控制躯干和结合部、颈部出血。又如美军对疼痛严重但无休克或呼吸窘迫症状（包括无明显发生危险）伤员的镇痛治疗首选芬太尼锭剂含服，其次为硫酸吗啡。鉴于目前我国尚无芬太尼锭剂，战时我军急救配备止痛药物为吗啡、哌替啶，故本规范将阿片类列为首选。

（四）技术依据

1. 我军舱室爆炸伤救治成熟技术和研究成果 我军在 20 世纪 70 年代末期对越自卫反击战中曾进行分队层次（连、营）规模的坦克进攻作战，60—80 年代我海军在福建崇武、西沙、南沙海域也进行了数场海上作战。我军在上述以坦克、舰船为主的舱室作战中积累了宝贵的舱室爆炸伤救治经验。

"十五"至"十二五"，总后勤部卫生部将舱室爆炸伤救治研究列为全军重点科研项目下达第三军医大学野战外科研究所。在总后勤部、总参谋部、总装备部 5 项指令性重点专项研究、2 项面上重点项目的支持下，野战外科研究所采取学科交叉、跨系统联合攻关的形式，先后完成 25 种新型爆炸武器弹药对 5 类舱室目标（地面、地下坚固工事、简易工事、坦克、装甲运兵车、舰船）动态打击和静态爆炸研究，较系统了解了舱室内有生目标的伤情特点、病理时程，开展了舱室爆炸伤救治研究，提出了闭合环境爆炸心、肺、脑挫伤诊断及救治技术、烧冲复合伤救治技术、爆炸伤复合失血性休克容量复苏原则等。

2. 我国已发布的多项战创伤救治指南／规范 我国医学专委会已发布了《低血容量休克复苏指南》（中华医学会重症医学分会，2007）、《重症加强治疗病房患者镇痛和镇静治疗指导意见》（中华医学会重症医学分会，2006）、《挤压综合征急性肾损伤诊治的专家共识》（中华医学杂志，2013）等与创伤救治有关的指南，可供建立舱室爆炸伤救治规范参考。

3. 外军已有的爆炸伤救治技术规范及指南 海湾战争以来，美军在分析现代战伤特点的基础上，选择、整合战伤救治适宜技术和新器材，建立了系列战伤救治技术指南／标准，大幅度提升了战伤救治水平。伊拉克战争、阿富汗战争中美军阵亡率已由第二次世界大战 20%、越战 15% 下降到历史最低水平 9% 左右。以下简述与舱室爆炸伤救治关系密切的外军已建立的战伤救治标准。

美国国防部陆军外科总监办公室组织编写的《野战外科手册》（Emergency War Surgery 4th edition，2014）。该手册将装甲舱室爆炸伤列为战伤中的特殊类型。以此为蓝本的北约《野战外科手册》为其条约国军队救治标准。

《战术环境下战伤救治指南》（Tactical combat casualty care，TCCC）为美军特种作战司令部编写的战伤急救指南，TCCC 将院前战场急救依据战术行为特点划分为战术交火区救治、战术非交火区救治和战术后送救治 3 个阶段，每个阶段都有相应的救治技术范围和要求。2009 年 8 月美国国防卫生委员会推荐所有美军参战人员均要掌握 TCCC 急救技术。2011 年 2 月，英国、加拿大、澳大利亚、新西兰均将 TCCC 作为战伤急救操作标准。TCCC 急救技术在战场的应用提高了伤员存活率，如越南战争美军伤员存活率为 84%，近年来伊拉克、阿富汗美军伤员存活率达到了 90%。伊拉克战争中美军第 3 机步师采用 TCCC 急救技术后，在 25 天的连续战斗中，造成了 32 名伤员，大多为重伤，但阵亡率和伤死率均为 0。美军 TCCC 每 2 年更新 1 次，现已发布 2014 年版。

《联合战区创伤系统临床实践指南》（Joint Theater Trauma System Clinical Practice Guideline，CPG）为美军军医署、美国中央司令部、美国陆军外科研究所和美国外科医师协会创伤分会共同协作完成的战伤救治标准，包括伤口处理、部位伤处理、感染控制、损害控制复苏、伤员战区内转运、深静脉血栓防治等 37 个标准。

头部战伤战场救治指南（Guidelines For Field Management of Combated Related Head Trauma），为美国"国防和退伍军人脑损伤中心"（Defense and Veterans Brain Injury Center）2005 年批准发布。

美军《来自于阿富汗战争和伊拉克战争的战伤救治经验》（Lessons Learned from OEF and OIF Combat Casualty Care）为美军军医署 2012 年出版的军医培训教材。该教材总结阿富汗战争和伊拉克战争中美军及联军成功的救治经验，介绍了美军在舱室爆炸伤方面的救治技术、标准及循证学依据。

国际红十字会 2010 年版 War Sugery 为国际红十字会医疗队、医院的最新救治规范。

此外，本救治规范编写也参考了美国疾病控制与预防中心（Centers for Disease Control and Prevention，CDC）针对闭合环境爆炸伤发布的系列救治培训教材、指南，如 Bombings：Injury Patterns and Care Pocket Guide、Blast Injuries：Fact Sheets for Professionals-Centers for Disease Control & Prevention（CDC）等；美国东部创伤外科学会（Eastern Association for the Surgery of Trauma，EAST）发布的相关救治实践处置指南；美国神经外科医师协会（American Association of Neurological Surgeons，AANS）和神经外科医师大会（Congress of Neurological Surgeons，CNS）发布的《急性颈椎和脊髓伤救治指南》（Guideline for the management of acute cervical spine and spinal cord injuries）。

苏军、俄军有关舱室爆炸伤救治技术见《野战外科学》（叶菲缅科主编，涂通今翻译，人民军医出版社，2005 年)、《海军爆炸伤》（鲁赫利亚达 HB、明努林 ИП、福明 HФ、巴格年科 CФ，2001 年，圣彼得堡）。

（五）撰写方式

按舱室爆炸伤救治的特殊性撰写。舱室作战环境特殊，由于受打击舱室易发生二次伤害，因此战场急救首要任务是将伤员由毁损舱室中救。院外急救措施多在舱外安全区域完成，院内急救主要是旅/师救护所和相应救治机构完成早期外科救治。本规范阐述了舱室爆炸伤救治链所用主要技术。

通用技术与不同伤类救治技术相结合。由于投射物伤（弹片伤、舱室破片伤）为舱室爆炸伤主要伤类，故在本技术规范中以投射物伤救治为主阐述通用技术；不同伤类救治技术中仅述及冲击伤、挤压伤、烧伤/吸入伤、撞击伤的特殊救治技术。

成熟新技术叙述细,经典技术提示性表述。本技术规范对舱室爆炸伤救治关键技术,如止血带应用、失血性休克限制性复苏技术、止痛技术、损害控制简化手术等叙述较细,对经典的战伤急救处理技术,如清除术、腹腔脏器伤切除、修补与吻合技术、血管吻合技术、气管切开术、破伤风治疗等,仅提示性列出技术名称或处理原则。

针对各级救治阶梯技术水平现状,采取粗线条原则和较详细述及相结合的形式。由于旅/师救护所、野战医疗队实施早期外科救治,舱外急救是由作战人员、卫生士官、营团军医完成,早期外科救治和舱外急救这两个不同的救治阶梯的医疗技术水平有较大差距,故舱外急救技术相对较细,以便于基层人员掌握。基于以上原则,止痛措施、张力性气胸减压、容量复苏、预防感染叙述较详细。

二、编写过程

主要包括文献调研、部队调研、规范初稿评审和试用后修改定稿。2012—2015 年,技术规范初稿分别送至全军战创伤专业委员会,以及多家陆军装甲部队和海军舰船部队的救治机构,军事医学科学院卫勤所,第二军医大学长征医院、长海医院、药学院,原北京军区总医院、原沈阳军区总医院,以及部分机动卫勤分队所在医院等单位评审并修改。

2013 年"卫勤使命—2013"海上救护演习、2014 年在"卫勤使命—2014"机步旅对抗演习中,本技术规范为参演部队救治训练考核依据。2014 年、2015 年第三军医大学全军机动卫勤分队综合训练基地开展的卫勤分队培训、2015 年总参军事院校战伤救治技术培训均应用本技术规范。在本技术规范修改中参考了上述部队试用后的反馈意见。

三、确定标准重要内容的依据

(一)舱室爆炸救治难度大

1. 舱室爆炸伤与开放空间战伤有所不同 现代战争中作战人员大都依托地面舱室(坦克、装甲车、野战/地面永备工事)、地下舱室(坑道)、水面舱室(舰船)、水下舱室(潜艇)作战。1991 年海湾战争中,美军、伊拉克军队投入的坦克数量达到了 8 500 辆,仅耗时 100 小时的地面作战,伊拉克军队被摧毁的坦克达 4 200 辆、装甲车辆 2 800 辆,伊军伤亡近 7 万人。1983 年马岛战争中,在一个半月里,阿根廷和英国军队被击沉、击伤舰船分别为 11 艘和 18 艘。在 2001、2003 年爆发的阿富汗战争、伊拉克战争,美陆军 40% 现役装甲车辆均投入作战，美军及联军 63% ～ 70% 伤员均为反装甲武器击中装甲车辆舱室所造成。阿富汗战争（1984—1987）中苏军损失坦克、装甲运兵车达 1 461 辆。车臣战争（1999—2000）中格罗兹尼巷战苏军 131 摩步旅 75% 的坦克、85% 装甲车辆被摧毁。

目前打击舱室目标的高爆武器精度高、爆炸威力大，杀伤因素多重复合。如美军近年来装备的"滚球"航空云爆弹、"炸弹之母"MOAB 巨型炸弹、俄罗斯装备的"什米尔－2"云爆弹打击坑道工事，集冲击波、破片、高温、缺氧窒息为一体杀伤舱室人员。新型反舰战斗部、反装甲战斗部采用半穿甲爆破、串联爆破技术，爆炸点处爆速可达 1 000 ～ 8 000m/s，可产生 2 000 ～ 4 000℃高温，数万兆帕压力。新型反坦克导弹采用高能炸药锥形装药，爆炸形成的高能金属射流，其头端温度达 2 000℃以上、速度 8 000 ～ 10 000m/s、压力达 105 兆帕以上。

作战舱室为封闭或半封闭空间，一旦被反装甲武器击中或击穿，存在与开阔地爆炸不同的多种特殊杀伤效应，如爆炸空气冲击波在舱室内反射、聚焦，冲击波超压峰值可较开阔地增强 2 ～ 8 倍，产生压力波壁反射效应；爆炸引燃舱室内易燃物产生的高温持续时间和燃烧产生的毒性烟雾的聚集时间较开阔地延长数 10 至上百倍，形成封闭聚合效应；破损舱室碎片 / 弹片飞散密集，可形成舱内"碎片云"，碎片密度可高达到数千枚 /m²，密集杀伤舱内人员，形成舱内破片云效应；反装甲武器高速撞击舱室，舱室瞬间发生加减速度运动，不仅存在类似交通事故车辆整体高位移、低 g 值物理状态，可造成舱内人员抛掷、碰撞，同时舱板质点加速度运动可高达上万 g，持续时间不到 1 秒，可造成接触舱板人员骨骼、脏器及中枢神经系统损伤，产生震动加速度效应等。

由于上述打击舱室武器高毁伤性和舱室闭合环境的特殊性，舱室爆炸伤呈现众多与开阔地爆炸不同的特点。

（1）伤类复杂：第二次世界大战时，英军装甲车辆乘员爆炸伤统计，75% 为反坦克弹药弹片及被击中装甲碎裂形成的破片造成的弹片 / 破片伤（投射物伤）；被击中坦克 70% 起火燃烧，25% 伤员烧伤；冲击伤发生率为 1% ～ 20%。美军装甲车辆伤员 31% 发生冲击伤；美海军 12 067 名舰船伤员中，投射物伤为 39.09%，烧伤发生率为 17%，冲击伤发生率 12%。由于击中舱室着火燃烧产生大量烟雾，舱室爆炸伤中吸入伤突出。虽然现代作战舱室已加强了防爆、防燃和乘员防护，但舱室爆炸伤仍呈现烧伤、冲击伤发生率高的特点。武器杀伤生物效应研究表明，分别以反坦克导弹（破甲弹）、钨合金穿甲弹、爆炸成型弹打击新型坦克装甲车辆或以反舰导弹打击舰船目标时，舱内 60% 存活试验动物均存在不同程度弹片伤、冲击伤、烧伤。

（2）失血性休克发生率高：闭合环境爆炸死亡率、原发冲击伤发生率、烧伤面积均数倍于开放空间爆炸（表1）。

表1　闭合空间与开放空间爆炸比较

	开放空间	闭合空间
死亡	8%	49%
原发冲击伤	34%	77%
烧伤面积	18%	31%
平均损伤严重度评分	4（轻度）	18（中度/重度）

第二次世界大战苏军坦克乘员战伤阵亡率高达69%，严重伤为22%，轻伤为9%；英军坦克乘员肢体伤中45%为肢体开放性骨折和毁损性截肢。苏联海军舰船伤员失血性休克发生率高于常规战争总发生率（10%～15%）。如苏海军小型舰船为30%，巡洋舰14%～24%，战列舰15%。武器杀伤生物效应试验证实，坚固工事被击穿，工事内80%存活动物均发生失血性休克。

（3）闭合性脏器伤突出，眼伤、TBI发生率高：阿富汗战争中苏军装甲车辆触雷爆炸，舱内闭合性肺挫伤是开放空间爆炸的3倍。伊拉克战争美军车辆被简易爆炸武器攻击时，车内钝性撞击伤发生率高达96%。武器杀伤生物效应研究表明，新型反装甲攻坚武器打击坦克、装甲车辆、地面或地下坚固工事等作战舱室时，一旦舱室被击穿，重伤比例可达30%～60%以上，合并中度以上TBI的发生率高达30%以上，1/3～2/3的实验动物有不同程度的眼损伤。英军阿富汗战争（2007年11至2010年8月）舱室爆炸死亡人员中50%为TBI，居致死原因首位，舱外爆炸TBI仅位于致死原因第三位（18.7%）。

2. 外军将舱室爆炸伤视为特殊战伤　由于舱室爆炸致伤机制、损伤特点不同于开阔地爆炸，美军将其视为特殊战伤类型（a distinct subset of combat casualties，2004年版美军《野战外科手册》），指出装甲舱室爆炸伤与开阔地爆炸伤不同点在于防护后损伤突出，爆炸伤严重度和死亡率较开阔地爆炸伤增加（可达50%），烧伤和创伤性截肢发生率高。伊拉克战争、阿富汗战争中美军加强了舱室爆炸伤救治，如应用止血带控制肢体出血，开展损害控制复苏和损害控制手术等措施，大幅度降低了舱室爆炸伤死亡率。苏军/俄军在阿富汗战争（1984—1987）、车臣战争（1994—1996）中曾提出装甲车辆舱室触雷爆炸与开阔地人员触雷造成的损伤类型和程度差异大，分别称为 mine-blast injury 和 mine-blast wound，强调装甲舱室触雷爆炸伤救治应重视脑、心、肺挫伤诊断和救治。

（二）舱内抢救、舱外急救和早期外科救治的卫勤定位

由于舱室爆炸的特殊性，本救治规范将舱室爆炸伤救治分为以下 3 阶段：

1. **舱内抢救** 属于我军战（现）场急救范畴，由作战人员、卫生员等人完成。由于爆炸后舱室环境恶劣，进入舱内的抢救人员应组织伤员快速脱离舱室，舱内抢救限于完成以止血带控制致命性肢体出血等。

2. **舱外急救** 属于我军战（现）场急救和紧急救治范畴。当伤员移至舱外安全区域，如舰船甲板、舰船医疗舱室、伤员集伤点、营 / 团救护所等处，由卫生员、卫生士官、军医等人完成急救处置，如以止血带控制肢体致命性出血，维持通气、呼吸功能，应用低压容量复苏策略恢复循环血量等。

3. **早期外科救治** 属于我军早期治疗范畴。旅 / 师救护所、野战医疗所、野战医院、舰队救护所、医院船等医疗后送机构是战术区首次具有初步外科救治能力的医疗单位，可对伤员实施损害控制手术、紧急手术及其他相关措施，以挽救生命和肢体，安全后送伤员至专科救治机构。

《战伤救治规则》（2006）将师救护所的主要救治任务规定为损害控制手术和紧急手术。但该规则仅从卫勤角度界定了这两类手术的差别，没有明确两者在救治对象、措施等方面的差别。本规范参照美军、英军有关术语定义，明确了损害控制手术和紧急手术的定义和内涵，即两者均为挽救生命和保全肢体的急救手术，不同的是，损害控制手术是针对生理状况恶化，已有或将出现酸中毒、低温、凝血病的重伤、危重伤伤员，术后要经历重伤、危重伤复苏，待生理状况恢复后再行确定性手术。在损害控制手术以外的急救手术可纳入紧急手术的范畴。

（三）舱内抢救措施

1. **关于尽快抢运出舱室** 由于作战舱室常存放燃料、弹药等多种易燃、易爆物，舱室被击中时常起火燃烧或倒塌。如第二次世界大战美军航母被鱼雷、炸弹、神风自杀飞机击中起火燃烧 19 艘次。马岛战争英军驱逐舰"谢菲尔德号"被阿根廷军队飞鱼导弹击中，数分钟内全舰陷入大火之中。第二次世界大战英军坦克被击中 70% 起火燃烧。在作战进程中抢救舱室内受伤乘员还应防止遭受敌方再次攻击。基于上述舱室爆炸伤特点，本规范要求抢救人员进入舱室前，应评估舱室危险程度，采取防范措施，进入舱室后应组织伤员快速脱离爆炸后危险舱室。

2. 以止血带控制肢体致命性出血　以往我军及外军均将加压止血列为控制肢体出血的首选措施，规定止血带仅在"肢体出血加压包扎无效时应用"。但加压止血存在耗时长（3～5分钟）、止血效果不确切、搬运伤员过程中敷料易脱落等弊端。虽然扎止血带有操作时间短、止血效果可靠、便于搬运伤员等优点，但由于顾忌止血带应用可导致肢体神经、肌肉不可逆伤害，截肢率高，故我军及外军均限制止血带应用。近年来，美军通过阿富汗、伊拉克战场阵亡人员死因分析发现，在可挽救生命的伤员中，60%为肢体伤出血致死，如及时采取止血带止血可挽救生命。应用止血带可在1分钟内有效控制肢体大出血，加压止血要3～5分钟。尽早应用止血带控制肢体伤出血可提高伤员存活率。在伤员发生失血性休克前扎止血带伤员存活率为90%，休克发生后扎止血带存活率为10%。对扎止血带的安全性研究证实，扎止血带时间在2小时内不会造成神经肌肉明显伤害。第二次世界大战时Wolff等曾报告扎止血带4～6小时内不会造成严重伤害。Kraghde等报告，伊拉克战争中，巴格达战斗支援医院收治的232名伤员中309个肢体扎止血带，无一例由于扎止血带截肢，发生一过性神经麻痹仅为3%。止血带应用大幅度降低了肢体出血导致的死亡。越南战争美军尚未推广使用止血带，肢体出血导致的死亡占战伤死亡9%；1993年美军特种部队在索马里作战时已较越南战争更普遍使用止血带，肢体出血死亡为7%；阿富汗、伊拉克战争中美军已广泛使用止血带，肢体出血死亡降至2%。有报告，2003—2006年，由于美军没有普遍使用止血带，阵亡人员中死于肢体出血的占7.8%。2005年止血带被美军广泛使用，至2010年，美军死于肢体出血的阵亡率已降至2.6%，减少了66%。基于止血带应用对挽救肢体伤伤员性命的巨大价值，自2006年以来，伊拉克、阿富汗战争中美军已将应用止血带作为控制肢体严重出血的首选措施，将此列入美军TCCC指南。美国陆军外科研究所还对各种止血带适用性进行了评估和分析，认为战斗应用止血带（combat application tourniquet，CAT），即旋压式止血带更适合于战场救治。

　　基于上述美军战场止血带应用成熟的经验，结合舱室爆炸特点，本规范明确舱室内急救控制肢体致命性出血首选扎止血带。我军现行装备的止血带为橡皮管止血带，3代卫生装备拟列入的旋压止血带技术参数与美军CAT一致。故在本规范有关旋压式止血带应用的部位、时限均参照美军TCCC要求，如止血带应扎于近心端靠近伤口处，而非以往推荐的小腿伤扎大腿，前臂伤扎上肢；止血带应用时间不宜超过2小时，超过该时限截肢率、筋膜间隙综合征发生率明显增加；扎止血带期间不能随意松开；如扎止血带时间已到2小时，可谨慎放松止血带。上述要求均是基于循证医学研究成果。研究证实，扎止血带 2 小时可控制大多数肢体伤大血管出血。橡皮管止血带应用仍参照我军以往的要求。

3. 关于躯干及交界部位出血控制 应用止血剂 / 止血敷料或加压包扎、填塞、手压或指压等控制躯干、颈部、腹股沟、腋窝等处出血；如上述方法无效，也可尝试由伤口插入气囊导管，膨胀球囊以压迫止血 早在 2004 年美军《野战外科手册》就已将伤口插入气囊导管作为控制躯干出血的战场止血措施，以色列军队也将此列入战场急救的主要措施。鉴于外军已成熟应用该项止血措施，同时此项操作简单，采用的 Foley 气囊导管是导尿操作必用的基本物品，易于获取，故本规范将此措施列入。

4. 关于搬运 对越战颈部投射物穿透伤颈椎固定效果分析表明，仅有 1.4% 伤员固定有价值，且至少费时 5.3 分钟。结合头部枪弹伤伤员颈椎无损伤的研究，美军 TCCC 规定在火线急救时，对头颈部投射物穿透伤可不固定颈部。故本规范在舱内抢救时未要求固定颈部。由于舱室爆炸动压抛掷效应常造成头、颈、背部钝性伤，贸然搬运可能导致骨折移位伤及脊髓，造成高位截瘫，故本规范要求搬运伤员时应稳定住头、颈部，保持伤员头部与脊柱长轴一致。

（四）舱外急救措施

1. 关于检伤分类 舱室爆炸常为多种杀伤元致伤，如弹片 / 舱室碎片、冲击波、热力、烟雾、震动加 / 减速度等，所造成组织器官损伤部位、程度、范围各不相同。如弹片 / 舱室碎片侵彻常造成血管断裂，失血严重。一侧股动脉断裂可在数分钟内引起死亡。冲击波超压易造成空腔脏器挫伤、撕裂，引起胃及肠管破裂；冲击波动压作用下人体可发生抛掷、撞击，伤员多有颅骨、肋骨、长骨、骨盆骨折。吸入高温烟雾常造成上呼吸道水肿，影响肺脏氧合作用，伤员出现窒息、缺氧症状。

舱外急救时，急救人员应在初步判定爆炸杀伤元类型的基础上，针对不同杀伤元致伤机制采取救治措施，避免延误处置。如从中弹起火的装甲车辆救出的伤员有面颈部烧伤、鼻毛烤焦、痰液有碳粒或呼吸困难，应考虑存在吸入伤，对此类伤员应监测 SpO_2，放置口咽 / 鼻咽通气管，必要时行环甲膜切开术或气管插管。对有躯干、头部投射物伤或颅骨破裂，或存在 10% 以上体表面积烧伤的伤员，应高度怀疑存在冲击伤，在急救中应维持气道通畅和呼吸功能，采取限制性复苏策略，避免过量输液加重肺脏损伤。

伤情快速评估包括了解伤者的意识、呼吸和循环状况。意识状况评估常用 AVPU（alert、verbal、pain）、GCS；呼吸状况评估主要了解有无呼吸道梗阻，评估呼吸频率、节律，有无异常呼吸音等；评估循环状况应了解伤者血压、脉搏，尤其是迅速判定有无心搏骤停。上述评估，结合伤类、伤部判断对确定救治优先顺序至关重要。

2. 关于生命体征监测 以往研究已证实外周动脉搏动与动脉血压有良好一致性。由于舱室外急救仍处于作战环境，以仪器检测血压操作困难，故本规范参考美军 TCCC 规定，提出以外周动脉搏动监测动脉血压。

动脉血氧饱和度（SaO_2）反映血红蛋白氧合程度，是判定伤员预后，了解伤员循环、呼吸状况，指导吸氧、输液的重要指标。$SaO_2 \leq 80\%$，死亡率 47%；$SaO_2 > 80\%$，死亡率 15%。SpO_2 与 SaO_2 有良好的一致性，可在一定程度上反映组织灌流状态。由于近红外手指式脉搏血氧饱和度仪价格便宜（中国市场售价为 1 百元左右），使用方便。目前美军、北约军队在战术区救治时均以检测 SPO_2 代替测定 SaO_2。我军现尚未确定是否在战场急救时监测 SPO_2，为此，本规范将监测 SPO_2 评估呼吸、循环状况列为推荐。

3. 关于交界部位出血控制 颈部、躯干与肢体结合部（腹股沟、腋窝）、躯干内出血难以控制，是导致阵亡的主要原因。伊拉克、阿富汗战争中可预防死亡原因中 1/5 为结合部出血，2/3 以上为躯干内出血。战场急救时，外军控制上述部位出血采取局部压迫〔气囊压迫、结合部止血带（junctional tourniquet）、局部加压装置等〕或/和应用止血剂、止血敷料等。美军 44 名肢体或躯干伤伤员伤口应用上述方法，42 名伤员安全到达作战支援医院。目前我军尚无结合部止血带等局部加压装置，控制躯干和结合部、颈部出血主要依赖抢救人员压迫出血部位和应用止血剂/止血敷料。故本规范要求采取填塞止血或应用止血剂/止血敷料。以往我军战伤救治训练已注意到，采取加压止血或应用止血剂/止血敷料时易忽略局部压迫时间，故本规范按照美军《野战外科手册》要求，强调"局部压迫至少 3～5 分钟"。

4. 关于气道管理 舱室爆炸伤中烟雾吸入伤发生率高，约占 1/4。舱室燃烧产生烟雾温度高，含一氧化碳、硫化物、氰化物，吸入早期可造成呼吸道水肿，稍晚可引起急性肺损伤，最终导致肺脏气体交换障碍、动脉氧饱和度下降、组织氧代谢障碍。由于舱室爆炸伤吸入伤伤情发展快，保持气道通畅对救治至关重要，故本规范强调舱外急救时应及时判定吸入伤，放置口咽/鼻咽通气管。清醒伤员常难以耐受口咽通气管；鼻咽通气管适用范围较宽，清醒、昏迷伤员均可应用。

本规范要求，如放置口咽/鼻咽通气管无法缓解气管阻塞症状，应改为气管插管或环甲膜穿刺/切开置管。伊拉克、阿富汗战争中，美军营救护所主要应用这两项技术抢救气道阻塞伤员。气管插管开通气道效果确切，但应用时需对伤员注射镇静、肌松剂。环甲膜切开术适合声门以下气道阻塞，操作简单，用时仅数分钟，是开放气道的简捷方法，卫生士官可完成操作。相比之下，气管切开操作复杂，需专科医生操作。野战外科研究所曾对我军部分团卫生队军医战救技术能力开展调查，能掌握气管切开技术的军医不到5%。环甲膜穿刺操作简单，但通气量有限，仅适合12岁以下小孩40分钟内通气。经环甲膜切口置入的气管导管可留置72小时。由于环甲膜切开术可能导致声门狭窄、损伤甲状腺或甲状软骨，因此环甲膜切开术后应在24小时内改为气管切开。

张力性气胸是舱室爆炸伤中常见肺损伤，伤者胸腔压力增高，造成纵隔移位和肺脏压缩，出现严重的呼吸循环障碍，可迅速导致死亡。战场急救时快速识别张力性气胸，实施胸腔排气减压是降低战场阵亡率的关键措施。平时临床判定张力性气胸除依据症状外，还需结合诸如伤侧胸部饱满、肋间隙增宽、听诊呼吸音消失、气管移位等体征。由于舱外急救环境受限，救治人员以卫生兵、卫生士官为主，无法以平时诊断流程判定张力性气胸，故本规范基于舱室爆炸伤特点，参考美军TCCC指南，提出"对于出现进行性呼吸困难并有明确或疑似躯干伤伤员，可判定存在张力性气胸"，尽快开展穿刺排气措施，不必拘泥体格检查结果，宁可过度穿刺，决不可延迟张力性气胸处置。

5. 关于低压容量复苏 舱室爆炸伤伤情重，失血性休克发生率是现代战伤平均发生率（10% ~ 15%）2倍以上。尽早实施容量复苏，改善伤员血流动力学状况是舱外急救的主要任务。本规范明确舱外急救失血性休克容量复苏应遵循低压容量复苏原则，即"在活动性出血控制前，15分钟内推注胶体液或晶体液250ml，直至伤员意识改善（可唤醒、抬头），动脉收缩压80 ~ 90mmHg或可触及桡动脉搏动""低压容量复苏持续时间不宜超过90分钟""如条件许可，应首选或尽早输全血或血浆和红细胞（1∶1），也可单独输血浆或红细胞""受伤至开始输液时间不应超过30分钟"，推荐羟乙基淀粉和乳酸林格液分别为胶体、晶体液的首选液体。

（1）低压容量复苏原则：以往研究已证实，院前对失血性休克伤员及时开展容量复苏可增加伤员存活率，延长转运时间，减少并发症，但对容量复苏的指证、液体量、类型、复苏终点一直存有争议。如1996年美军《战术环境下战伤急救指南》（TCCC）参照了《高级创伤生命支持指南》（ATLS），提出战伤伤员抗休克应输2L晶体液。但创伤救治回顾研究发现，战创伤伤员未控制出血前，输入大量晶体液不仅导致出血加剧或使已形成的血凝块脱落，同时还可引起凝血功能紊乱、代谢性酸中毒和低体温，发生肺水肿、脑水肿、腹腔间隙综合征，死亡率大幅度增加。如创伤伤员出现凝血病，死亡率增加 3～6 倍。相反，院前急救采取低压容量复苏可在一定程度上改善休克期组织器官的灌注和氧供，不至于过分扰乱机体代偿机制和内环境，有助于提高存活率。Bickell 等曾对躯干穿透伤伤员（598 例）输入液体量与存活率关系进行统计分析，结果显示未完成确定性止血前平均输入乳酸林格液 2 478ml 的伤员存活率为 62%，平均输入 375ml 的伤员存活率为 70%，两者差异显著（$P<0.04$）。Duke 报告，307 例躯干穿透伤，院前输入 150ml 以上晶体液（平均 2 757ml），院内紧急手术中伤员死亡率为 32%，输入 150ml 以下（平均 129ml），术中死亡率为 9%。598 例胸部穿通伤失血性休克伤员随机分为 2 组，即大量输液组（院前 870ml，院内 1 608ml）和少量输液组（院前 92ml，院内 283ml），2 组伤员受伤至紧急手术时间为 76 分钟。紧急手术前两组伤员动脉收缩压、舒张压、pH 均相似，但大量输液组血红蛋白浓度显著低于少量输液组。大量输液组伤员死亡率为 70%，少量输液组伤员死亡率为 63%。低压容量复苏维持动脉收缩压在 80～90mmHg，可避免血栓脱落导致的再次出血。动物实验证实，主动脉破裂实验猪容量复苏至收缩压（94±3）mmHg，已停止出血的破损主动脉会再次出血，死亡率增加，如容量复苏至收缩压 80mmHg 或 65mmHg，实验猪伤后 180 分钟存活率分别为 100%、86%。

目前对未控制出血伤员院前急救实施低压容量已成为战创伤救治的共识。2001 年、2002 年美军多个部门联合召开的液体复苏会议上一致同意将其列为战场急救原则。2009 年 EAST 发布的《院前伤员容量复苏指南》、美军 TCCC 指南（2003—2014）均将低压容量复苏列入院前急救标准。《战伤救治规则》（2006 年）也规定在紧急救治环节，"在出血未控制以前，限制大量晶体液的补充"。

本规范规定对所有伤员舱外容量复苏均采用限制性复苏策略。这主要是因为舱室爆炸闭合性脏器出血多见，如舱室爆炸伤肺挫伤发生率为开阔地爆炸伤 3 倍，伊拉克战争、阿富汗战争（2007 年 11 月—2011 年 8 月）舱室爆炸伤员死因分析显示，20.2% 死于闭合性胸、腹腔脏器出血，舱室外急救时常难以在短时间内准确判定是否存在闭合性脏器出血，且营/团救护所携带的液体量有限等缘故。

世界各国对低压容量复苏达到的动脉收缩压标准的规定不尽相同。如英国推荐限制性复苏至可触及桡动脉搏动，收缩压 80～90mmHg，在躯干穿透伤时，复苏至可触及颈动脉搏动，收缩压 60mmHg；美军以往要求对意识改变或不清醒（收缩压≤50mmHg）的伤员复苏至 70mmHg，目前要求复苏至 80～90mmHg。我国《低血容量休克复苏指南》（中华医学会重症医学分会，

2007）要求复苏至 80～90mmHg。本规范参照上述指南，规定的低压复苏终点收缩压为 80～90mmHg

（2）关于低压容量复苏：低压容量复苏持续时间超过 90 分钟时，可由于持续低灌注状态加重代谢性酸中毒、内毒素易位，导致器官功能衰竭，死亡率增加。已有报告，战伤伤员动脉收缩压 76～89mmHg 时，存活时间为 188 分钟。动物实验证实，低压容量复苏时间>90 分钟，损伤效应大于复苏效应。为此，本规范推荐"低压容量复苏持续时间不宜超过 90 分钟"。如伤员在复苏后 90 分钟内尚不能到达可开展确切止血的医疗机构，可谨慎实施正常复苏模式，即复苏至动脉收缩压 110mmHg。近来实验研究表明，猪爆炸伤合并出血性休克动物模型，限制性复苏 1 小时后动、静脉血管破损处已形成血栓，在此以后改为正常复苏模式不会导致出血，相反，动物活存率大幅度提升，伤后 8 小时（即开始低压复苏后 8 小时），从单一低压复苏存活率 15% 上升到 85%。

（3）容量复苏指征与开始复苏时间：美军 TCCC 规定战术区实施静脉输液的指征为 TBI 但出现精神状态改变和／或桡动脉搏动减弱、缺失。2009 年美国 EAST 发布的《院前伤员容量复苏指南》规定，神志清醒、桡动脉可触及的创伤休克伤员后送时间如不超过 30 分钟可不开展现场复苏。参照上述外军指南，本技术规范确定，舱外急救容量复苏指征为"皮肤湿冷，TBI 但出现精神状态改变和／或桡动脉搏动减弱、缺失，SBP<80mmHg"。

1 309 例严重创伤伤员院前容量复苏疗效回顾性随机对照研究可见，伤后立即开展院前容量复苏（699 例）和 1 小时后开展（610 例）的死亡率相近。第一次世界大战战伤伤员救治表明，战伤休克伤员如在伤后 1 小时内开展容量复苏，死亡率为 10%，8 小时后治疗死亡率为 75%。动物实验表明，未控制出血休克实验动物延迟输液 60～240 分钟，死亡率与即刻输液无明显差异。

本规范／指南基于上述研究，借鉴 NATO 战伤伤员医疗后送时限要求，提出"宜在受伤后 1 小时内对失血性休克伤员开展静脉输液"。

（4）复苏液体：本规范／指南参照美军 TCCC 指南，推荐复苏胶体液采用羟乙基淀粉（hetastarch，HES），晶体液采用复方平衡盐液／乳酸钠林格注射液（sodium Lactate Ringer's Injection，LR）。高渗盐液用于降低颅内压和合并失血性休克复苏。

羟乙基淀粉为人工合成的胶体液，扩容能力强，肾脏清除慢，能较长时间维持血浆胶体渗透压。输注 6% 羟乙基淀粉液 500ml，1 小时内血容量可增加到 800ml，至少持续 8 小时。相比之下，输注 1 000mlLR，1 小时内血容量仅增加 250ml。自 2010 年以来，由于德国 J Boldt 有关羟乙基淀粉疗效和安全性方面的 90 余篇论文涉嫌造假，羟乙基淀粉是否继续在失血性休克中的应用受到质疑，美军对此也进行了调查。2013 年美国国防部完成了阿富汗战场 530 例战伤伤员容量复苏分析。统计分析显示，接受羟乙基淀粉 Hextend 输入的 65 例（ISS22.4）和接受其他液体输入的 465 例（ISS17.9）的死亡率分别为 1.5%、4.9%，两者在脏器并发症、肾功能下降、凝血障碍、筋膜间隙综合征发生率方面也无统计学差异。同年 11 月 FDA 发表了羟乙基淀粉安全性通信，虽对严重疾病中应用中、高分子量的羟乙基淀粉（670/0.7 生理氯化钠溶液）、羟乙基淀粉 130/0.4 氯化钠注射液（万汶）、羟乙基淀粉（670/0.75 平衡液）出现的死亡率升高和肾衰竭风险提出了警告，但未提及对创伤伤员的影响。目前美军 TCCC 指南（2014）仍将羟乙基淀粉液 Hextend 列为战场容量复苏首选液体。

国内现有的羟乙基淀粉液有 706、羟乙基淀粉 200/0.5 氯化钠注射液（贺斯）、万汶三种。706 即玉米支链淀粉，一般用量 500 ~ 1 000ml。贺斯平均分子量 20 万道尔顿，克分子取代级为 0.5，最大剂量为 33ml/（kg·d）。万汶在贺斯基础上减少了分子量，50ml/（kg·d）。以上羟乙基淀粉液渗透压 308mOsm/s。由于分子量、取代级等不同，用量不同，扩容时间、清除的比率、组织的蓄积量、副作用的大小不同。100% 扩容时间：706 为 1 ~ 2 小时，贺斯约 4 小时，万汶 6 小时以上。贺斯、万汶具有防止和堵塞毛细血管漏的作用。使用羟乙基淀粉类液体时血细胞比容不应低于 30%。

明胶液体国内常用琥珀酰明胶，平均分子量 3 万，半衰期 4 小时，15L/d 不会影响凝血和肾功能。右旋糖酐有中、低、小分子量之分，分子量分别为 7 万、4 万、1 万，半衰期随分子量增加而延长，中分子量最长为 12 小时左右，目前临床多使用后二者，20ml/（kg·d），过敏反应多见。

由于在 15 分钟内推注 250ml 胶体液可扩容 759 ~ 850ml，持续 30 分钟，故本规范参考美军 TCCC 指南，推荐胶体液的推注时间为 15 分钟 250ml。

复方平衡盐液又称乳酸钠林格注射液（LR），其电解质组成接近生理状态，与生理氯化钠溶液（sodium chloride physiological solution，NS）相比，输注后不会产生高氯性酸中毒。采取已控制出血实验猪模型比较 LR 与 NS 对存活率的影响，结果显示输注 LR 的实验猪 2 小时存活率为 67%，NS 组为 50%。腹主动脉瘤修补术中输注 LR 和输注 NS 相比较，两组伤员存活率无明显差异，但输注 LR 的伤员酸中毒轻，术中出血少。有报告显示，院前抗休克输注 LR 的伤员存活率与输注羟乙基淀粉 Hextend、白蛋白等胶体液相比没有明显差异。由于羟乙基淀粉价格远较 LR 贵，以色列国防军在综合分析复苏液体的效价比和后勤保障能力、后送伤员耗时等因素的基础上，选择 LR 作为战场复苏的首选液体。

NS 作为复苏液体有较多的弊端，大量输入可稀释凝血因子，引起高氯性酸中毒，导致出血、ARDS、多器官功能衰竭。美军、英军、以色列军队在失血性休克容量复苏液体选择中，均已放弃 NS。在本技术规范推荐复苏液体中也未列入 NS。

以往研究发现，输注高渗盐液可增加输注量 2 倍以上血容量，7.5% 高渗盐液发挥生理作用的用量仅为乳酸林格注射液的 1/8。2006 年我军《战伤救治规则》将高渗盐液列为低压容量复苏的首选液体。由于 7.5% 高渗盐液造成的医源性高渗状态及高钠血症对机体的影响尚不明确，迄今美国 FDA 尚未批准 7.5% 高渗盐液用于临床，仅批准 3%、5% 高渗盐液进入临床，主要用于降低颅内压。美军 2014 年 TCCC 指南未将高渗盐液列为战场复苏液体，而将输注高渗盐液列为战场防治脑疝的措施。借鉴美军指南，本规范 / 指南推荐高渗盐液应用于降低颅内压和 TBI 低血容量休克复苏。

（5）骨内输液：骨内输液具有简单、安全、有效和易于掌握的特点，所有由静脉输入的液体或药物均可经骨内输液。在战现场急救时，如由于肢体损伤重或救治环境恶劣，一时难以建立静脉通路，可以骨内输液代替，待伤员状况稳定或救治环境许可时再改为静脉输液。与中心静脉置管相比，建立骨内输液通路技术难度小，成功率高（90%vs.60%），耗时少［（2.3±0.8）分钟 vs.（9.9±3.7）分钟］，输液量可达每分钟上百毫升，如胫骨输液可达 68ml/min，加压可达 204ml/min，肱骨可达 82 ~ 148ml/min。美军在阿富汗、伊拉克战争中已广泛采用骨内输液技术，将其列为作战人员战伤救治训练的基本科目。为此，本规范在舱外急救容量中列入"建立骨内输液通路"。

本规范有关"骨髓腔输液针穿刺胸骨、胫骨近端（胫骨结节中下部位内侧 1cm）、肱骨头等处骨松质部位，建立骨内输液通路。骨内针保留时间不可超过 24 小时，应尽快改为静脉通路。除高渗液体外，所有静脉输注的容量复苏液体、药物均可由骨内输入。"参考美军《野战外科手册》（2014）。

（6）血液制品输注：美军 TCCC 指南（2014）规定，在战场急救和伤员转运中低血容量休克容量复苏液体首选全血或血液制品，其次为胶体或晶体液。在伊拉克、阿富汗战场美军及 NATO 军队已实现了全血或血液制品应用前伸到急救现场。

已证实，失血性休克容量复苏输入全血或血液成分可以稳定扩容、提高血液携氧能力、纠正凝血病、减少死亡率。以往主要在院内急救应用全血或血液制品。目前研究表明，伤后尽早应用全血或血液成分，可以降低伤员死亡率。294 名严重创伤伤员，首次输入血浆的时间从伤后 89 分钟缩短到 43 分钟，30 天死亡率减少了 60%。50 名严重钝性伤伤员院前输入 1.3 单位红细胞，24 小时和 30 天伤亡率明显较未输入伤员下降。阿富汗战争中英军急救转运队在院前复苏中应用红细胞和血浆（1∶1）可显著提高转运伤员存活率。21 745 例创伤伤员（ISS>25），全血输入伤员活存率是血液成分输入的 3.2 倍。

在舱外急救能否应用全血或血液成分，除救治需求外，主要取决于战时血液保障水平及救护人员的技术水平。目前我军旅 / 师救护所血库仅供应 O 型全血、压缩红细胞和冰冻血浆，营 / 团尚无血液供应。但考虑到未来作战中全血或血液制品供应可能前伸（我军新型装甲救护车已配置运血装置），故本规范参照美军 TCCC 指南有关在后送途中可开展输血的条款，建议在条件许可时，可在后送途中容量复苏时输全血或血液成分。

（7）静脉输液速度：本规范参照美军《野战外科手册》（2004 版）中有关容量复苏静脉输液速度，要求低压容量复苏的静脉输注速度为 500ml/（15～20）min。

（8）血管活性药物应用：研究证实去甲肾上腺素、肾上腺素和去氧肾上腺素等血管活性药物通过增加外周阻力来提高血压，同时也有不同程度的收缩冠状动脉的作用，可能加重心肌缺血，导致器官灌注不足和缺氧。多巴胺为去甲肾上腺素的生物前体，用量 1～3μg/（kg·min）时主要作用于脑、肾和肠系膜血管，使血管扩张、增加尿量；2～10μg/（kg·min）时主要作用于 β 受体，通过增强心肌收缩力而增加心输出量，同时也增加心肌氧耗；大于 10μg/（kg·min）时以兴奋血管 α 受体为主，收缩血管。本技术规范参照中华医学会重症医学分会 2007 年发布的《低血容量休克复苏指南》和美军《野战外科手册》，明确血管活性物质在失血性休克救治中的应用指征。

6. 预防性抗生素应用 舱室爆炸伤伤口污染重，感染发生率高。如坦克、装甲车辆触雷爆炸时，创伤性截肢伤员 80% 发生严重感染。肢体开放性骨折损伤程度（Gustilo 分型）越重，感染发生率越高（Infections complications of combat-related mangleted），脓毒症可导致 4% 创伤伤员死亡。

伤后尽早应用抗生素是预防感染的关键措施之一。有报告显示，1 000 例开放性伤口伤员，在伤后 3 小时内给予抗生素，感染率为 4.7%，3 小时后给予抗生素感染率上升为 7.5%。伤后预防性应用抗生素，48 小时内战伤伤口感染率为7%，未应用者为40%。2012年美军发布的《战伤感染预防指南》（2012）已将伤后3小时内规定为战场应用抗生素的时限。目前美军战场预防应用抗生素有两种形式，一是伤员难以后送或后送延迟时，在脱离敌方火力威胁的战术区应用单次剂量的抗生素，其抗菌谱能覆盖多种部位的感染菌，如口服莫西沙星或左氧氟沙星，或静脉注射头孢替坦、厄他培南等，此种用药规定见于TCCC和《战伤感染预防指南》中"Point of Injury/Delayed Evacuation"；二是对能在3小时内送达二级或三级阶梯医疗机构的伤员，在救治机构内按照损伤部位可能发生的感染菌，选择性应用抗生素，如软组织伤静脉注射头孢唑林或克林霉素，腹部伤加甲硝唑等。针对感染菌选择窄谱抗生素，避免耐药菌株产生是战场预防抗生素应用的基本原则。美军根据伊拉克、阿富汗战争中战伤伤口细菌谱的变化，在2012年发布的《战伤感染预防指南》给出了不同致伤部位的预防性抗生素用药建议。

本规范参照美军TCCC指南（2014）和美军《联合战区创伤系统临床实践指南》中"Guideline to prevent infection in combat related injurues"（2012年），规定对伤后3小时内能送至旅/师救护所或相当救治机构的开放伤伤员，应按照不同致伤部位用药建议应用抗生素。对无法送达或预计后送延迟的伤员，口服左氧氟沙星500mg或莫西沙星400mg。对休克、无法口服药物或腹部伤伤员，可以静脉注射或肌内注射头孢曲松1～2g/24h、头孢唑林1～2g/（6～8）h。

上述用药种类和方式均为美军TCCC指南。美军指南中静脉注射或肌内注射抗生素为头孢替坦、厄他培南，但目前国内尚无这两种药物或价格昂贵，故参照第二军医大学药学院舒丽芯教授意见，改为与头孢替坦同为头孢三代的头孢唑林或头孢曲松。厄他培南是碳氢霉烯类药物，属于c类抗菌药，易诱导细菌产生耐药性，甚至诱发二次感染，在我国限制使用。

7. 镇痛措施 舱室爆炸伤引起的严重疼痛可诱发或加重失血性休克，导致精神障碍、创伤后应激障碍（posttraumatic stress disorder，PTSD）和复杂性局部疼痛综合征（complex regional pain syndrome，CRPS）发生率增加。战场急救镇痛不仅体现了人道关爱，也是稳定伤员生理功能的重要措施。但以往我军战场急救技术中未将镇痛列出，导致镇痛药物配置和应用指证模糊不清。

美军TCCC对镇痛技术应用指征、药物均有明确规定，如以能否坚持作战为选择非甾体止痛药或麻醉性镇痛药的标准，列出了在不同疼痛程度应用的镇痛药物。本规范有关镇痛技术基本参照美军TCCC要求，并考虑到我军目前战伤救治配发的镇痛药物。如美军对疼痛严重但无休克或呼吸窘迫症状（包括无明显发生危险）的伤员镇痛首选芬太尼锭剂含服，其次为硫酸吗啡。鉴于目前我国尚无芬太尼锭剂，战时我军急救配置止痛药物为吗啡、哌替啶，故本规范将阿片类列为首选。该类药物肌内注射发挥药效慢，易注射过量和产生延迟吸收效应。采取静脉或骨内注射，起效快，易控制用药量，推荐为阿片类药物用药途径。在本规范评审中，有专家提出我国现有吗啡的规格为10mg，习惯用法为肌内注射，建议仍将肌内注射写入。本规范也采纳了上述意见。阿片类药物存在扩张血管、降低血压和抑制呼吸的副作用。如应用阿片类药物发生呼吸抑制，可用纳洛酮拮抗。

氯胺酮应用于战时伤员镇痛最初见于美军TCCC指南（2012），为发生或可能发生休克、呼吸窘迫的伤员镇痛备选药物之一。2014年TCCC指南已将氯胺酮列为该类伤员镇痛首选药物。氯胺酮应用于战时镇痛的优势在于用药量少，肌内注射5分钟内起效，与阿片类药物相比，抑制呼吸的副作用小，有轻度升高心率和血压的作用，恶心、呕吐轻。

8. 舱外急救心肺复苏 对136例心脏停搏创伤伤员院前心肺复苏回顾分析显示，所有经院前复苏伤员无一例存活。胸部穿透伤导致的心脏停搏，如放弃救治，死亡率为100%，如在5～10分钟内采取开胸手术，有18%伤员可存活。基于上述研究，美军TCCC规定火线急救时，对无生命指征的冲击伤、穿透伤伤员可不实施心肺复苏；对无明显致命伤的伤员在转运途中发生呼吸停止、心脏停搏时，如能在10分钟内送至可开展外科手术的后送机构，可尝试心肺复苏，但不应影响对其他伤员实施救命处置。对无脉搏或呼吸的躯干伤或多发伤伤员放弃救治前，实施双侧胸膜腔穿刺减压，以确保无张力性气胸。

本规范所列"无明显致命伤的伤员发生呼吸停止、心脏停搏时，可实施心肺复苏。对无脉搏或呼吸的躯干伤或多发伤伤员放弃救治前，应实施双侧胸膜腔穿刺减压，以确保无张力性气胸。"参照美军TCCC上述规定。

9. 预防低体温 以往研究已证实，爆炸伤员体温过低是导致死亡的重要因素。体温过低可严重影响呼吸、循环及神经系统功能，诱发"死亡三角"（低体温、酸中毒、凝血功能障碍）、抑制体内酶活性，如伤员体温为35℃、33℃、31℃时，凝血因子Ⅱ、Ⅴ、Ⅶ、Ⅷ、Ⅸ、Ⅺ、Ⅻ的活性仅有37℃时的80%、50%、25%。爆炸伤伤员体温过低的原因，除失血、爆炸造成的伤者衣服撕脱及救治时过度暴露外，大量输入低温液体常是伤员体温持续下降主要原因，故本规范要求输入加温的液体，如采用加热输液器或将输液管放置热水袋之间等方式加温。

（五）早期外科救治技术

本规范早期外科救治为旅/师救护所或相当机构为挽救生命和肢体实施的损害控制外科、紧急手术和复苏、抗感染等措施。

舱室爆炸伤重伤员数量大，同当量爆炸物在舱内爆炸，平均ISS为18分，舱外仅为4分。此外，舱室爆炸肢体伤发生率达30%～60%，近1/2肢体伤发生开放性骨折或毁损性截肢。在早期治疗环节完成早期外科救治对提高舱室爆炸伤伤员存活率有重要意义。

1. 损害控制外科技术 20世纪90年代美国腹部外科医生Rotondo等针对严重创伤伤员高达90%死亡率的死亡三角"低体温、消耗性凝血障碍和代谢性酸中毒"，提出了损害控制外科（damage control surgery，DCS）的概念，采取分3阶段处理的策略，即初期行针对性的简化手术、术后重症监护行复苏治疗、适时再计划行确定性修复重建手术。创伤救治实践表明，与实施初期确定性手术相比，采用DCS理念处理严重创伤伤员的死亡率下降50%，并发症也大幅度减少。

美军在分析越南战争战伤救治经验时就曾注意到，10%伤员如能在战场及时得到外科救治可以避免死亡。在21世纪初爆发的伊拉克、阿富汗战争中，美军及联军已将平时创伤救治DCS理念运用于战伤救治，在尽可能靠近作战前线的区域对严重腹部、骨盆、四肢和多发伤伤员进行DCS，挽救了许多伤员的生命。在战场上实施DCS为位于美军救治阶梯二级阶梯的前伸外科手术队（forward surgical team，FST）和位于Level Ⅲ的战斗支援医院（combat support hospital，CSH）及其相当救治机构。FST设立在前线伤员转运时间1小时内的地域，人员编配在20人左右（普外科医师2人，骨科医师1人，重症护士1人，手术室护士1人，麻醉护士2人，急诊护士1人，病房护士3人，外科技术员3人，卫生员3人），设有2张手术台，每天最大伤员负荷为10人，术后可同时处理8名伤员，可连续工作72小时。CSH设立在美军救治阶梯Level Ⅲ，为半永久性医院，编配人员有上百人，最多的超过600人。CSH设置床位44～248张，以44张多见，编配有骨科、普外科、血管外科、颌面外科、眼科、泌尿外科、ICU专业人员，可进行X线片检查，部分CSH尚配有CT。由于FST与CSH救治资源不同，因此对DCS实施也有差异。FST不能完整实施DCS，主要完成以救命和挽救肢体为目的的简化手术，开展必要的复温和复苏后转运至上一级后送医疗机构。CSH接受直升机转运来的伤员，可完整地完成损害控制外科的3阶段救治。

目前我军旅/师救护所卫勤定位介于美军Level Ⅱ和Level Ⅲ之间。按照

《战伤救治规则》（2006）规定，我军在早期治疗环节主要完成损害控制简化手术，而非完成完整的损害控制外科。为此，本规范着眼舱室爆炸重伤多、胸、腹部伤发生率高的特点，参照美军《野战外科手册》和美军军医署主编的《来自于阿富汗战争和伊拉克战争的战伤救治经验》教程，重点规范了旅/师救护所可能完成的腹部、胸部损害控制简化的手术步骤和要求，强调采取正确的填塞可有效控制肝脏、骨盆、腹膜后等部位出血。此外，对血管转流术、长骨外固定术、骨盆骨折止血术等其他损害控制简化手术也列出了技术要点。如"对伤后 1 小时内的肢体大血管伤实施暂时性血管转流术""控制骨盆骨折出血宜选择耻骨联合上切口行腹膜外骨盆填塞术"等。

（1）损害控制手术适应证：本规范提出的损害控制手术适应证参照 2014 年版美军《野战外科手册》，同时参考了 *Joint Theater Trauma System Clinical Practice Guideline* 中"Damage Control Resuscitation At Level IIb/III Treatment Facilities"中有关大量输血重伤员判定指征。2014 年版《野战外科手册》与 2004 年不同的是，明确实施损害控制手术的适应证不应仅受限于生理参数和实验室检测指标，还应依据伤情。

（2）腹部伤损害控制手术：损害控制外科技术是最早应用于腹部伤救治的。在伊拉克、阿富汗战争中美军率先将腹部损害控制简化手术应用于战伤救治。2013 年对一组 94% 为腹部穿透伤的腹部战伤救治回顾分析显示，实施损害控制简化剖腹术与未实施相比，用血量多、ICU 内停留时间长，但死亡率明显降低。本规范所列简化手术步骤和要点，均引自于美军《野战外科手册》，适合我军旅/师救护所。

（3）胸部伤损害控制简明手术：舱室爆炸时胸部伤发生率远高于舱外作战，这与舱室作战人员未穿防弹背心有关。舱室爆炸胸部伤多为胸部投射物伤合并冲击伤，以肺挫伤、肺破裂、气管断裂、食管断裂、大血管伤为特点。大约 80% 胸外伤不需要开胸手术，可通过施行胸腔造口或气胸封闭术安全后送。旅/师救护所开展胸部伤损害控制简化手术死亡率高，仅在有专科救治力量加强和保守治疗无效的前提下进行。本规范所列开胸指征，肺紧急切除、控制大血管出血，以及食管和气管破裂伤处理原则均参照美军《野战外科手册》。

（4）中心体温低于 32℃时不能实施损害控制手术：国际红十字会 2010 年《战伤外科》将低温分为Ⅰ度（36～35℃）、Ⅱ度（34～32℃）、Ⅲ度（32～28℃）、Ⅳ度（<28℃）。Ⅰ度可完成确定性外科手术，Ⅱ度仅能完成损害控制手术，Ⅲ度或Ⅳ度时损害控制手术应延迟。本规范复温技术采用上述标准。

（5）其他损害控制手术：以往我军在早期治疗阶段对四肢及颈、躯干大血管伤主要采取结扎止血，但大血管结扎常造成器官缺血坏死或截肢。第二次世界大战美军采取结扎控制肢体大血管伤，截肢率高达49%。朝鲜战争中美军采取血管伤修复措施，截肢率下降到13%。伊拉克、阿富汗战争中美军在Level Ⅱ对大血管伤进行损害控制简化手术——血管转流术，暂时维持脏器和肢体血供，伤员转运至设置有血管外科的Level Ⅲ CSH进行血管修复。据报告，美军在Level Ⅱ对57%肢体血管伤实施转流术，转运至CSH的术后伤员86%的转流管通畅，其中92%～95%可实施血运重建。实施血管转流术的时限是转流术成功的关键。实验研究证实，如缺血1小时内实施暂时性血管转流术，术后18小时内肢体缺血、再灌注损伤与未实施结扎和转流的对照猪肢体无差异；如在肢体缺血3小时后行转流术，肢体缺血和再灌注损伤明显。美军基于上述研究，结合在伊拉克、阿富汗战争的救治实践，确定血管伤转流术应在伤后1小时内实施。考虑到我军伤员转送能力等因素，本规范规定伤后3小时内完成血管转流术，12小时内完成血管修复。

完成暂时性血管转流术的伤员应在6小时内完成血管修复，伊拉克、阿富汗战争中，美军伤员肢体血管转流术4～6小时通畅率达90%。也有报告转流术后12～24小时，不使用肝素时转流管仍保持通畅。美军《野战外科手册》规定血管转流最长时间为72小时。

参照美军上述研究成果，结合美军《联合战区创伤系统临床实践指南》中战时血管损伤救治的相关内容，本规范提出"伤后1～2小时对可修复的肢体大血管伤行暂时性血管转流术（血管伤探查、血栓切除、恢复血供、筋膜切开），24小时内修复重建。"的要求。

虽然舱室爆炸时骨盆骨折仅占全身骨折2.8%，但死亡率高达10%～50%。骨盆骨折造成的动静脉、骨松质出血是其死亡率高的主要原因。控制骨盆骨折出血的常见急救方法是以骨盆固定带、三角巾或外固定架固定骨盆，但上述方法难以控制骨盆骨折动脉出血。控制骨盆骨折出血采取耻骨后间隙（Retzius隙）腹膜外填塞，效果较好。本规范推荐该方法作为控制骨盆骨折出血的主要措施。

由于旅/师救护所救治条件有限，缺乏CT等神经外科手术必备的影像检查设备，故通常不在早期治疗阶段开展神经外科手术。要求尽快后送伤员。如对神经损伤症状持续恶化，但受限于战场环境难以及时转运的颅压增高伤员应实施开颅减压术。

2. **紧急手术** 紧急手术和损害控制外科均为旅/师救护所实施的救命和挽救肢体的急救手术，两者的不同在于救治对象及后续治疗的差异。紧急手术是按照确定性手术原则，以修复或恢复损伤器官、组织的功能为目的急救手术；损害控制外科是针对生理状况恶化（低体温、酸中毒、凝血病）实施的姑息性手术，为后续确定性治疗创造条件。本规范所列紧急手术条目与我军《战伤救治规范》要求一致，包括脏器缝合、切除术、骨筋膜减压术、气管切开术等。

骨筋膜切开是旅/师救护所紧急手术的重要内容。舱室爆炸时肢体伤发生率为30%～60%，常伤及肢体主要动、静脉，伤员休克发生率高，尤其在晶体液输入量大（>5L）时，易发生肢体骨筋膜间隙综合征。有报告，86%爆炸伤伤员接受筋膜切开。2006年伊拉克战争美军肢体严重伤发生率较2003年增加1倍，骨筋膜间隙综合征发生率增加30%。

值得注意的是，扎止血带也是造成骨筋膜间隙综合征发生率高的原因之一。据统计，应用止血带前后，轻度肢体伤（AIS1-2）和严重肢体伤（AIS3-5）骨筋膜间隙综合征发生率分别增加1倍左右（6% vs.14%，22%vs.43%）。由于及时实施骨筋膜间隙减压术可分别降低死亡率（85%）、截肢率（50%），因此旅/师救护所及相当后送医疗机构应当掌握实施骨筋膜切开术的指征。参照美军《野战外科手册》和《联合战区创伤系统临床实践指南》中四肢战伤部分的筋膜间室综合征和筋膜切开术等相关内容，如肢体血管伤超过4～6小时；伤肢动、静脉均损伤或结扎；骨折或挤压伴有严重软组织损伤，肌肉水肿或局部坏死；筋膜间隙压力升高（>40mmHg）均应实施切开。发生筋膜间隙综合征的5P含义，采用上述指南中的新定义：被动牵拉屈肌异常疼痛；肌肉间隙紧张；麻痹；感觉异常或缺失；无脉。

舱室爆炸伤时1/3以上伤员发生骨折，85%骨折发生于肢体长骨，大多为开放性。骨折外固定是骨科损害控制的主要方法，具有操作简单、稳固性好、便于伤口处理等优点，外军已在战场急救广泛应用。由于我军旅/师救护所目前仍以夹板固定为主，故本规范将开放性骨折外固定列为推荐项目。

3. 复苏与复温 对舱内外相同爆炸当量所致爆炸伤伤情统计表明，舱内爆炸伤（平均ISS 18）明显重于舱外（平均ISS4）。对舱室爆炸伤重伤员开展容量复苏与复温，对顺利实施或巩固损害控制外科、提高紧急手术疗效、安全后送伤员有重要意义。

输入全血或血液制品是抗休克和纠正凝血功能障碍的重要措施。我军《战伤救治规则》（2006年版）及2015年送审稿规定野战输血的适应证为：失血性休克，血细胞比容小于25%或血红蛋白低于70g/L。美军前线外科手术队（FST）位于二级救治阶梯，输血指征以临床评估为主，即躯干、颈部、腹股沟、腋部出血未控制者，肢体毁损伤者，失血合并严重低体温者，输入

2～3L 晶、胶体液后动脉血压升高幅度不大者等。美军位于三级救治阶梯的战斗支援医院实行大量输血（24 小时内输入 10 单位以上压缩红细胞液）的指征为：动脉血压<110mmHg，血细胞比容<32%，pH<7.25，心率>105 次 /min。以上 4 项中符合 3 项，大量输血可能性有 70%，如 4 项均符合，可能性为 85%。其他大量输血的指征包括国际标准化比值>1.4，近红外检测组织氧饱和度（NIR-derived StO2）<75% 等。中华医学会重症医学分会 2007 年发布的《低血容量复苏指南》中输血指征为血红蛋白低于 70g/L。美军《野战外科手册》（2004 版）"Critical Care" 要求休克伤员 "输入 3L 晶体液后宜输入血液制品"。

综合上述救治指南、规则，本规范要求 "有条件时，符合下列情况之一的失血性休克伤员宜输新鲜全血或血液成分，输入新鲜冰冻血浆与悬浮红细胞的比例为 1:1，包括①实施损害控制手术的重伤员；②未控制出血，如躯干、颈部、腋、腹股沟等部位出血；③血红蛋白<60g/L 或血细胞比容<25%；④已输入 3L 晶体液。

氨甲环酸（tranexamic acid）为抗纤维蛋白溶解药物，具有促进凝血功能，用于治疗与纤维蛋白溶解有关的出血性疾病，是首个单独应用可以减少出血所致死亡率的药物。大样本随机对照试验结果表明，创伤伤员在伤后 3 小时内输入氨甲环酸可减少死亡率。美军 TCCC 指南规定，战术区特种作战部队伤员后送时，对可能需要输血的伤员应在伤后 3 小时内给于氨甲环酸。美军《联合战区创伤系统临床实践指南》在Ⅱb/Ⅲ级阶梯的医疗机构实施损害控制性复苏也要求战斗支援医院应对需要输血的战伤伤员输入氨甲环酸。本规范参考美军上述指南，推荐在伤后 3 小时内加入到平衡盐液中输入。如需要，可在首次输入氨甲环酸后 8 小时再次应用。

碳酸氢钠可用于纠正代谢性酸中毒。低血容量休克时有效循环量减少可导致组织灌注不足，产生代谢性酸中毒，其严重程度与创伤的严重性及休克持续时间相关，可能引起严重的低血压、心律失常和死亡。临床上使用碳酸氢钠能短暂改善休克时的酸中毒，但是，不主张常规使用。研究表明，代谢性酸中毒的处理应着眼于病因处理、容量复苏等干预治疗，在组织灌注恢复过程中酸中毒状态可逐步纠正，过度的血液碱化可使氧解离曲线左移，不利于组织供氧。因此，在失血性休克的治疗中，碳酸氢钠只用于确切性止血后，经积极容量复苏但循环状况改变不明显、pH<7.2 时。美军《野战外科手册》规定在纠正低血容量代谢性酸中毒时应用氨丁三醇（trometamol，THAM），不主张应用碳酸氢钠。中华医学会重症医学分会推荐：纠正代谢性酸中毒，强调积极病因处理与容量复苏；不主张常规使用碳酸氢钠。本技术规范参考上述指南，要求 "控制出血后，虽积极容量复苏，但 pH<7.2 时可

应用碳酸氢钠和纠正代谢性酸中毒"。

预防应激性胃肠出血。以往研究已证实，0.1%～39% 创伤伤员可发生应激性胃肠出血，死亡率超过 50%。应激性胃肠出血发生时间早，可在创伤后数小时内发生。EAST2008 年发布的"应激性溃疡预防指南"要求实施机械通气及凝血病、TBI、烧伤面积>30% 伤员须应用 H_2 受体拮抗剂（如雷尼替丁）或质子泵抑制剂（如奥美拉唑）等预防应激性胃肠出血。本技术规范关于预防应激性溃疡的指征和措施参考上述指南。

4. 抗感染措施 伤口冲洗。阿富汗、伊拉克战争救治实践表明，早期冲洗战伤伤口，48 小时内感染率仅是未冲洗者 1/10（4%vs.55%）。冲洗伤口可以在清创后，也可以在清创前，冲洗时间为受伤后 6～8 小时，在该时间段污染细菌多停留在组织表面，尚未向深层组织侵袭、定植，冲洗效果较好。美军《联合战区创伤系统临床实践指南》中战斗相关损伤的预防感染指南将伤口冲洗列为控制战伤感染的主要措施，规定开放性骨折 Gustilo Ⅰ 型（伤口长度小于 1cm，骨折为横断或斜形，无粉碎，软组织损伤轻微）冲洗 3L，Ⅱ 型（伤口长度超过 1cm，中度粉碎性骨折，中度污染）冲洗 6L，Ⅲ 型（软组织损伤广泛，严重污染）冲洗 9L。冲洗液为 NS 或饮用水，无需添加抗生素、表面活性剂、抗菌药物、肥皂液等。研究证实，上述添加物不能明显提升冲洗的除菌效果，且对组织细胞都有不同程度的毒性作用。本规范参照美军有关规定，要求"伤后 6～8 小时用 NS 或饮用水冲洗伤口"。

抗生素应用。目前战伤预防性抗生素应用的原则与以往有所不同，已从强调应用广谱抗生素转到针对伤口感染细菌的窄谱抗生素。本技术规范列入了美军 2012 年发布的《联合战区创伤系统临床实践指南》中战斗相关损伤的预防感染指南中的不同致伤部位抗生素应用表，可供选择。

非手术治疗。本规范提出的穿透伤伤口非手术治疗的筛选标准和救治方案参考了美军《野战外科手册》（2014）和 Bowyer 于 1996 年发表的"Management of small fragement wounds：experince from the Afghan border"一文。

（六）几类战伤舱外急救与早期外科救治

1. 冲击伤 据统计，舱内爆炸冲击伤发生率为舱外 2 倍以上。冲击伤伤情危重，死亡率高。本规范在舱外急救和早期治疗阶段列出的冲击伤救治的主要措施，分别参照 NATO 颁布的《野战外科手册》"Treatment of primary blast injury"、美军《野战外科手册》、美国疾病预防中心颁布的《爆炸伤救治手册》、王正国主编《野战外科学》（2010）、美军 TCCC。

舱室外急救时，应尽快识别冲击伤，以便重点监护和进行呼吸支持。本规范规定，舱外急救时判定肺冲击伤，除依据物理检查（叩诊、听诊）外，应结合易获取的爆炸伤体征信息判定，如鼓膜破裂、躯干、头部投射物伤或颅骨破裂或存在 10% 以上体表面积烧伤等。已有的研究证实，发生鼓膜破裂表明伤员可能存在其他部位冲击伤。对以色列 1994 年 4 月至 1997 年 8 月 951 例爆炸伤分析表明，有躯干、头部投射物伤或颅骨破裂或存在 10% 以上体表面积烧伤者多存在肺冲击伤。美国 CDC2006 年发布的爆炸伤救治指南已将上述爆炸伤体征列入肺冲击伤判定指征。

对冲击伤休克伤员容量复苏是否采取低压复苏，一直存有争议。Bickell 等提出冲击伤对组织造成的损伤为压力造成的钝性伤，以毛细血管出血为主，不同于弹片、枪弹造成的大血管出血，故容量复苏时不宜采取低压复苏模式。Jackson 复习了低压复苏在钝性伤、头部伤和穿透伤休克伤员中的应用，同样认为低压复苏在钝性伤、头部伤休克救治中作用有限。但在美军 TCCC 的复苏意见中，对战术区低血容量休克伤员容量复苏均采取低压模式，未将冲击伤休克复苏模式单独列出。由于舱室爆炸伤伤员多为复合弹片 / 碎片所致的开放伤，加之舱外急救条件有限，难以准确判定是否存在大血管伤，故本救治规范参照 TCCC，确定冲击伤伤员抗休克采取低压复苏模式。

严重肺冲击伤可造成肺血管破裂，肺泡内的气体经破裂的小血管进入肺静脉形成空气栓塞，如气栓阻塞冠状动脉和脑动脉，可迅速致死。由于大多数空气栓子可能在冲击暴露后 2 小时内发生，也有报道在伤后 10 分钟即可产生，因此早期识别空气栓塞对急救尤为重要。空气栓塞的临床症状取决于受累的血管，本指南在舱外急救阶段列出空气栓塞常见症状，如颜面及舌发白、失明、跛行、心肌缺血症状、脊髓损伤症状，以及头痛、眩晕、共济失调、神志改变等神经症状，以便于早期判定。对疑有空气栓塞的伤员要尽早吸氧，高压氧有助于空气栓塞吸收。担架搬运疑有空气栓塞伤员应取头朝下的左侧卧位，因下垂的肺可使肺泡压低于血管压，减少栓子进入肺静脉的可能；不应采取直立位或垂头仰卧位，以免增加脑动脉和冠状动脉栓塞危险。

对严重冲击伤病例，应给予机械辅助呼吸，以降低自主呼吸的呼吸做功，以及纠正高碳酸血症和改善组织氧合作用。我军旅 / 师救护所配置有重伤救治单元，可开展机械辅助通气。由于肺冲击伤已造成肺泡和肺微血管损伤，大潮气量的机械辅助通气及较高的呼气末正压极易加重肺损伤，除引起气胸、空气栓塞、纵隔积气等，也会增加血管通透性，使肺部微血管内皮细胞、上皮细胞和基膜受损，随之引起血液渗漏。此外，机械辅助呼吸高气道压可增加致死性空气栓塞的危险。为避免机械通气加重肺损伤和增加空气栓塞的危险，机械通气可采用间歇正压通气（intermittent positive pressure ventilation，IPPV）模式，如 IPPB 不能使 PaO_2 达到 80mmHg，可考虑改用持续正压呼吸（continuous positive pressure breathing，CPPB），并采用小潮气量（5～8ml/kg），限制气道峰压（≤35cmH₂O）和最佳呼气末加压（PEEP，5～10cmH₂O）的肺保护性通气策略。推荐所有接受机械辅助呼吸的冲击伤伤员均应两侧放置预防性的胸腔引流管，以防张力性气胸和空气栓塞的发生。如在治疗前或治疗中伤员出现空气栓塞症状，禁止或停用 CPPB，可采用气道压力较低的高频射流通气。在机械辅助呼吸期间，可通过吸引支气管分泌物，给予氨茶碱、异丙肾上腺素等支气管扩张药，经常改变伤员体位等措施保持较低的气道压，防止气压伤的发生。

冲击伤伤员如出现胸骨、肋骨骨折，肺挫伤程度多为重度，常合并心脏挫伤。此类伤员可出现心动过速，或有颈静脉怒张、脉弱、心音遥远等心脏压塞表现；合并失血性休克时，虽已确切止血，但容量复苏效果不明显，动脉血压低，伤员有急性心力衰竭的表现。对这类伤员应行心电图、超声检查。如确诊为心脏挫伤，应控制液体输入量，应用正性肌力药物（多巴胺、多巴酚丁胺）防治心力衰竭。对心包积血者，应做心包穿刺。以上参照王正国主编《野战外科学》（2010）。

本规范要求"手术麻醉宜采取局部神经阻滞或蛛网膜下腔阻滞。采取吸入麻醉时气道压力应尽可能低，防止发生气胸或空气栓塞"。该要求参考北约《野战外科手册》中原发冲击伤相关内容。

2. 挤压伤 据 2003—2004 年阿富汗、伊拉克战争 1 530 例战伤 16 种伤类统计，挤压伤发生率为 4.6%，居第 5 位。地下、地面工事内作战，挤压伤发生率远高于上述战伤平均发生率。如挤压伤未得到及时的救治，缺血坏死骨骼肌可发生溶解；一旦解除挤压，骨骼肌溶解释放的肌红蛋白、钾离子、肌酐、乳酸和大量组织毒素、细胞因子进入血液循环，导致再灌注损伤，肢体第三间隙开放，24 小时内扣留液体可达 12L 左右，引起低血容量休克和肾脏缺血性损伤，肌红蛋白在肾小管的蓄积急剧了肾功能障碍，发生挤压综合征。挤压综合征早期死亡原因为高钾血症和低血容量休克，晚期为肾衰竭。越南战争中，挤压综合征死亡率高达 50%。

本规范参照 2007 年美国 CDC 发布的《爆炸伤救治手册》和中华医学杂志发表的《挤压综合征急性肾损伤诊治的专家共识》，提出舱外急救时应尽早输液，防治低血容量休克，将再灌注损伤降至最低。伤员移出前至少静脉输注 NS1 000ml（1 000ml/h）。脱离挤压后继续静脉输液，避免输入含钾或含乳酸盐液体。在旅/师救护所早期治疗阶段，除持续大量补液外，应给予碱化尿液、纠正高钾血症 / 低钙血症和切开骨筋膜间隙减压、清创等处置，防止急性肾功能损伤和电解质紊乱。

本规范要求：对挤压综合征伤员应输液维持尿量大于 100ml/h，直至尿液转清；输注碳酸氢钠，维持尿液 pH>6.5；给予 20% 甘露醇溶液静脉输注，每 4 小时（1 ~ 2）g/kg，最大量 200g/d。该表述参考《美军野战外科手册》软组织损伤挤压伤中有关高钾血症的救治和美军《野战外科手册》（2014）。

3. 烧伤 / 吸入伤　舰船、装甲车辆被高爆弹药击中时易引起燃烧，可短时间发生大量烧伤 / 吸入伤伤员。马岛战争中英军舰船烧伤发生率最高达 40%。本规范在舱外急救阶段对烧伤处置主要参考美军 TCCC 相关要求，"以烧伤敷料或干燥、清洁布单覆盖烧伤创面"，对烧伤面积>20% 的休克伤员开展容量复苏，"如无开放性伤口，可不全身应用抗生素"等。为便于识别吸入伤，本规范参考美军《野战外科手册》相关规范，列出舱外急救判定吸入伤的体征要点（面颈部烧伤、鼻毛烤焦、痰液有炭粒或呼吸困难、声音嘶哑、听诊有哮鸣音）。由于吸入伤的早期补液无特殊要求，故在舱室急救中未单列吸入伤的补液方案。

本规范舱外急救烧伤休克输液指征将烧伤面积大于等于 20% 时作为判定指标，该规定参考战场高级创伤生命支持（battlefield advanced trauma life support，BATLS）和美军 TCCC。成年人液体输入速度采用美军 TCCC 推荐的"体重 40 ~ 80kg 的成年人液体输入速度为 X%（烧伤面积）×10ml/h"。在早期外科救治中烧伤输液采取我国南京补液公式和第三军医大学延迟复苏方案，如已输液，应扣除已输液体。本规范有关"输液维持尿量 30 ~ 50ml/h，如小于该值，将平衡盐液输注速度提高 25%；如大于则减少 25%"的要求，为避免过量输液造成的心肺损伤和筋膜间室综合征，将"维持成年人尿量 30 ~ 50ml/h，收缩压>100mmHg，心率 100 ~ 130 次 /min，碱缺失减少（>-6）"列为良好复苏的判定指标均参照美军《野战外科手册》。烧伤合并吸入伤容量复苏时不应限制输液量，但应严密监测心肺功能，以防肺水肿和心力衰竭。

胸、腹环状深度烧伤形成的焦痂限制呼吸、血流循环，可引起呼吸困难或缩窄部组织肿胀、组织间隙压力升高、阻断动脉血流，严重者发生组织坏死。对此类伤员，如伤情严重或后送时间较长，胸、腹焦痂束缚可能引起生命危险时，应行环形焦痂束切开减张术。以上依据美军、NATO《野战外科手册》和王正国主编《野战外科学》。

吸入性损伤引起的呼吸道阻塞是导致伤员窒息死亡的主要原因。本规范参考 BATLS 对吸入性损伤的救治要求，规定：对有面颈部烧伤、痰液有炭粒、声音嘶哑或失声、呼吸窘迫，听诊肺部有哮鸣音、干啰音或捻发音等吸入性肺损伤体征的伤员，应密切观察其通气状况，如出现气道阻塞征象，应紧急行环甲膜切开术或气管插管，吸氧，维持 $SpO_2 > 90\%$"。

4. 复合伤 舱室爆炸复合伤发生率高。舰船舱室爆炸复合伤发生率可达 25% ～ 40%，装甲舱室复合伤发生率为 42.32% ～ 90%，均远高于步兵 3% ～ 4% 的发生率。复合伤存在相互加重效应，伤情重，感染、休克发生率高，易发生多器官功能衰竭，为舱室爆炸伤救治难点。

本规范结合野战外科研究所以往复合伤救治研究，参考俄罗斯《野战外科学》（叶菲缅科主编，涂通今翻译）、NATO《野战外科手册》、美军 TCCC 指南等，提出"优先救治复合伤伤员""应按主要致伤因素选择容量复苏策略。失血性休克和其他类型休克并存时，应优先开展失血性休克容量复苏"等要求。由于复合伤为多种因素致伤，存在"叠加""倍增"效应，因此复合伤伤员伤势往往较重，在救治分类中应参考致伤因素，优先救治复合伤伤员。在烧伤、穿透伤救治时，应排除是否合并冲击伤、撞击伤。如果合并冲击伤，救治时应重视气道开通和呼吸维持，避免输入过量液体，慎用抗休克裤；如果合并撞击伤，救治时不应忽略可能存在闭合性胸腹腔脏器伤或脊柱、长骨骨折。

对复合伤伤员容量复苏过程时，应分析多种致伤因素对复苏的影响，以此确定救治对策。如对 1 名投射物伤复合冲击伤的重度失血性休克伤员开展容量复苏时，由于该伤员循环血量锐减，组织灌流不足必须尽快输入液体纠正休克，但过快、过量输入液体可加重心肺负荷，加剧已有的肺冲击伤，因此在容量复苏过程中应在密切监测心肺功能的前提下开展容量复苏，注意输液速度不宜过快、输液量不宜过大。在舱外急救时，主要依据心肺听诊，如闻及第三心音、湿啰音增加等；在旅 / 师救护所救治时可监测尿量，以直腿抬高试验判定中心静脉压等。

冲击伤复合烧伤或投射物伤伤员失血性休克程度重，在开展容量复苏时应吸入高流量氧，尽早输血。

存在失血性休克的挤压伤复合投射物伤伤员，由于低灌注状态已造成肾脏灌注障碍，如输注甘露醇利尿有可能加重肾脏损伤，故禁止使用。

采取外固定架固定复合烧伤的肢体长骨骨折，具有固定可靠、方便创面处理的优点，美军在此类伤处理中已作为标准化处理模式。

5. 撞击伤 舱室爆炸冲击波动压、舱体加减速度变化可造成舱内人员的抛掷、撞击，发生颅脑、脊柱 / 脊髓、胸腹腔脏器钝性伤。伊拉克、阿富汗战争中，装甲车辆触雷爆炸撞击伤发生率高达 96%。在舱外急救时应尽快以胸带固定撞击造成的胸部多根肋骨骨折，抑制反常呼吸。严重胸腹部撞击伤时，心、肺及腹腔脏器多有明显挫伤，过快、过量输入液体可加重心肺功能障碍，导致脏器水肿加剧。对出现呼吸、循环障碍的胸部钝性伤伤员，可针对病因，采取机械辅助通气、心包穿刺、应用正性肌力药物等救治措施。对疑有脊髓伤的头、背部撞击伤伤员，须固定胸部或脊柱后搬运。对闭合性脊髓伤神经源性休克伤员应容量复苏至 SBP>90mmHg，并可应用去氧肾上腺素（50 ～ 300μg/min）或多巴胺［2 ～ 10μg/（kg·min）］维持血压。以上救治措施均参照美军《野战外科手册》。

6. TBI 舱室爆炸导致的 TBI 伤员伤情重，死亡率高，在舱内人员致死原因中居首位（50%）。舱外爆炸致死原因居首位的为肢体伤出血（42.6%）。伊拉克、阿富汗战争中，2003—2005 年美军 Walter Reed 陆军医疗中心收治伤员中 59% 存在 TBI，其中 56% 为中至重度，44% 为轻度。平时发生的 TBI 中至重度仅为 20% 左右。中至重度 TBI 死亡率高，轻度 TBI 无生命危险。本规范有关中至重度 TBI 急救处置措施主要参照美军 TCCC、美军及 NATO《野战外科手册》、美军联合勤务大学《脑战伤救治指南》、美军联合战区创伤系统临床实践指南中严重头伤伤员处理。

维持呼吸道通畅、保持 SpO_2>93% 为中度以上 TBI 救治的关键措施。EAST2009 年发布的"创伤病人气管切开时限"指南（Tracheostomy Timing in Trauma Patients）要求对严重头部伤伤员行气管切开。由于旅 / 师救护所已具备气管插管或气管切开的技术能力，故本规范规定 GCS≤8 的重度 TBI 伤员应行气管插管或气管切开，必要时行机械辅助通气，通气频率为 10 次 /min，仅在出现脑疝症状时可行过度通气（20 次 /min）。

TBI 伤员合并失血性休克时死亡率显著增加，舱外急救时对这类伤员应尽早开展容量复苏。对 107 名 TBI（Glasgow 评分≤12）伤员低动脉血压与死亡率关系研究表明，SBP<90mmHg，伤后 24 小时内 65% 伤员死亡。美军 TCCC 指南规定对 TBI 伤员容量复苏应维持动脉收缩压>90mmHg，保持适度脑灌注。美军《脑战伤救治指南》基于循证研究，提出中到重度 TBI 低血容量休克时复苏液体应以胶体或高渗盐水为主。有关两类液体在容量复苏中应用的优劣已在前述"低压容量复苏原则"中阐述。由于高渗盐水不仅有 8 倍于等渗液体的扩容能力，且可降低颅内压（ICP）、改变血液流变特性、增加颅内灌注压，故本规范参照美军《脑战伤救治指南》，将高渗盐水输入列为 TBI 低容量复苏推荐液体。

美军 TCCC 中规定，在战场环境下对 TBI 伤员容量复苏应达到 SBP>90mmHg、SaO_2>90%；美军《野战外科手册》（2004）在"critical care"规定，对 TBI 伤员容量复苏应达到 SBP>100mmHg、MAP>80mmHg，SaO_2>92%；美军联合战区创伤系统临床实践指南中严重头伤伤员处理中要求严重头部伤伤员应保持 SBP>90mmHg，MAP>60 和 SaO₂>93%。基于以上相关标准，本规范要求头部伤伤员在舱外急救和早期外科救治时应达到 SpO₂>92%、SBP>90mmHg、MAP>60mmHg。

脑疝是 TBI 伤员死亡的主要原因。非手术降低颅内压的措施以甘露醇、高渗盐水和呋塞米等利尿药物为主。甘露醇在无尿伤员中应用可能造成肾功能损伤，相比之下，高渗盐水兼有补充血容量和降低颅内压的作用。美国 FDA 已批准 3%、5% 高渗盐液用于降低颅内压，故本技术规范要求在舱外急救时首先应用高渗盐水，对有尿伤员可应用甘露醇。

本规范在早期外科救治中要求"对出现瞳孔扩大、血压升高、心动过缓等脑疝体征者，可快速静滴甘露醇 1g/kg，必要时间隔 4 小时快速静脉滴注 0.25g/kg"。该要求是基于美军联合战区创伤系统临床实践指南中严重头伤伤员处理要求。

麻醉性镇痛剂有抑制呼吸中枢、降低动脉血压的副作用，长期以来对 TBI 伤员如何应用镇痛药物一直存有争议。美军 TCCC 提出中至重度 TBI 伤员禁用氯胺酮，美军《脑战伤救治指南》提出可在监测动脉血压和血氧饱和度的前提下使用麻醉性镇痛剂（阿片类、氯胺酮等）。麻醉类镇痛剂可扩张血管，造成全身动脉血压下降、ICP 升高，相对于阿片类药物而言，氯胺酮的脑血管扩张作用更明显，因此本规范参照美军 TCCC 要求，结合舱外急救人员技术能力和环境特点，规定舱外急救时对 TBI 伤员镇痛不采用氯胺酮。阿片类药物除有镇痛、镇静作用外，可抑制交感神经功能，对心脏有轻度负性变力、变时效应，并可抑制延髓呼吸中枢，引起血压下降、组织血氧饱和度低。因此美军《脑战伤救治指南》规定应用麻醉类镇痛剂时须从最低剂量用起，严密监测伤员，轻度 TBI 伤员以自我感觉舒适为度，采取输液、应用阿片类药物拮抗剂纳洛酮等措施，维持 SBP>90mmHg 和 SpO₂>90%。本规范镇痛剂应用规定参照上述美军规定。

严重头伤癫痫发生率为 5% ～ 30%，控制癫痫发作主要采取口服或肌内注射、静脉滴注苯二氮䓬类和巴比妥类药物。两类药物大量应用均有抑制呼吸作用，苯二氮䓬类输注过快容易造成低血压，故本规范参考美军《战伤救治 - 来自于阿富汗、伊拉克战争》，明确"应用苯二氮䓬类、巴比妥类药物控制癫痫发作时须防止血压下降和通气障碍。"

本规范要求"头部穿透伤、颅骨开放性骨折、GCS≤13 的头部伤伤员应尽快后送至专科救治机构；GCS14 ～ 15 的头部伤伤员可酌情后送"参考美军联合战区创伤系统临床实践指南中严重头伤伤员处理有关规定。该指南规定：头部穿透伤、颅骨开放性骨折、中度（GCS 9 ～ 13）或重度（GCS 3 ～ 8）头部伤伤员应尽快后送，联军 GCS 14 ～ 15 的伤员可延迟至 24 小时后送，作战所在国 GCS 14～15 伤员（战俘、平民）可就地治疗，不必转送。本规范中有关"后送伤员生理参数应维持在 SBP>90mmHg、MAP>60mmHg 和 SaO₂>92%、PaO₂>80mmHg"参照美军《野战外科学》（2014）。

严重头部伤伤员后送时间应在 4 小时内。以往研究证实 TBI（硬膜下血肿昏迷）伤员在伤后 4 小时内后送至专科救治机构实施手术的死亡率为 30%，超过 4 小时手术的死亡率为 90%。TBI 伤员如在伤后 2 小时内确诊硬膜下血肿，伤员死亡率可减少 70%。基于上述研究，美军、NATO 伤员后送分类标准均要求严重 TBI 伤员应在伤后 2～4 小时后送至有 CT 影像检查的专科医院开展手术。对 4 014 例 GCS≤14 的交通伤 TBI 伤员的入院统计显示，GCS≤12 为中、重度 TBI，入院率为 96%，GCS13～14 的伤员为 73%。美军联合战区创伤系统临床实践指南中严重头伤伤员处理中明确 GCS 9～13 为中度头部伤，GCS3～8 为重度头部伤。我军目前规定后送至专科医院时限为 12 小时内，后送至师救护所时间为 6 小时内。由于目前卫勤部门尚没有对后送时限提出新规定，故本规范要求"头部穿透伤、颅骨开放性骨折、GCS≤13 的头部伤伤员应尽快后送至专科救治机构，GCS≤12 的 TBI 伤员宜在伤后 4 小时内送至专科救治机构"。如无法后送，考虑到战时专科手术队可加强至师救护所，提出在早期治疗阶梯"有条件时，对经脱水治疗但脑疝体征改善不明显或加重者，可实施开颅减压术；术后应留置观察，待伤情稳定后再转运"，立即转运会导致无法处理的术后迟发血肿。

7. 眼损伤 随着作战舱室的广泛应用，眼损伤发生率增高，如黎巴嫩战争中以军装甲舱室眼损伤发生率达 8%～10%，伊拉克、阿富汗战争中美军眼损伤发生率为 6%，其中 70% 以上为爆炸伤。2001 年的"9·11"事件，世界贸易中心楼内存活人员 26% 存在眼损伤。虽然眼的解剖面积仅占体表面积 0.27%，正面面积 0.1%，但眼损伤造成的视力下降，以至于失明，严重影响人体作业能力及生活质量。由于缺血造成的不可逆视神经损伤的时限为 90～120 分钟，因此将残存视力的伤员后送至有眼科救治能力的医疗后送机构时间不应超过 2 小时。NATO 伤员后送分类中已将残存视力伤员列为优先后送，美军《野战外科手册》要求在 24～48 小时内将眼球开放伤送至专科救治机构。美军空运后送眼损伤伤员指征为"2 小时内尚存视力者"。如在伤后 2 小时无法送达，眼损伤外科救治时间最迟也不应超过 6 小时。据 1991 年 7 月至 1993 年 4 月克罗地亚和波黑战争中 72 名伤员 83 只眼救治结果统计，在伤后 6 小时内，伤眼外科处理时间与视力恢复明显相关。基于上述研究，考虑到我军后送转运特点，本技术规范要求残存视力伤员应尽快后送，清创和其他外科处理最迟不宜超过 6 小时。

对眼损伤优先后送指征"对有面部弹片伤或破片伤、视力严重丧失、眼球结构破坏、眼球突出、瞳孔变形、眼球运动障碍"参考美军《野战外科手册》。

本技术规范有关眼战伤急救措施参考美军 TCCC。

（赖西南）